LASRA-POCUS
PARA ANESTESISTAS

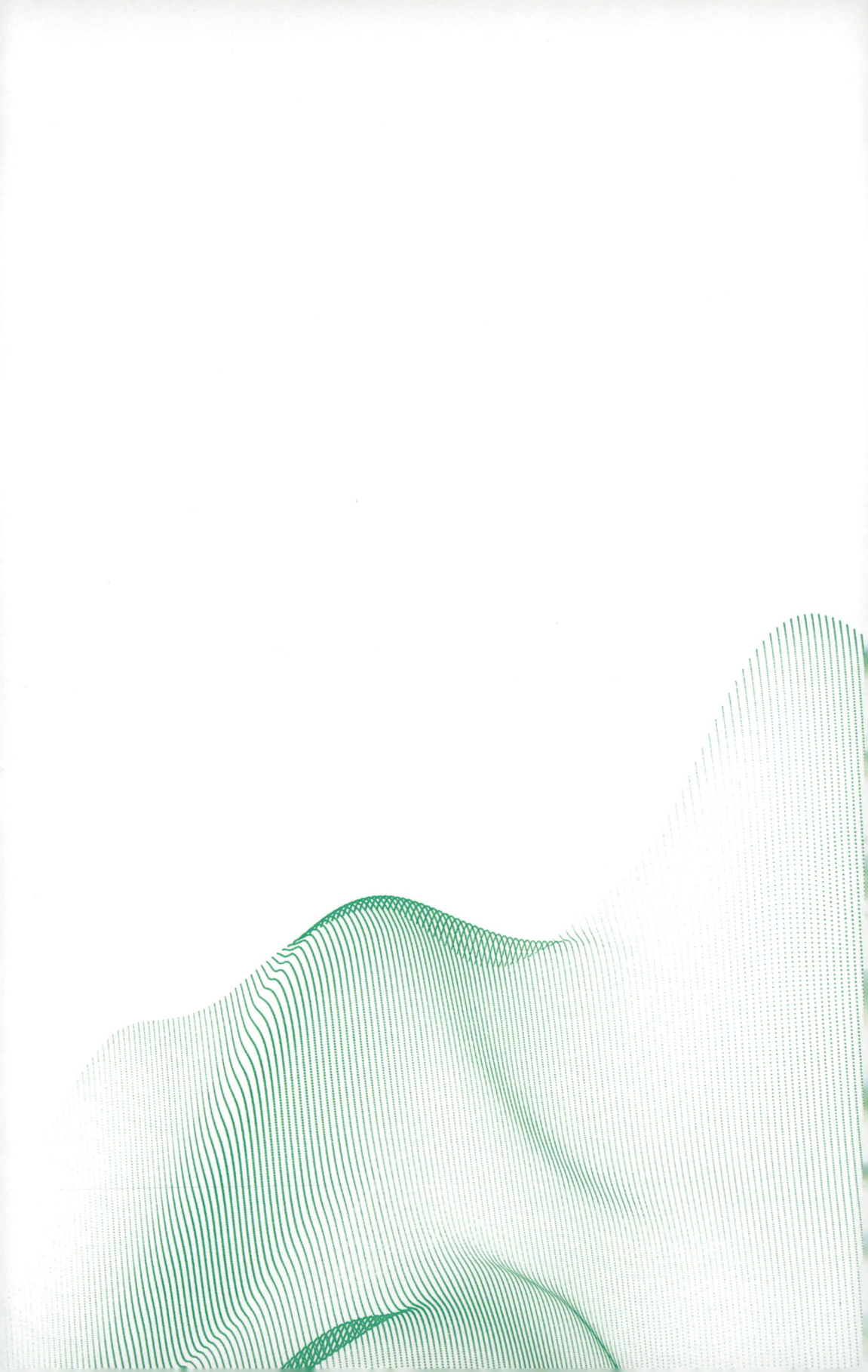

LASRA-POCUS
PARA ANESTESISTAS

LEONARDO DE ANDRADE REIS
LIGIA ANDRADE DA SILVA TELLES MATHIAS
DURVAL CAMPOS KRAYCHETE

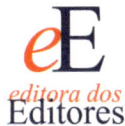

LASRA-POCUS para anestesistas

Editores: Leonardo de Andrade Reis, Ligia Andrade da Silva Telles Mathias e Durval Campos Kraychete

Capa, projeto gráfico, diagramação e produção editorial:
Futura *(rogerio@futuraeditoracao.com)*

Revisão: Beatriz Braga Rodrigues

© 2025 Editora dos Editores

Todos os direitos reservados. Nenhuma parte deste livro poderá ser reproduzida, sejam quais forem os meios empregados, sem a permissão, por escrito, das editoras. Aos infratores aplicam-se sanções previstas nos artigos 102, 104, 106 e 107 da Lei nº 9.610, de 19 de fevereiro de 1998.

ISBN: 978-65-6103-072-4

Editora dos Editores
São Paulo: Rua Marquês de Itu, 408 – sala 104 – Centro.
(11) 2538-3117
Rio de Janeiro: Rua Visconde de Pirajá, 547 – sala 1.121 – Ipanema
www.editoradoseditores.com.br

Impresso no Brasil
Printed in Brazil
1ª impressão – 2025

Este livro foi criteriosamente selecionado e aprovado por um Editor científico da área em que se inclui. A Editora dos Editores assume o compromisso de delegar a decisão da publicação de seus livros a professores e formadores de opinião com notório saber em suas respectivas áreas de atuação profissional e acadêmica, sem a interferência de seus controladores e gestores, cujo objetivo é lhe entregar o melhor contúdo para sua formação e atualização profissional. Desejamos-lhe uma boa leitura!

Dados Internacionais de Catalogação na Publicação (CIP)
(Câmara Brasileira do Livro, SP, Brasil)

Reis, Leonardo de Andrade
  Lasra-pocus para anestesistas/Leonardo de Andrade Reis, Ligia Andrade da Silva Telles Mathias, Durval Campos Kraychete. – 1. ed. – São Paulo: Editora dos Editores, 2025.

  Bibliografia.
  ISBN 978-65-6103-072-4

  1. Anestesia – Complicações 2. Anestesiologia 3. Anestesiologia – Estudo e ensino I. Mathias, Ligia Andrade da Silva Telles. II. Kraychete, Durval Campos. III. Título.

25-259501

CDD-617.96
NLM-WO-200

Índices para catálogo sistemático:

1. Anestesia : Medicina 617.96
Aline Graziele Benitez - Bibliotecária - CRB-1/3129

PREFÁCIO

A prática da anestesiologia contemporânea exige precisão e agilidade no diagnóstico e tratamento de situações críticas. Nesse cenário, o *Point-of-Care Ultrasound* (POCUS) se consolidou como uma ferramenta indispensável, permitindo ao anestesiologista realizar avaliações diagnósticas e intervenções terapêuticas imediatas e seguras, diretamente à beira leito. A incorporação do POCUS ao exame físico tradicional eleva o padrão de atendimento, permitindo uma abordagem mais assertiva em situações complexas.

Este livro, "POCUS para Anestesistas", foi elaborado para servir como um guia completo e prático para o uso do ultrassom em diferentes contextos da anestesiologia. Os capítulos abrangem desde os princípios fundamentais até as aplicações clínicas avançadas, incluindo a avaliação do sistema nervoso central, monitorização hemodinâmica e manejo de emergências, como a parada cardíaca.

Cada seção foi cuidadosamente estruturada para fornecer uma análise detalhada das técnicas ultrassonográficas, abordando suas indicações, contra-indicações e limitações. O conteúdo é complementado por ilustrações, esquemas e vídeos que facilitam a compreensão e aplicação prática dos conceitos discutidos.

A integração do POCUS na anestesiologia representa um avanço significativo, aprimorando tanto a segurança quanto a eficácia dos cuidados anestésicos. Esta obra se posiciona como uma referência essencial para anestesiologistas que buscam incorporar essa tecnologia de maneira eficaz em sua prática clínica, oferecendo suporte sólido para a tomada de decisões baseadas em evidências.

Este livro é uma contribuição fundamental para a anestesiologia moderna, destacando o papel crucial do POCUS como uma ferramenta de diagnóstico e intervenção que potencializa a qualidade do cuidado.

Boa leitura e bons estudos.

Dr. Durval Campos Kraychete

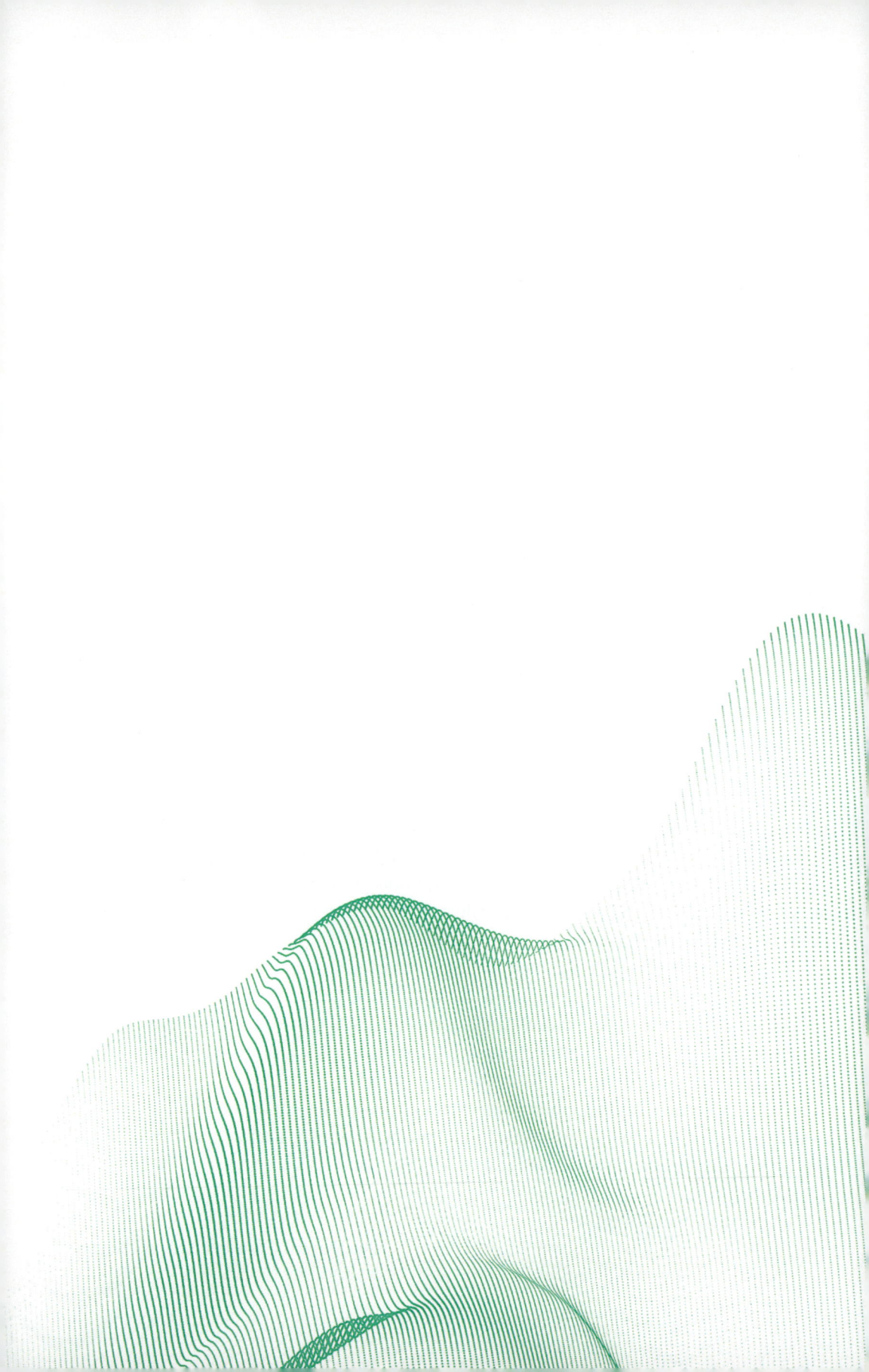

COLABORADORES

Bruno Francisco de Freitas Tonelotto
Doutor em Anestesiologia.
Anestesiologista do SMA.
Membro do Comite Abstract and Review da SCA.
Coordenador do Núcleo Cardiovascular da SAESP.

Carolina Baeta Neves Duarte Ferreira
Co-responsável pelo CET do Hospital Moriah – São Paulo.
Diretora de eventos da Sociedade de Anestesiologia do Estado de São Paulo (SAESP).
Membro Do Núcleo de Anestesiologia Cardiovascular da SAESP.
Membro do Núcleo de Ecocardiografia Perioperatória da SBA.

César Romero Antunes Júnior
Acadêmico de Medicina - Universidade Federal da Bahia.

Daniel Carlos Cagnolati
Graduado pela Faculdade de Medicina da Universidade Federal do Triângulo Mineiro (UFTM). Residência Médica em Anestesiologia pelo Hospital das Clínicas da Faculdade de Medicina da USP. Título Superior em Anestesiologia pela Sociedade Brasileira de Anestesiologia (TSA-SBA). Corresponsável do CET/SBA da Clínica de Anestesiologia de Ribeirão Preto (CARP).

Daniel Perin
President-Elect da Society for Airway Management.
"Airway Leadership Training" Airway Study and Training Center University of Chicago – UCH E.U.A. – 2008.
Doutorado - HCFMUSP em 2003.
Membro do Comite de Qualidade em Anestesia - H.I.A.E de 2007 a 2017.

Danielle Maia Holanda Dumaresq
Anestesiologista TSA- SBA.
Mestrado em ciências médico cirúrgicas pela Universidade Federal do Ceará.
Responsável pelo CET/SBA Instituto Dr. José Frota.

Durval Campos Kraychete
Professor Titular do Departamento de Anestesiologia e Cirurgia da Universidade Federal da Bahia.

Eduardo Ferro Moscári
TEA-SBA.

Eduardo Silva Reis Barreto
Acadêmico de Medicina - Universidade Federal da Bahia.

Fábio Papa
Graduated from the Medical School of Ribeirão Preto, University of São Paulo, Residency in Anesthesiology
Fellowship in Cardiovascular Anesthesia and Transesophageal Echocardiography at St. Michael's Hospital in Toronto
Master's in Health Practitioner Teacher Education at Dalla Lana School of Public Health at the University of Toronto.

Flávio Coelho Barroso
Graduação em Medicina pela Faculdade de Medicina de Juiz de Fora - MG (FAME-JF).
Residência Médica em Anestesiologia pelo CET GAAP - Hospital São Camilo.
Título de Especialista em Anestesiologia (TEA) pela Sociedade Brasileira de Anestesiologia (SBA).
Título de Superior em Anestesiologia (TSA) pela Sociedade Brasileira de Anestesiologia (SBA).
Integrante do Corpo Clínico da Clínica de Anestesiologia de Ribeirão Preto - CARP.

Francisco Otaviano Franco dos Reis Filho
TSA/SAB CI Responsável CET- PUC São Paulo.
Médico anestesiologista, especialista em terapia intensiva - AMIB
Especialista tratamento da dor - AMB.
Orientador co responsável pelo CET PUC São Paulo.
Idealizador da pagina @chico_otaviano pocus de anestesista para anestesista

João Batista Santos Garcia
Professor Titular da Disciplina de Anestesiologia, Dor e Cuidados Paliativos da Universidade Federal do Maranhão. Responsável pelo Serviço de Dor e Cuidados Paliativos do Hospital do Câncer. Membro do Comitê de Dor da Federação Mundial de Sociedades de Anestesiologia (WFSA). TSA-SBA.

João Victor Ji Young Suh
Graduado pela Faculdade de Medicina do ABC. Residência Médica em Anestesiologia pelo Hospital Israelita Albert Einstein.

José Osvaldo Barbosa Neto
Professor Doutor de Habilidades Médicas e Membro do Núcleo de Simulação Realística da Universidade CEUMA. Área de atuação em Dor pela Associação Médica Brasileira.

Klaus Carvalho Lustosa
Graduado pela Faculdade de Medicina da Universidade Federal de Juiz de Fora (UFJF). Residência Médica em Anestesiologia pelo Hospital das Clínicas da Faculdade de Medicina da USP. Título Superior em Anestesiologia pela Sociedade Brasileira de Anestesiologia (TSA-SBA). American Society of Echocardiography Board Testamur.

Lais Helena Navarro e Lima
Assistant Professor - Department of Anesthesia, Peri.

Leandro Criscuolo Miksche
Graduação em Medicina - Faculdades Integradas Padre Albino.
Aluno do Programa de Iniciação Científica da Faculdade de Medicina da Universidade de São Paulo, PICBIC/USP CNPQ.
Estágio no Departamento de Anestesiologia (Anaesthesiology in the Melteser St. Hildegardis Hospital), Germany.
Especialização Médica em Anestesiologia pelo CET Clínica de Anestesiologia – Ribeirão Preto.
Título de Especialista em Anestesiologia (TEA) pela Sociedade Brasileira de Anestesiologia (SBA).
Integrante do Corpo Clínico da Clínica de Anestesiologia de Ribeirão Preto - CARP.

Leonardo de Andrade Reis
Presidente da Latin American Society of Regional Anesthesia.
Membro dos Núcleos de Trauma e Anestesia Regional da Sociedade de Anestesiologia do Estado de São Paulo.
Instrutor do Suporte Avançado de Vida em Anestesia (SAVA) e Instrutor do Suporte Avançado em Anestesia do Trauma (SuAAT).

Marcello Fonseca Salgado Filho
TSA/SBA.
Post-Doc USP.
Doutor pela UFRJ.
Coordenador do Grupo de Ecocardiografia da SBA.
Membro do Comitê de Anestesia Cardiovascular da SBA e da SAESP.
Coordenador da PG em Anestesia Alta Complexidade HIAE.
Takaoka Anestesia.

Marcus Vinicius Figueiredo Lourenco
TSA/SBA, Corresponsavel do CET do Hospital Israelita Albert Einstein.
Anestesiologista da Takaoka Anestesia.
Membro do Comitê de Anestesia Loco Regional da SBA.
Membro da diretoria da LASRA.

Mauricio do Amaral Neto
Socio Fundador & Instrutor CTVA - Centro de Treinamento em Vias Aéreas.
Airway Leadership Training - University of Chicago / UCH, EUA.
Membro da SAM - Society for Airway Management.
Coordenador Serviço de Anestesia Hospital Samaritano - Unidade Paulista.
Instrutor Associado - CET- SBA / GAAP.

Mauricio L. Malito
Member at large do BOARD OF directors da Society for Airway Management.
Mestrado - Santa Casa de São Paulo em 2020.
Assistente do Serviço e Disciplina de Anestesiologia a Santa Casa de São Paulo desde 1996.
Coordenador da equipe de anestesiologistas.
Hospital Otopedico da AAD.
Supervisor da Residência Médica de Anestesiologia da Santa Casa de SP.

Melina Cristino de Menezes Frota
Anestesiologista TEA/SBA.
Instrutor Corresponsável CET Instituto Dr. José Frota - Fortaleza / Ceará.
Diploma em "Técnicas Ultrassonográficas em Anestesia e Reanimação" pela Universidade Paris Descartes - França.
Fellowship em Anestesia e Reanimação pela Universidade de Caen - França.

Rodrigo Moreira e Lima
M.D, M.sC,P.hD.
Professor assistente do departamento de anestesiologia, cuidados perioperatórios e dor da Universidade de Manitoba, Winnipeg, Canadá.

Vinícius Borges Alencar
Acadêmico de Medicina - Universidade Federal da Bahia.

Vinícius Emmerich Reis
Acadêmico de medicina.

SUMÁRIO

1 Ultrassonografia para avaliação à beira-leito **13**

2 Avaliação do sistema nervoso central: bainha do nervo ótico e fluxo sanguíneo cerebral **35**

3 Avaliação das vias aéreas com ultrassonografia **47**

4 Avaliação pulmonar **57**

5 Acessos venosos guiados por ultrassom **73**

6 POCUS abdominal (FAST) **93**

7 Ultrassonografia gástrica *Point-of-care* **105**

8 Ultrassom cardíaco focado *Point-of-care* **119**

9 Diagnóstico diferencial do choque com ultrassom **131**

10 Ultrassom na avaliação hemodinâmica **147**

11 Reposição volêmica guiada pela ultrassonografia **155**

12 Ultrassom no contexto da parada cardíaca **173**

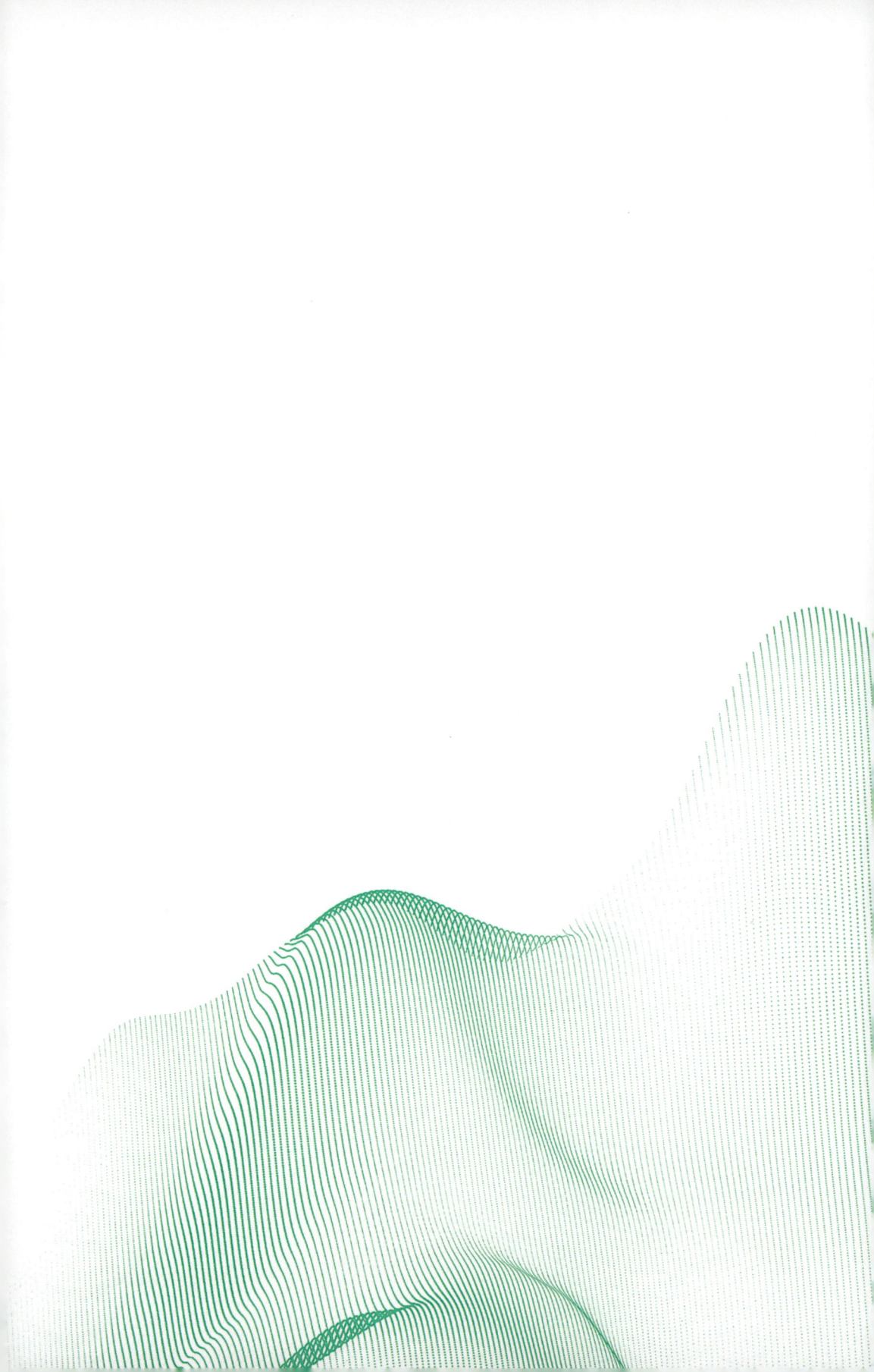

1

ULTRASSONOGRAFIA PARA AVALIAÇÃO À BEIRA-LEITO

Francisco Otaviano Franco dos Reis Filho

INTRODUÇÃO

Desde os primórdios da ultrassonografia até os dias atuais, muitos conhecimentos e experiências foram acumulados, consagrando a ultrassonografia como uma ferramenta fundamental e essencial na avaliação de pacientes graves.[1] A abordagem ultrassonográfica do paciente trouxe para a rotina do anestesiologista a possibilidade de adquirir, de forma rápida, segura e sem radiação, informações importantes para sua estratégia. Durante séculos, a inspeção, palpação, percussão e ausculta foram os pilares do exame clínico à beira-leito.

Em um antigo pergaminho de Charaka, escrito há 2.500 anos, enfatizou-se: "aquele que sabe usar as mãos tem os requisitos necessários e todos os seus sentidos sobre elas."[2] Hipócrates também insistiu nesses temas "visão, audição e toque".[2]

O exame físico permaneceu inalterado até 200 anos atrás, com o surgimento do estetoscópio. Esses métodos básicos serviram muito bem, mas faltava ainda uma avaliação mais robusta e com mais precisão para exame físico. Enquanto o benefício do exame físico é óbvio em muitas condições, como na dermatologia e algumas doenças neurológicas, o exame à beira-leito mostrou-se subótimo na performance em outras condições, especialmente em doenças cardíacas, onde o exame clínico historicamente foi altamente validado.[3-4]

E COMO PODEMOS MELHORAR O EXAME FÍSICO?[5]

As modernas tecnologias, como as imagens, têm nos permitido "ver melhor do que adivinhar" o que há de errado com o paciente, sendo capaz de complementar o exame físico. Entretanto, fatores como custos, treinamento, tempo e até mesmo a nostalgia, dificultaram de uma certa forma a associação da tecnologia com o exame físico. A ultrassonografia incorporada no exame físico tradicional mostrou-se efetiva, trazendo a insonação, que é a avaliação de órgãos e sistemas através do som, como o quinto pilar do exame físico; não em substituição à palpação, inspeção, percussão e ausculta, mas, sim, um novo integrante.

Ultrassons ultraportáteis (Figura 1.1) com transdutores únicos acoplados aos tablets conseguiram "balançar as estruturas" das linhas do exame físico com a tecnologia.

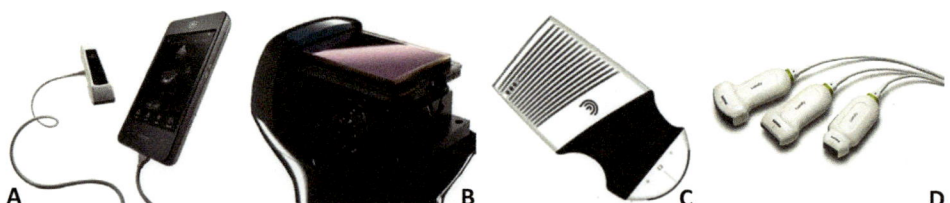

Figura 1.1. A. Ultrassom ultraportátil. **B.** Ultraportátil 3 em 1 não pisoelétrico. **C.** Ultrassom *wireless*. **D.** Ultraportátil com múltiplos transdutores.

QUÃO BOM É O EXAME FÍSICO?

Passaram-se 2 mil anos entre as ideias de Hipócrates (ver, tocar, cheirar, escutar e compreender) até a chegada do estetoscópio.[2] O antigo e o baixo custo do exame médico permitiram, de certa forma, o surgimento de práticas médicas luxuosas e tecnológicas, e o estetoscópio não foi o único. Todos acreditam que um exame físico bem-feito é indispensável, mas alguns especialistas advogam: tem sido menos adequado e poderiam ser melhores.[3]

Evidências sugerem que os médicos estão fazendo menos exame físico do que no passado, com uma menor *performance* e sem proficiência; esforços estão sendo feitos para melhorar essa realidade.[6-10] Recursos decrescentes, restrição de tempo para aprender o exame físico diante de uma carga cada vez maior de informações médicas, professores talentosos se aposentando sem substitutos qualificados e uma crescente complexidade das doenças têm contribuído para a pouca *performance* no exame físico. Somando a isso, há uma tendência em se adiar o diagnóstico para a realização de exames supostamente melhores, diminuindo o desejo dos acadêmicos em buscar a arte do exame físico, inclusive, em algumas situações como exames laboratoriais de rotina com objetivo de buscar informações que o exame físico não foi capaz de oferecer.[11,12] Erros no exame físico não geram tantas contestações como resultados falsos positivos nos exames de imagem.[13]

A insonação à beira-leito é a solução?

Um exame físico mais detalhado gerará maior probabilidade de diagnóstico, contrapondo as ideias sobre o declínio das habilidades durante o exame físico, podendo trazer de volta a confiança dos pacientes sobre sua avaliação à beira-leito. Uma grande limitação para os formandos ficarem empolgados com o exame físico é que ele parece, pela sua experiência diária, impreciso e não recompensado por fazer diagnóstico completo. O brilhantismo dos mestres clínicos à beira-leito que realizavam diagnósticos é uma raridade nos dias de hoje. Num futuro não tão distante, uma das tecnologias mais promissoras, que deve promover uma acurácia no diagnóstico à beira-leito, é o *point-of-care*, usando pequenos dispositivos de bolso, uma extensão do estetoscópio.[14] Esse fato indiscutivelmente oferece um significado melhor à insistência de Hipócrates em usar a visão, o toque e a audição à beira-leito, um interrogatório focado que pode adicionar não mais que 5 minutos ao exame físico. Miniaturas de bolso (Figura 1.1) foram desenvolvidas, trazendo facilidade na investigação. Esses dispositivos foram considerados superiores em vários ambientes quando usados por diversos profissionais.[4-15-25] Isso corrobora com a insonação sendo o quinto pilar do exame físico. Quando René Laennec desenvolveu o estetoscópio ("esteto" para *tórax* e "escopo" para *ver*), deve ter dado esse nome por acreditar que, indiretamente, o médico poderia ver o tórax com esse instrumento, já que não havia muitos métodos na época que permitissem tal feito. No entanto, o estetoscópio clássico promove a ausculta, e não a visão, portanto deveria ser chamado de *estetofone*. Colonoscópio, otoscópio e laringoscópio são ferramentas capazes de visualizar órgãos, e agora temos o probe do ultrassom muito mais perto do verdadeiro estetoscópio a fim de ver dentro do tórax. O uso de sistemas portáteis sem uma definição cuidadosa de como usá-los causou alguma ansiedade de que esses dispositivos deveriam substituir o exame físico, e essa confusão pode, de certa forma, ter retardado a sua adoção. Uma vez que as imagens adquiridas à beira-leito não devem ser pensadas como substitutas da prática atual do exame físico, – mas como uma adição na compreensão da fisiologia e da autoavaliação –, destinam-se a ser usadas de forma cuidadosa e seletiva para responder a perguntas específicas à beira-leito, em vez de substituir exames ecocardiográficos completos.

Como comparar a insonação à beira-leito com o exame físico e a ultrassonografia padrão

A ultrassonografia à beira-leito não apenas melhora o exame físico, mas também resulta em aumento da acurácia no diagnóstico e uma diminuição dos custos.[4] Em um estudo com 250 pacientes submetidos a uma ecocardiografia completa, a insonação apresentou uma acurácia na identificação de anormalidades de 82% *versus* 47% no exame físico, demonstrando uma detecção de doenças valvulares (71% *versus* 31%, p<0,001) e reduzindo a necessidade de testes adicionais (56% *versus* 82%, p<0,001), o que diminui os custos. A insonação, como parte do exame físico, também auxilia na descoberta de novas patologias e na observação, levando a mudanças no tratamento em até 1/5 dos casos. Somando-se a isso, a ultrassonografia à beira-leito trouxe uma melhor performance.[4,16-18] A insonação está cada vez mais presente na rotina dos médicos, provando ser mais econômica,[20] promovendo altas mais precoces[16] e ajudando a prever o tempo de internação, principalmente em pacientes críticos. Os números têm demonstrado que a ultrassonografia à beira-leito é uma prática comparável ao estudo ecocardiográfico completo,[22,23] fazendo com que achados ecocardiográficos diminuam a necessidade de estudos mais complexos; a insonação foi capaz de encontrar anormalidades não suspeitadas pelo exame físico em 17% dos casos.[22] Médicos de diferentes níveis de treinamento e experiência melhoraram muito seu diagnóstico além da história clínica, exame físico e eletrocardiograma, após um breve treinamento ultrassonográfico.[24] Estudantes de medicina do primeiro ano, com apenas 18 horas de treinamento ultrassonográfico, mostraram habilidades em detectar alterações em 75% dos pacientes com patologias cardíacas conhecidas, enquanto cardiologistas, usando o estetoscópio, não conseguiram o mesmo diagnóstico em cerca de 49% dos casos. Os diagnósticos específicos dos estudantes foram de 86%, enquanto os dos médicos cardiologistas foi de 75%. Da mesma forma, residentes usando imagens ultrassonográficas melhoraram habilidades em avaliar a função cardíaca, hipertrofia do miocárdio e doenças valvulares. Embora estudantes de medicina e médicos inexperientes possam ser treinados rapidamente na insonação, a forma desse treinamento (tempo e didática) ainda gera discussão, mas treinar ainda é melhor que não treinar.

A tecnologia e a relação médico-paciente

Os pacientes valorizam muito o contato contínuo e presencial com seu médico. Por uma variedade de razões, os médicos têm passado cada vez menos tempo nas avaliações clínicas no beira-leito.[6,26] A incorporação da insonação no exame físico tem adicionado benefícios, promovendo o contato entre o médico e o paciente e estabelecendo uma melhor relação. Os defensores do estetoscópio retratam como "um momento crucial na relação médico-paciente", e temem que a adição de dispositivos tecnológicos ao exame físico tornaria a relação menos pessoal e tiraria a "magia" das interações humanas. Esses argumentos podem ter tido alguma validade se alguém estivesse descartado o estetoscópio, mas não é o caso do modelo atual. Tanto os médicos como os pacientes não respeitariam o exame físico se não chegassem a um diagnóstico. A insonação oferece uma prova visível da patologia e os pacientes se tornam mais complacentes com os conselhos. Dar um diagnóstico mais preciso e pedir testes de alta probabilidade focados fará muito mais para a relação médico-paciente do que qualquer qualidade de exame físico. Além disso, os 5 a 10 minutos de contato com o paciente durante a realização do exame de imagem agregam à experiência do paciente, oportunidade de fazer perguntas mais diretas e descobrir achados que poderiam passar despercebidos, como a baixa fração de ejeção assintomática, hipertrofia ventricular esquerda, insuficiência cardíaca e derrames que não causam achados hemodinâmicos.

Provavelmente a principal característica dos médicos seja a capacidade de realizar o diagnóstico. Se não houver habilidade em acertar a patologia, o tratamento não será efetivo, podendo causar danos ao paciente. A ultrassonografia *point-of-care* surgiu como uma modalidade de avaliação à beira-leito e se refere ao uso do ultrassom à beira-leito para o diagnóstico e para propostas terapêuticas.[27]

Capítulo **1** | Ultrassonografia para avaliação à beira-leito

UTILIDADES DA ULTRASSONOGRAFIA NO PERIOPERATÓRIO

Alguns tópicos na rotina dos anestesiologistas são de grande importância nas decisões à beira-leito (Figura 1.2):

- Pulmonar (Vídeo 1.1);
- Gástrico (Vídeo 1.2);
- Cardíaco (Vídeo 1.3);
- Bainha do nervo óptico (Vídeo 1.4);
- Ultrassonografia focada no trauma (FAST) (Vídeo 1.5); e
- Vias aéreas (Vídeo 1.6).

Video 1.1

Video 1.2

Video 1.3

Video 1.4

Video 1.5

Video 1.6

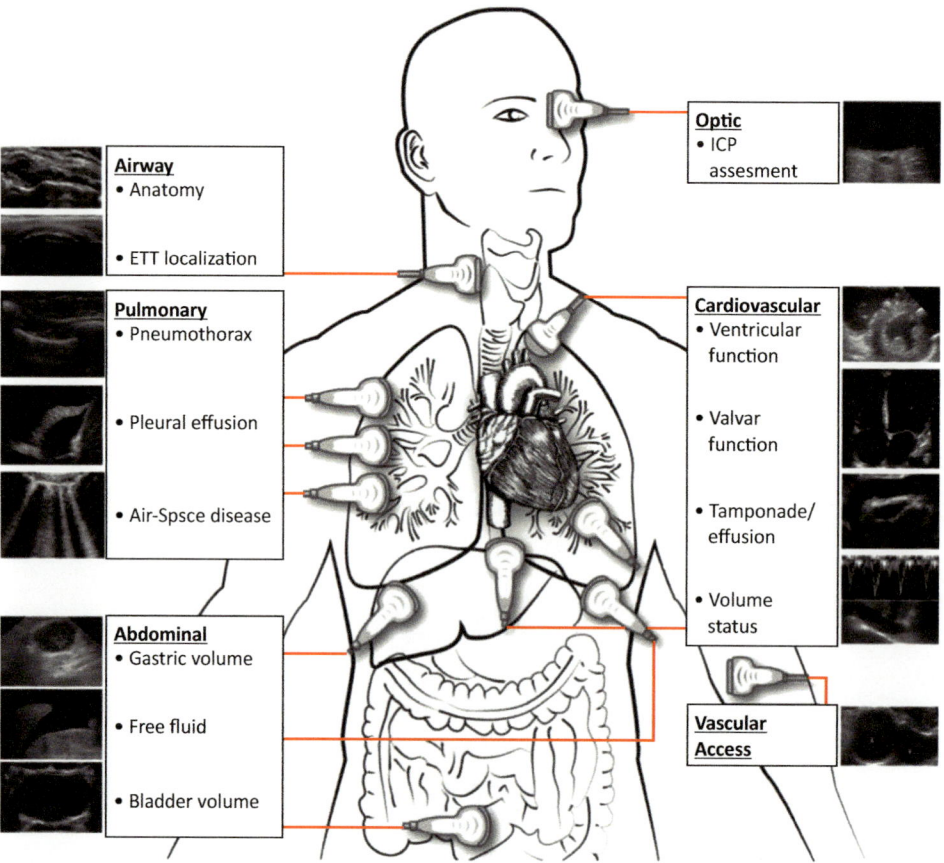

Figura 1.2. Avaliação ultrassonográfica *point-of-care*, EET, tubo endotraqueal; PIC, pressão intracraniana.

Ultrassonografia pulmonar

A avaliação do pulmão é de extrema importância na prática diária do anestesiologista. Por muito tempo, a radiografia foi o exame de escolha à beira do leito e, se houvesse necessidade de um exame mais detalhado, a tomografia passava a ser a escolha.[28] No entanto, foi preciso o desenvolvimento de uma ferramenta à beira do leito que fosse não invasiva, livre de radiação, com grande mobilidade e capaz de ser usada em várias situações.[29] Na avaliação intraoperatória das causas de hipoxemia, a ultrassonografia *point-of-care* é superior ao Rx para os diagnósticos de pneumotórax, derrames pleurais (Vídeo 1.8) e doenças alvéolos intersticiais (Vídeo 1.9) (Figura 1.3). Além disso, a ultrassonografia *point-of-care* é útil em distinguir estados de hiper-reatividade brônquica (asma/doença obstrutiva crônica exacerbada) de doenças parenquimatosas (edema pulmonar, atelectasia e pneumonias). Finalmente, em combinação com o *point-of-care* cardiovascular na investigação de eventos embólicos (Vídeo 1.7).

Capítulo **1** | Ultrassonografia para avaliação à beira-leito

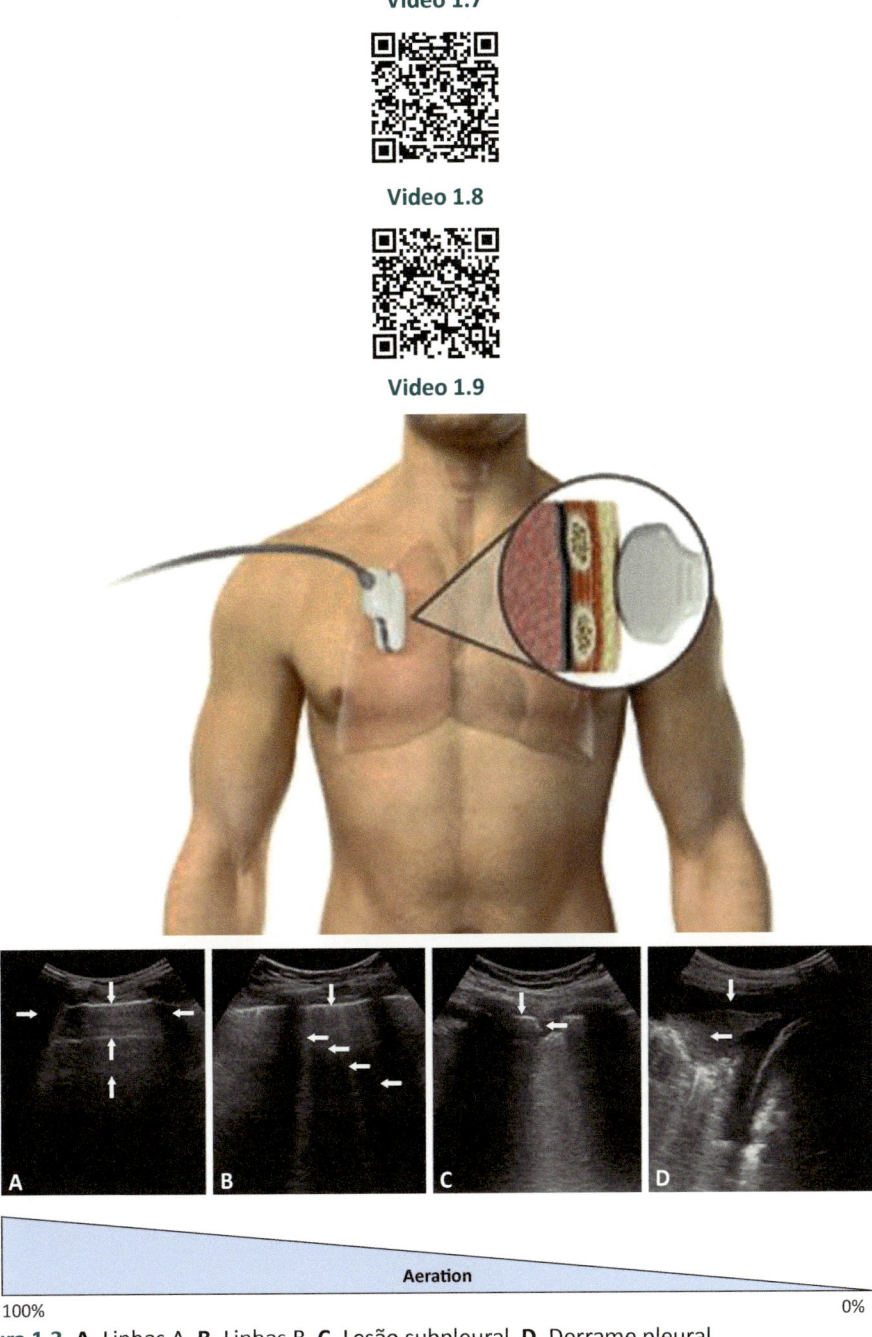

Video 1.7

Video 1.8

Video 1.9

Figura 1.3. A. Linhas A. **B.** Linhas B. **C.** Lesão subpleural. **D.** Derrame pleural.

Ultrassonografia gástrica

A ultrassonografia gástrica trouxe para o cenário da anestesia a possibilidade de "ver aquilo que suspeitávamos" (Figura 1.4). Avaliar o conteúdo gástrico passou a ser de grande importância, devido aos relatos de broncoaspiração, mesmo em pacientes com tempo de jejum respeitado. Em 1941, Mendelson[30] mostrou que as afecções pulmonares que levavam à morte eram devidas à broncoaspiração. Desde então, a preocupação com a aspiração do conteúdo gástrico contribuiu significativamente para o desenvolvimento da mortalidade materna. Aspirações do conteúdo gástrico têm grande impacto na prática anestésica, principalmente em cirurgias de emergência.[31] Um importante fator para a broncoaspiração é o volume gástrico. Infelizmente, a medida do volume gástrico não é fácil, e a cintilografia foi, por muitos anos, o padrão-ouro.[32] Entretanto, por causa de custos, exposição à radiação e necessidade de equipamentos próprios, essa técnica fica restrita a casos específicos. A ultrassonografia foi progressivamente assumindo o papel da avaliação do conteúdo gástrico (Vídeo 1.10), porque é barata e com alta *performance* à beira do leito. Obviamente, a ultrassonografia não pode oferecer informações sobre a função e o *status* gástrico (pH), mas é uma ótima ferramenta para a avaliação do volume gástrico, permitindo identificar a principal causa de broncoaspiração. Outra contribuição que a ultrassonografia gástrica está trazendo para o anestesiologista é a possibilidade de novas estratégias para a abreviação do jejum, como, também, a avaliação do esvaziamento gástrico em pacientes com patologias específicas (Diabetes *mellitus* e Hipotireoidismo) ou em uso de medicações que diminuem o esvaziamento, como os análogos de GLP-1.[33]

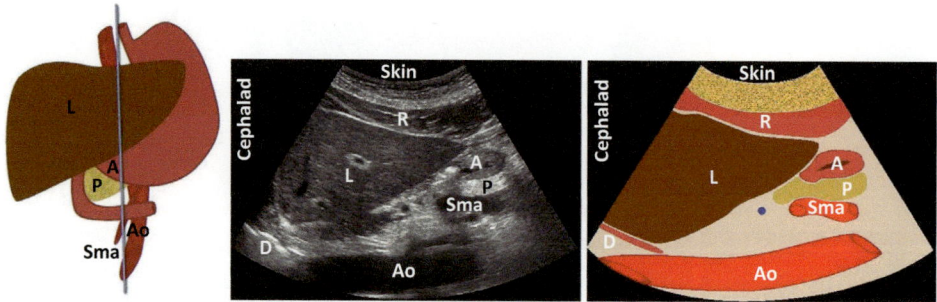

Figura 1.4. A. Estruturas anatômicas cortadas pelo feixe do ultrassom. **B.** Imagem ultrassonográfica e seu desenho correspondente (R = reto abdominal, L = fígado, A = antro gástrico, P = pâncreas, SMA = artéria mesentérica superior, Ao = aorta e D = diafragma). *Fonte:* Imagens do site *gastricultrasoud.org*

Vídeo 1.10

Ultrassonografia cardíaca

O choque cardiogênico é definido como um estado de inadequada perfusão, por conta de uma falha na bomba cardíaca (Vídeo 1.11). Estudos epidemiológicos têm mostrado uma redução na incidência de choques cardiogênicos causados por doenças coronarianas. Apesar de numerosos avanços na terapia de reperfusão, a mortalidade ainda continua alta, variando de 25-70% (*The Golden Hour in Shock Management*). Um dos eventos mais desastrosos na rotina do anestesiologista é o choque cardiogênico e o seu diagnóstico precoce – tanto no cenário de emergência como nas eletivas –, que é fundamental para o desfecho favorável. A ultrassonografia à beira do leito não tem como objetivo substituir o exame do especialista mas, sabendo que ela diminui a necessidade de exames complementares, traz agilidade no início do tratamento, diminuindo o tempo de espera para a terapêutica. A ultrassonografia cardíaca, através de protocolos realizados pelo anestesiologista, oportuniza o reconhecimento de patologias desconhecidas pelo paciente ou pela equipe cirúrgica ou de eventos críticos durante o ato anestésico. A ultrassonografia não é somente um método de adquirir imagens do coração à beira do leito. A ultrassonografia focada no coração (*FATE - Focus Assessed Transthoracic Echocardiography*) (Figura 1.5) traz informações importantes capazes de fazer mudanças no intraoperatório[34] de forma rápida e não invasiva, assim como na avaliação da função ventricular esquerda, da integridade valvular (Vídeo 1.12); e, também, sobre o estado volêmico (Vídeo 1.13) e a fluidorresponsividade. A avaliação focada no coração (FATE) é uma importante ferramenta na prática médica. Em pacientes críticos, a insonação oferece uma satisfatória pesquisa ecocardiográfica propondo um conjunto de habilidades. O objetivo do protocolo FATE[35-37] para o anestesiologista é a inclusão e exclusão de lesões patológicas óbvias como alterações na contratilidade do ventrículo esquerdo, espessura da parede e os tamanhos das câmaras cardíacas e/ou a descoberta de derrames pericárdicos ou pleurais. Enquanto o protocolo FATE básico tem os objetivos acima, o FATE avançado abrange uma avaliação hemodinâmica, como a avaliação do débito cardíaco, disfunções diastólicas e doenças valvulares.

Video 1.11

Video 1.12

Video 1.13

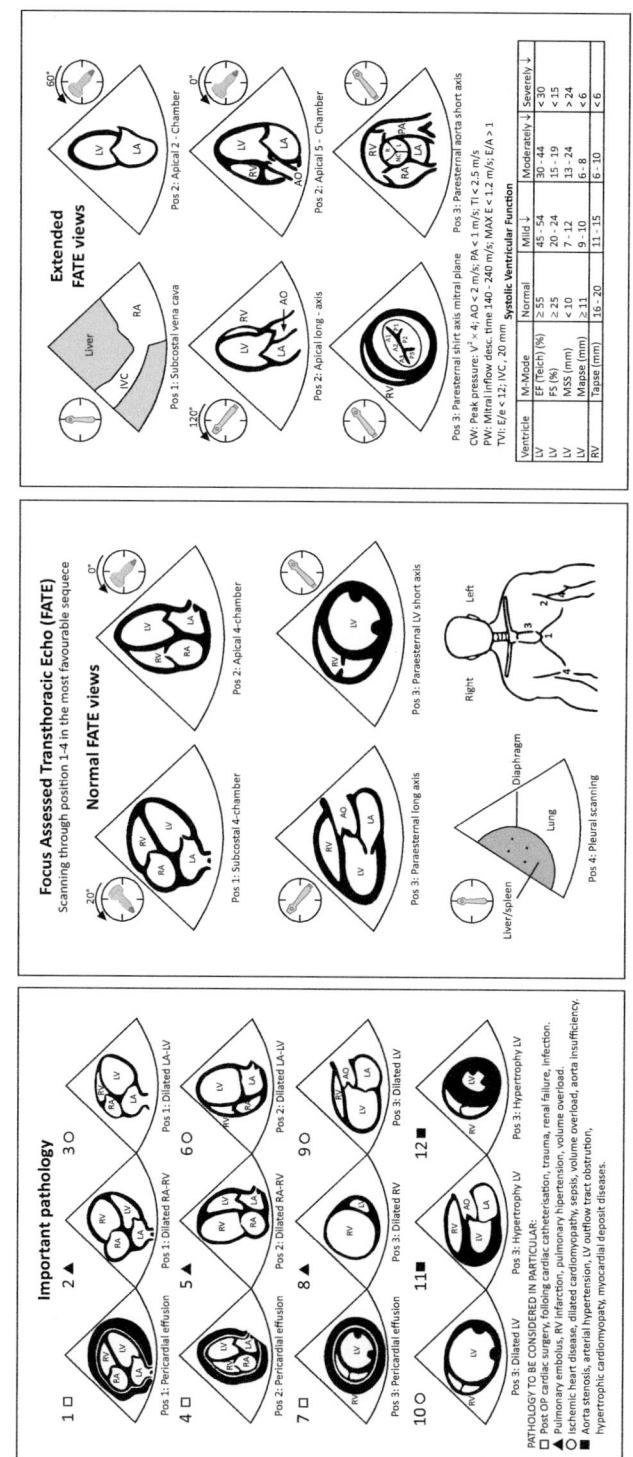

Figura 1.5. Ilustração das imagens do protocolo *focus-assessed transthoracic echocardiography* (FATE). *Fonte:* Imagens adquiridas do aplicativo FATE PROTOCOL). **Vídeos 1.14** a **1.17**.

Video 1.14

Video 1.15

Video 1.16

Video 1.17

Ultrassonografia da bainha do nervo óptico

O espaço subaracnoide, localizado entre o nervo óptico e a bainha, contém líquido cerebroespinhal (Figura 1.6). Quando a pressão intracraniana aumenta, a bainha do nervo óptico se expande. Essa expansão é considerada um parâmetro não invasivo da PIC (pressão intracraniana).[38,39] A avaliação da bainha do nervo óptico trouxe para o anestesiologista a possibilidade de avaliar de forma não invasiva a presença ou não de hipertensão intracraniana no cenário do trauma, na pré-eclâmpsia ou eclâmpsia, como também na posição de Trendelenburg prolongada (Vídeo 1.18).

Video 1.18

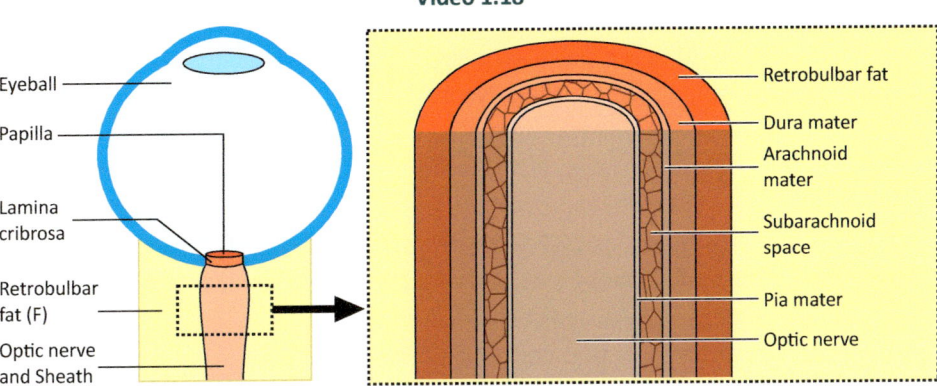

Figura 1.6. À esquerda uma visão esquemática do globo ocular, do nervo óptico e da gordura retrobulbar. À direita, em detalhe, as várias camadas da bainha do nervo óptico.

Na ultrassonografia da bainha do nervo óptico, devemos dar atenção a alguns fatores físicos como o índice térmico e o índice mecânico, pela possibilidade de lesão do globo ocular e de suas funções por exposição prolongada ao USG. Recomenda-se um índice mecânico < 0,23 e um índice térmico < 0,1, sem demora no exame. É importante ter atenção quanto às imagens encontradas (Figura 1.7).

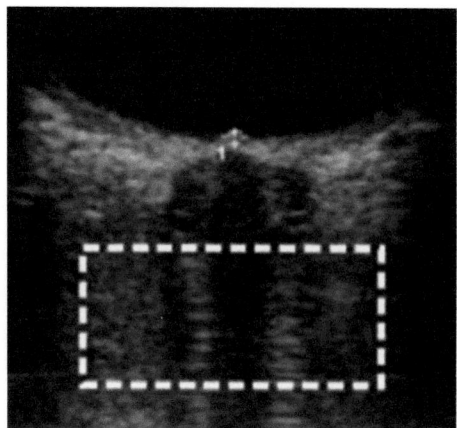
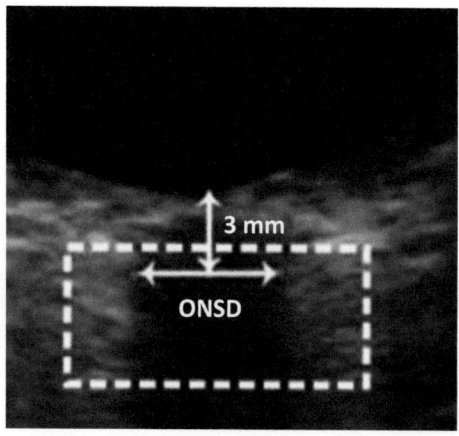

Figura 1.7. As duas imagens mais encontradas.

Essas imagens são as mais comuns. O valor limite de normalidade varia com os estudos, sendo 0,5 cm a 0,55 cm medidas normais na população caucasiana, a 0,3 cm da base do globo ocular.

Ultrassonografia no trauma

Uma das principais finalidades da ultrassonografia *point-of-care* é a realização do FAST (*Focused Assessment with Sonography in Trauma*) (Vídeo 1.19). Comparando radiografia e FAST, a tomografia computadorizada é mais sensível na avaliação de detalhes anatômicos.[40-42] Em pacientes hemodinamicamente estáveis, a tomografia detecta lesões torácicas, abdominais e pélvicas, assim como sangramentos ativos, com uma sensibilidade e especificidade de 100%. No trauma, o FAST é utilizado como padrão para avaliar líquidos em cavidades como possível causa do choque (hipovolêmico ou obstrutivo), no pericárdico (Vídeo 1.20), peritônio (Vídeo 1.21) ou na cavidade pleural (Vídeo 1.22). O FAST pode determinar a presença de hemopericárdio ou efusões pericárdicas com sensibilidade de 83-100% e especificidade de 94-97%. A hipovolemia pode ser identificada pelo diâmetro da veia cava e pelos índices de colapsibilidade (em respiração espontânea) ou de distensibilidade (em ventilação mecânica) da mesma.[43-46] Além disso, a ecocardiografia pode mostrar um ventrículo vazio, como se as paredes estivessem se beijando (*Kissing wall*) (Vídeo 1.23) somado a um ventrículo hiperdinâmico. O FAST foi estabelecido como exame padrão para traumas desde 2010, com a extensão desse protocolo para o E-FAST, que, além de avaliar líquido em cavidades (pericárdica e peritoneal) (Figura 1.8), também busca outras causas de choque, como pneumotórax e hemotórax.

Video 1.19

Video 1.20

Video 1.21

Video 1.22

Video 1.23

Ultrassonografia nas vias aéreas

O uso da ultrassonografia para avaliação das vias aéreas tem sido descrito em vários cenários, trazendo para o anestesiologista a possibilidade de identificar uma possível via aérea difícil, a membrana cricotireoidea e intubação esofágica. [47-49]

A possibilidade de não conseguir acessar as vias aéreas sempre foi uma preocupação para o anestesiologista. Critérios clínicos e medidas anatômicas são utilizados para prever uma via aérea difícil (Figura 1.9). Uma das grandes críticas a esse tipo de avaliação é a sua baixa sensibilidade e especificidade, principalmente em identificar as partes anatômicas através da palpação. A ultrassonografia tem se mostrado superior à palpação na identificação da anatomia das vias aéreas superiores, com correlação adequada à tomografia computadorizada.

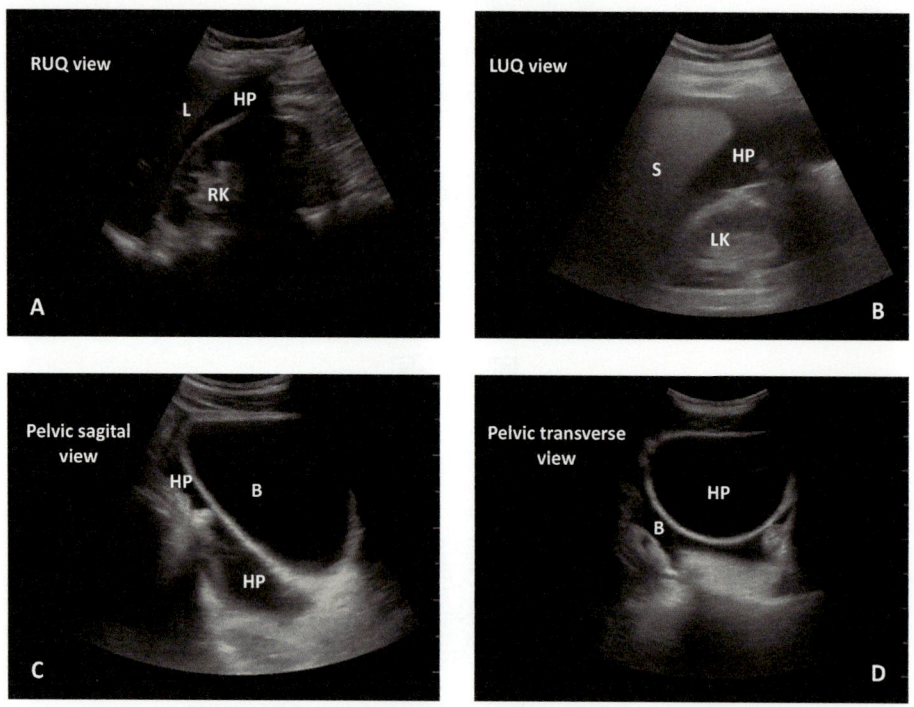

Figura 1.8. A. Espaço hepatorrenal (espaço de Morrisson). **B.** Espaço esplenorrenal. **C.** Suprapúbica corte sagital. **D.** Suprapúbica corte transversal.

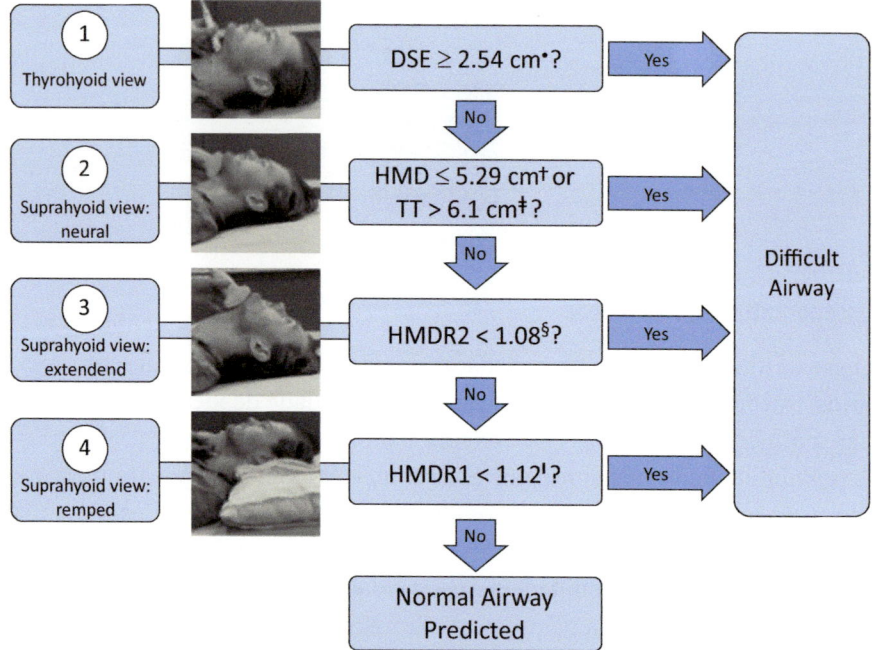

Figura 1.9. Avaliação de vias aéreas difíceis com ultrassom: DSE – Distância da pele até a epiglote; HMA – Distância tireomental; e TT – Espessura da língua.

Um dos objetivos da ultrassonografia das vias aéreas é correlacionar imagens do ultrassom com a classificação de Cormack-Lehane, tendo assim uma expressão melhor sobre "o que será visto" na laringoscopia, avaliando 3 aspectos ultrassonográficos:

A. Espessura das estruturas, avaliando o trajeto do laringoscópio até a epiglote.
B. Mobilidade: verificando a distância hiomental (distância entre o osso hoide e a mandíbula) em 3 posições; a neutra, em extensão e interiorizada (*sniff position*).
C. Avaliação da cavidade oral: abertura da boca e espessura da língua, identificando possíveis fatores que possam dificultar a entubação traqueal.

Outra possibilidade da ultrassonografia das vias aéreas está na identificação da membrana cricotireoidea,[50] através da forma mnemônica TACA (Tireoide-Ar-Cricoide-Ar) (Vídeo 1.24) e pelo Colar de Pérolas (Vídeo 1.25). A ultrassonografia se tornou um tópico importante nos *Guidelines* de via aérea difícil, sendo a sua identificação precisa um requisito estratégico antes do acesso às vias aéreas, ou mesmo antes da indução, já que a palpação da membrana cricotireoidea tem apenas 30% de acerto, tornando mais difícil em mulheres, obesos, pacientes com massas cervicais ou com cirurgias cervicais prévias, em gestantes ou com angina de Ludwig.

Video 1.24

Video 1.25

A identificação da intubação traqueal pela ultrassonografia pode ser de extrema importância em situações onde a capnografia, padrão-ouro, não conseguirá medir a eliminação do CO_2. Em caso, por exemplo, de choque hemodinâmico, PCR (parada cardiorrespiratória), tromboembolismo pulmonar, onde não há perfusão pulmonar, e asma grave, ou seja, uma eliminação prejudicada pelo fechamento das vias aéreas. Por fim, a avaliação da excursão diafragmática (Vídeo 1.26) pode ser uma ferramenta importante à beira do leito para identificar paralisia diafragmática como causa de depressão respiratória após bloqueio do plexo braquial na via interescalênica.

Video 1.26

INCORPORAÇÃO DA INSONAÇÃO NA PRÁTICA CLÍNICA

O resultado da incorporação da insonação na prática anestésica e clínica, como a sua normalização intraoperatória, ainda não está amplamente aceita. Às vezes há erros no exame físico, e na ultrassonografia não é diferente. Muitos médicos estão adquirindo os conceitos e introduzindo a prática da insonação, diminuindo com o tempo a necessidade da utilização das sensibilidades sensoriais no exame físico. Esse debate oferece a possibilidade de desmistificar a insonação, diminuindo ou eliminando práticas que, até então, eram comuns ou mesmo contribuindo para a eliminação de certas habilidades antes exigidas no exame físico. Esses debates têm gerado milhares de opiniões, mas, na realidade, não deve haver uma disputa entre imagens e estetoscópio ou ausculta *versus* insonação. Entretanto, é interessante dialogar sobre como usar essa ferramenta com objetivo de aumentar o acerto do diagnóstico, com rapidez e de forma econômica. A insonação tem como objetivo aprimorar nossa sensibilidade à beira-leito e, assim, deve ser colocada como parte do exame físico.

Novas tecnologias sempre foram assustadoras e a história mostra como, muitas vezes, são canceladas após sua origem. Isso aconteceu com o estetoscópio. Sir James MacKenzie, cardiologista britânico, durante o início do século 20 disse: "ele, o estetoscópio, não apenas dificultou o progresso do conhecimento das condições cardíacas por 100 anos, mas também fez muito mais mal do que bem, na medida que muitas pessoas tiveram o teor de suas vidas alterados, sendo proibidas de assumirem deveres para os quais eram perfeitamente competentes ou foram submetidas a tratamentos desnecessários por causa dos seus achados". O esfigmomanômetro foi conhecido como "algo desnecessário na prática médica". O eletrocardiograma, por sua vez, foi ridicularizado pelo médico Samuel Levine em 1949, quando disse "muito tempo para usar 3 eletrodos" (mais tarde com eletrocardiograma de 12 derivações), perdendo um tempo precioso para tirar uma história adequada ou para auscultar o coração adequadamente".

Devemos ter cuidado e entender as implicações clínicas na incorporação da insonação como quinto pilar do exame físico. E, nessa incorporação, precisamos comprovar quais os pacientes que serão beneficiados; inclusive, com a menor indicação de outros exames. Ao mesmo tempo, haveria benefícios nos custos e afetaria economicamente a trajetória clínica do paciente, bem como incluir essa tecnologia no contexto do beira-leito. Enfim, a insonação provavelmente descobrirá achados clínicos, em estágios iniciais, não encontrados no exame físico tradicional.

Uma boa estratégia de aprendizado clínico é aquela baseada em como formular perguntas e saber como as imagens adequadas poderão respondê-las, e de que forma entender que as imagens adquiridas necessitam de mais avaliações. Unindo essa abordagem à história e ao exame físico, haverá a pedra angular do seu uso. Todavia, permanecendo demandas sobre a melhor forma de treinar os usuários, em vários níveis de *expertise*.

DESENVOLVENDO COMPETÊNCIA

O valor clínico do ultrassom *point-of-care* no perioperatório foi demonstrado antes que diretrizes e métodos de treinamento fossem estabelecidos. Anestesiologistas são apoiados por diretrizes publicadas ao realizar ecocardiografia transesofágica e usar ultrassom para orientação de procedimentos.[51,52] No entanto, o uso de ultrassom *point-of-care* por anestesiologistas não tem sido respaldado por diretrizes de sociedades profissionais, ao contrário de outras especialidades. Isso resulta em variações na utilização e ensino do ultrassonografia *point-of-care* em nosso meio.

Iniciativas crescentes tentam incentivar o uso da ultrassonografia *point-of-care*. Em 1999, a American Medical Association afirmou que a imagem por ultrassom está dentro do escopo de médicos treinados e que os hospitais devem conceder privilégios conforme diretrizes específicas da especialidade. Em 2015, um currículo abrangente chamado FORESIGHT foi publicado para a educação em ultrassom *point-of-care* perioperatório. Em 2016, uma força-tarefa destacou a necessidade de padrões mínimos de treinamento e a integração do ultrassom *point-of-care* no currículo da Anestesiologia.

Recentemente, o Accreditation Council for Graduate Medical Education e o American Board of Anesthesiology identificaram aplicações de ultrassom diagnóstico *point-of-care* como competências essenciais para anestesiologistas. Os programas de residência agora exigem treinamento em ultrassom de superfície para avaliar "função e patologia de órgãos" relacionados à anestesia, cuidados críticos e ressuscitação. Tópicos incluem ultrassom transtorácico para função/patologia cardíaca, ultrassom pulmonar e avaliação hemodinâmica. O American Board of Anesthesiology expandiu seu conteúdo de certificação para incluir ultrassom focado dos pulmões, veia inferior, bexiga e estômago.

ESTRATÉGIAS DE EDUCAÇÃO PARA NÃO TREINADOS

A inclusão do ultrassom *point-of-care* perioperatório em programas de anestesiologia é promissora, mas é crucial educar aqueles sem treinamento específico. Há várias iniciativas para avançar nesse campo organizadas por sociedades de anestesiologia em todo o mundo. Currículos online validados foram integrados em *workshops* e disponibilizados gratuitamente por instituições como o Departamento de Anestesiologia da Universidade de Loma Linda. Recursos educacionais, incluindo apresentações, testes e *podcasts*, estão disponíveis sob licenças de código aberto. Estratégias de ensino que promovem aprendizado autodirigido têm se mostrado mais eficazes do que métodos tradicionais.[53] No entanto, a variação na curva de aprendizado e nas experiências dos aprendizes destacam a necessidade de diretrizes específicas para a Anestesiologia. Sociedades médicas profissionais têm formado comitês para desenvolver rotas de competência em ultrassom ponto de cuidado perioperatório, refletindo um movimento positivo em direção a padrões mais formais de treinamento e certificação.

LIMITAÇÕES DA ULTRASSONOGRAFIA POINT-OF-CARE

O ultrassom diagnóstico *point-of-care*, como outras ferramentas clínicas, pode tanto beneficiar quanto causar danos aos pacientes. Seus riscos conhecidos são semelhantes aos de um exame físico com estetoscópio: (1) risco de transmissão de patógenos entre pacientes e (2) risco de interpretação errônea dos dados do exame. Foi relatada baixa sensibilidade na detecção de patologias em exames realizados por usuários novatos comparados a exames completos. Características do paciente, como obesidade, também podem afetar a realização do exame.[54]

É crucial que os clinicossonografistas reconheçam seus limites e saibam quando desconsiderar uma imagem ruim, identificar uma patologia ambígua e consultar especialistas. A energia do ultrassom pode aumentar a temperatura dos tecidos próximos, portanto, os anestesiologistas devem minimizar a exposição, especialmente nos olhos e tecidos fetais.

A maioria das evidências sobre a utilidade do ultrassom *point-of-care* perioperatório vem de estudos não randomizados de centro único, sem grandes estudos multicêntricos randomizados. No entanto, procedimentos como ultrassom para acesso vascular, bloqueios nervosos periféricos e ecocardiografia transesofágica intraoperatória, antes controversos, agora são práticas comuns na Anestesiologia.

CONCLUSÃO

A partir dessas evidências, conclui-se que a introdução da insonação no exame físico permite "aprender a ver, aprender a escutar, aprender a sentir e saber pela prática", como Sir William Osler colocou muito bem, de forma mais completa e precisa do que o exame físico padrão.[2] Acredita-se que o aprimoramento do exame físico pode ser fornecido com a incorporação de dispositivos ultrassonográficos ultraportáteis. O exame físico assistido por imagem deve ser considerado como parte do exame físico convencional e deve ser introduzido na rotina dos anestesiologistas. Enfatiza-se que as imagens adquiridas no beira-leito não se destinam a substituir o exame físico nem as imagens de centros radiológicos, caso necessário posteriormente. É hora de acrescentar um quinto pilar ao essencial exame físico moderno: os dispositivos portáteis e ultraportáteis.

REFERÊNCIAS BIBLIOGRÁFICAS

1. Fulton JF. History of medical education. Br Med J. 1953 Aug;2(4834):457-461.
2. Silverman ME, Murray TJ, Bryan CS, eds. William Osler: The Quotable Osler. Philadelphia, PA: American College of Physicians, American Society for Internal Medicine; 2003.
3. Elder A, Japp A, Verghese A. How valuable is physical examination of the cardiovascular system? BMJ. 2016;354
4. Mehta M, Jacobson T, Peters D, Le E, Chadderdon S, Allen AJ, et al. Handheld ultrasound versus physical examination in patients referred for transthoracic echocardiography for a suspected cardiac condition. JACC Cardiovasc Imaging. 2014;7(10):983-990.
5. Narula J, Chandrashekhar Y, Braunwald E. Time to Add a Fifth Pillar to Bedside Physical Examination Inspection, Palpation, Percussion, Auscultation, and Insonation. JAMA Cardiology. 2018.

6. Oliver CM, Hunter SA, Ikeda T, Galletly DC. Junior doctor skill in the art of physical examination: a retrospective study of the medical admission note over four decades. BMJ Open. 2013;3(4)
7. Lok CE, Morgan CD, Ranganathan N. The accuracy and interobserver agreement in detecting the 'gallop sounds' by cardiac auscultation. Chest. 1998;114(5):1283-1288.
8. Attenhofer Jost CH, Turina J, Mayer K, Seifert B, Amann FW, Buechi M, et al. Echocardiography in the evaluation of systolic murmurs of unknown cause. Am J Med. 2000;108(8):614-620.
9. Verghese A. Culture shock: patient as icon, icon as patient. N Engl J Med. 2008;359(26):2748-2751.
10. Oddone EZ, Waugh RA, Samsa G, Corey R, Feussner JR. Teaching cardiovascular examination skills: results from a randomized controlled trial. Am J Med. 1993;95(4):389-396.
11. Halkin A, Reichman J, Schwaber M, Paltiel O, Brezis M. Likelihood ratios: getting diagnostic testing into perspective. QJM. 1998;91(4):247-258.
12. Herrle SR, Corbett EC Jr, Fagan MJ, Moore CG, Elnicki DM. Bayes' theorem and the physical examination: probability assessment and diagnostic decision making. Acad Med. 2011;86(5):618-627.
13. Rothberg MB. A piece of my mind: the $50,000 physical. JAMA. 2014;311(21):2175-2176.
14. Moore CL, Copel JA. Point-of-care ultrasonography. N Engl J Med. 2011;364(8):749-757.
15. Marwick TH, Chandrashekhar Y, Narula J. Handheld ultrasound: accurate diagnosis at a lower cost? JACC Cardiovasc Imaging. 2014;7(10):1069-1071.
16. Cardim N, Fernandez Golfin C, Ferreira D, Aubele A, Toste J, Cobos MA, et al. Usefulness of a new miniaturized echocardiographic system in outpatient cardiology consultations as an extension of physical examination. J Am Soc Echocardiogr. 2011;24(2):117-124.
17. Mjolstad OC, Dalen H, Graven T, Kleinau JO, Salvesen O, Haugen BO. Routinely adding ultrasound examinations by pocket-sized ultrasound devices improves inpatient diagnostics in a medical department. Eur J Intern Med. 2012;23(2):185-191.
18. Skjetne K, Graven T, Haugen BO, Salvesen Ø, Kleinau JO, Dalen H. Diagnostic influence of cardiovascular screening by pocket-size ultrasound in a cardiac unit. Eur J Echocardiogr. 2011;12(10):737-743.
19. Haji DL, Royse A, Royse CF. Review article: clinical impact of non-cardiologist-performed transthoracic echocardiography in emergency medicine, intensive care medicine and anaesthesia. Emerg Med Australas. 2013;25(1):4-12.
20. Kitada R, Fukuda S, Watanabe H, Oe H, Abe Y, Yoshiyama M, et al. Diagnostic accuracy and cost-effectiveness of a pocket-sized transthoracic echocardiographic imaging device. Clin Cardiol. 2013;36(10):603-610.
21. Goonewardena SN, Gemignani A, Ronan A, Vasaiwala S, Blair J, Brennan JM, et al. Comparison of hand-carried ultrasound assessment of the inferior vena cava and N-terminal pro-brain natriuretic peptide for predicting readmission after hospitalization for acute decompensated heart failure. JACC Cardiovasc Imaging. 2008;1(5):595-601.
22. Vourvouri EC, Poldermans D, Deckers JW, Parharidis GE, Roelandt JR. Evaluation of a hand carried cardiac ultrasound device in an outpatient cardiology clinic. Heart. 2005;91(2):171-176.
23. Prinz C, Voigt JU. Diagnostic accuracy of a hand-held ultrasound scanner in routine patients referred for echocardiography. J Am Soc Echocardiogr. 2011;24(2):111-116.
24. Panoulas VF, Daigeler AL, Malaweera AS, Lota AS, Baskaran D, Rahman S, et al. Pocket-size hand-held cardiac ultrasound as an adjunct to clinical examination in the hands of medical students and junior doctors. Eur Heart J Cardiovasc Imaging. 2013;14(4):323-330.
25. Kobal SL, Trento L, Baharami S, Tolstrup K, Naqvi TZ, Cercek B, et al. Comparison of effectiveness of hand-carried ultrasound to bedside cardiovascular physical examination. Am J Cardiol. 2005;96(7):1002-1006.
26. Verghese A, Horwitz RI. In praise of the physical examination. BMJ. 2009;339.
27. Moore CL, Copel JA. Point-of-care ultrasonography. N Engl J Med. 2011;364:749-757.
28. Wyncoll DL, Evans TW. Acute respiratory distress syndrome. Lancet. 1999;354:497-501.

29. Lichtenstein D. Lung ultrasound in the intensive care unit. Recent Res Dev Resp Crit Care Med. 2001;1:83-93.
30. Mendelson CL. The aspiration of stomach contents into the lungs during obstetric anesthesia. Am J Obstet Gynecol. 1946;52:191-205.
31. Warner MA, Warner ME, Weber JG. Clinical significance of pulmonary aspiration during the perioperative period. Anesthesiology. 1993;78:56-62.
32. Maughan RJ, Leiper JB. Methods for the assessment of gastric emptying in humans: an overview. Diabet Med. 1996;13(Suppl. 5)
33. Camilleri M. Integrated upper gastrointestinal response to food intake. Gastroenterology. 2006;131:640-658.
34. Cowie B. Focused cardiovascular ultrasound performed by anesthesiologists in the perioperative period: Feasible and alters patient management. J Cardiothorac Vasc Anesth. 2009;23:450-456.
35. Holm JH, Frederiksen CA, Juhl-Olsen P, Sloth E. Perioperative use of focus assessed transthoracic echocardiography (FATE). Anesth Analg. 2012;115:1029-1032.
36. Jensen MB, Sloth E, Larsen KM, Schmidt MB. Transthoracic echocardiography for cardiopulmonary monitoring in intensive care. Eur J Anaesthesiol. 2004;21:700-707.
37. Neskovic AN, Edvardsen T, Galderisi M, Garbi M, Gullace G, Jurcut R, et al. Focus cardiac ultrasound: The European Association of Cardiovascular Imaging viewpoint. Eur Heart J Cardiovasc Imaging. 2014;15:956-960.
38. Geeraerts T, Merceron S, Benhamou D, Vigué B, Duranteau J. Non-invasive assessment of intracranial pressure using ocular sonography in neurocritical care patients. Intensive Care Med. 2008;34:2062-2067.
39. Toscano M, Spadetta G, Pulitano P, Rocco M, Di Piero V, Mecarelli O, et al. Optic nerve sheath diameter ultrasound evaluation in intensive care unit: possible role and clinical aspects in neurological critical patients' daily monitoring. Biomed Res Int. 2017;2017:1621428.
40. Aukema TS, Beenen LF, Hietbrink F, Leenen LP. Initial assessment of chest X-ray in thoracic trauma patients: awareness of specific injuries. World J Radiol. 2012;4(2):48–52. DOI: 10.4329/wjr.v4.i2.48.
41. Langdorf MI, Medak AJ, Hendey GW, Nishijima DK, Mower WR, Raja AS, et al. Prevalence and clinical importance of thoracic injury identified by chest computed tomography but not chest radiography in blunt trauma: multicenter prospective cohort study. Ann Emerg Med. 2015;66(6):589–600. DOI: 10.1016/j.annemergmed.2015.06.003.
42. Guillamondegui OD, Pryor JP, Gracias VH, Gupta R, Reilly PM, Schwab CW. Pelvic radiography in blunt trauma resuscitation: a diminishing role. J Trauma. 2002;53(6):1043–7. DOI: 10.1097/00005373-200212000-00002.
43. Sefidbakht S, Assadsangabi R, Abbasi HR, Nabavizadeh A. Sonographic measurement of the inferior vena cava as a predictor of shock in trauma patients. Emerg Radiol. 2007;14(3):181–5. DOI: 10.1007/s10140-007-0602-4.
44. Lyon M, Blaivas M, Brannam L. Sonographic measurement of the inferior vena cava as a marker of blood loss. Am J Emerg Med. 2005;23(1):45–50. DOI: 10.1016/j.ajem.2004.01.004.
45. Rudski LG, Lai WW, Afilalo J, Hua L, Handschumacher MD, Chandrasekaran K, et al. Guidelines for the echocardiographic assessment of the right heart in adults: a report from the American Society of Echocardiography endorsed by the European Association of Echocardiography, a registered branch of the European Society of Cardiology, and the Canadian Society of Echocardiography. J Am Soc Echocardiogr. 2010;23(7):685–713. DOI: 10.1016/j.echo.2010.05.010.
46. Brennan JM, Ronan A, Goonewardena S, Blair JE, Hammes M, Shah D, et al. Handcarried ultrasound measurement of the inferior vena cava for assessment of intravascular volume status

in the outpatient hemodialysis clinic. Clin J Am Soc Nephrol. 2006;1(4):749–53. DOI: 10.2215/CJN.00310106.
47. Sahu AK, Bhoi S, Aggarwal P, Mathew R, Nayer J, T AV, et al. Endotracheal tube placement confirmation by ultrasonography: a systematic review and meta-analysis of more than 2500 patients. J Emerg Med. 2020;59:254–264. DOI: 10.1016/j.jemermed.2020.06.032.
48. Chou HC, Tseng WP, Wang CH, Ma MH, Wang HP, Huang PC, et al. Tracheal rapid ultrasound exam (T.R.U.E.) for confirming endotracheal tube placement during emergency intubation. Resuscitation. 2011;82:1279–1284. DOI: 10.1016/j.resuscitation.2011.05.031.
49. Ramsingh D, Frank E, Haughton R, Schilling J, Gimenez KM, Banh E, et al. Auscultation versus point-of-care ultrasound to determine endotracheal versus bronchial intubation: a diagnostic accuracy study. Anesthesiology. 2016;124:1012–1020. DOI: 10.1097/ALN.0000000000001074.
50. Jain K, Yadav M, Gupta N, Thulkar S, Bhatnagar S. Ultrasonographic assessment of airway. J Anaesthesiol Clin Pharm. 2020;36:5–12.
51. Troianos CA, Hartman GS, Glas KE, Skubas NJ, Eberhardt RT, Walker JD, et al. Special articles: Guidelines for performing ultrasound guided vascular cannulation: Recommendations of the American Society of Echocardiography and the Society of Cardiovascular Anesthesiologists. Anesth Analg. 2012;114:46–72.
52. Practice guidelines for perioperative transesophageal echocardiography. An updated report by the American Society of Anesthesiologists and the Society of Cardiovascular Anesthesiologists Task Force on Transesophageal Echocardiography. Anesthesiology. 2010;112:1084–96.
53. Ramsingh D, Alexander B, Le K, Williams W, Canales C, Cannesson M. Comparison of the didactic lecture with the simulation/model approach for the teaching of a novel perioperative ultrasound curriculum to anesthesiology residents. J Clin Anesth. 2014;26:443–454.
54. Thomas-Mohtat R, Sable C, Breslin K, Weinberg JG, Prasad A, Zinns L, et al. Interpretation errors in focused cardiac ultrasound by novice pediatric emergency medicine fellow sonologists. Crit Ultrasound J. 2018;10:33.

2

AVALIAÇÃO DO SISTEMA NERVOSO CENTRAL: BAINHA DO NERVO ÓTICO E FLUXO SANGUÍNEO CEREBRAL

Durval Campos Kraychete
Vinícius Borges Alencar
Eduardo Silva Reis Barreto
César Romero Antunes Júnior

INTRODUÇÃO

A ultrassonografia *point-of-care* (POCUS) é uma ferramenta que vem ganhando destaque entre médicos pela sua capacidade de proporcionar avaliações rápidas e não invasivas diretamente à beira do leito. Na avaliação do sistema nervoso central (SNC), o POCUS desempenha um papel crucial, especialmente na medição da bainha do nervo ótico e na avaliação do fluxo sanguíneo cerebral, oferecendo uma abordagem prática e acessível para o diagnóstico e monitoramento de condições neurológicas críticas, como hipertensão intracraniana e comprometimentos hemodinâmicos cerebrais, incluindo traumatismo cranioencefálico, hemorragias intracranianas e doenças cerebrovasculares.[1,2,3]

Por ser uma técnica não invasiva, rápida e facilmente aplicável à beira do leito, o POCUS pode ser particularmente valioso em contextos de emergência e anestesia, onde a identificação precoce de alterações críticas da pressão intracraniana (PIC) é essencial para a tomada de decisão clínica.[3]

Outra aplicação importante do POCUS é o Doppler transcraniano, permitindo a avaliação dinâmica do fluxo sanguíneo cerebral. Esta técnica é de grande utilidade para monitorar estados de perfusão cerebral em pacientes com risco de eventos isquêmicos, detectar vasoespasmo após hemorragia subaracnoidea e avaliar a hemodinâmica cerebral durante procedimentos anestésicos e cirúrgicos.[4,5]

FUNDAMENTOS DO ULTRASSOM OCULAR

O ultrassom ocular é uma ferramenta diagnóstica eficiente, rápida e minimamente invasiva, essencial para a avaliação de estruturas oculares profundas e da câmara posterior. É especialmente útil quando o exame físico direto é limitado por condições como dor, edema facial ou trauma. [6] Esse método permite a análise detalhada das estruturas oculares mesmo quando a visualização direta é comprometida por fatores como hifema, hipópio ou catarata. [1] Realizável à beira do leito, o ultrassom ocular oferece uma alternativa prática em situações onde métodos de imagem mais sofisticados, como tomografia computadorizada ou ressonância magnética, não estão disponíveis.

ANATOMIA NORMAL

No ultrassom, o olho aparece como uma estrutura circular e hiperecoica (Figura 2.1). O exame é realizado com um transdutor de alta frequência (7.5 MHz ou superior), permitindo uma visualização detalhada das seguintes estruturas:

- **Córnea**: visualizada como uma linha hiperecoica na superfície do olho.
- **Câmara anterior**: espaço entre a córnea e a íris, preenchido com humor aquoso.
- **Íris**: estrutura colorida que delimita a câmara anterior e controla a entrada de luz.
- **Cristalino**: localizado atrás da íris, responsável pelo foco da luz na retina.
- **Corpo vítreo**: substância gelatinosa que preenche a câmara posterior do olho.
- **Retina**: camada sensível à luz localizada na parte posterior do olho.
- **Nervo óptico**: linha hiperecoica que se projeta da retina em direção ao cérebro.

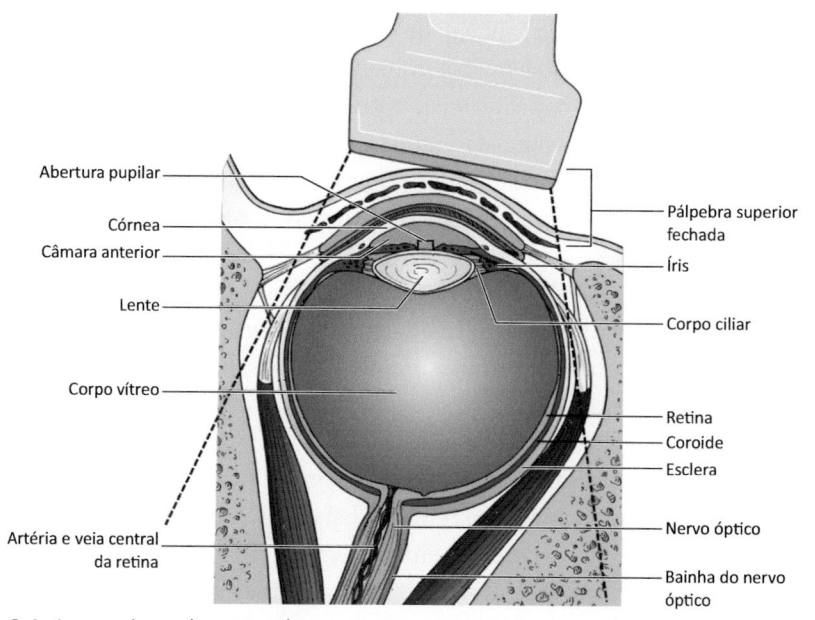

Figura 2.1. Anatomia ocular normal.

OBTENÇÃO DA IMAGEM

Para realizar o ultrassom ocular (Figura 2.2), utiliza-se um transdutor linear de alta frequência, e o paciente deve estar em posição supina. O exame é conduzido com as pálpebras fechadas e o gel de ultrassom serve como meio de acoplamento acústico. As imagens são adquiridas em planos transverso e sagital, ajustando-se o transdutor para obter uma visualização longitudinal precisa do nervo óptico e das demais estruturas oculares.

Para evitar lesões, como queimaduras ou descolamento de retina, o transdutor deve ser configurado no *preset* oftalmológico, que ajusta os parâmetros do ultrassom para níveis seguros. O índice térmico (TI), que reflete o potencial de aquecimento dos tecidos, deve ser mantido abaixo de 0,2, enquanto o índice mecânico (MI), relacionado ao risco de cavitação e lesão mecânica, deve ser inferior a 0,1.[1] Esses ajustes são cruciais, pois o uso de configurações inadequadas pode causar danos ao globo ocular, especialmente quando o transdutor permanece sobre a pálpebra por um período prolongado.

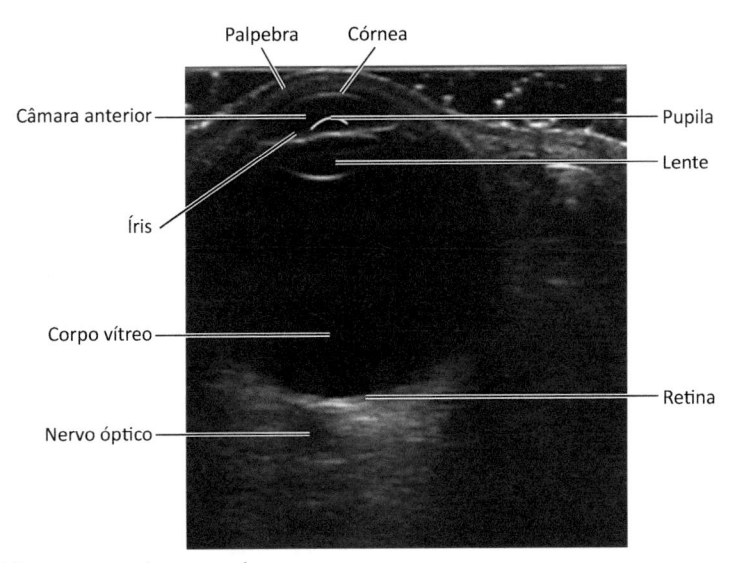

Figura 2.2. Ultrassom ocular normal.

As estruturas anatômicas visíveis em um ultrassom ocular normal incluem a córnea, a câmara anterior, a íris, a pupila, o cristalino, o corpo vítreo, a retina e o nervo óptico. A retina aparece como uma estrutura única, juntamente com a coroide e a esclera, formando a parede posterior do globo ocular.

ACHADOS PATOLÓGICOS

O ultrassom ocular permite a identificação de várias condições patológicas:

- **Diâmetro da bainha do nervo óptico**: o aumento do diâmetro da bainha do nervo óptico, medido a 3 mm posterior ao ponto de inserção na retina, pode indicar um aumento da PIC. Um diâmetro superior a 5 mm é considerado um sinal de alerta para possível hipertensão intracraniana.

- **Descolamento de retina**: o descolamento de retina é caracterizado por membranas hiperecoicas que se destacam da superfície posterior do globo ocular. Essas membranas tendem a ser mais grossas e menos móveis em comparação com o descolamento vítreo posterior, e podem ser visualizadas juntamente com os movimentos oculares.
- **Descolamento vítreo posterior**: o descolamento vítreo posterior se manifesta por membranas hiperecoicas que se destacam da superfície posterior do globo ocular e são mais móveis do que as observadas no descolamento de retina.
- **Hemorragia vítrea**: a hemorragia vítrea aparece como camadas heterogêneas e ecogênicas na câmara posterior do olho. Essas camadas podem variar em densidade e refletividade, indicando a presença de sangue na cavidade vítrea.
- **Deslocamento do cristalino**: o deslocamento do cristalino, frequentemente causado por trauma, pode ser total ou parcial. O cristalino deslocado é visualizado flutuando na cavidade vítrea, deslocando-se de sua posição normal atrás da íris.
- **Corpo estranho intraocular**: estruturas com margens irregulares e artefatos como reverberação e sombra acústica são indicativos de corpo estranho intraocular. Esses corpos estranhos são visíveis como objetos de ecogenicidade variável e podem causar artefatos específicos na imagem ultrassonográfica.

POCUS NA AVALIAÇÃO DA BAINHA DO NERVO ÓPTICO

A bainha do nervo óptico é uma extensão do espaço subaracnoide que envolve tanto o nervo óptico quanto o cérebro (Figura 2.3). Quando a pressão intracraniana aumenta, essa expansão do espaço subaracnoide se traduz em um aumento do diâmetro da bainha do nervo óptico.[7]

A medição do diâmetro da bainha do nervo óptico é indicada em situações clínicas de suspeita de pressão intracraniana elevada. Um diâmetro superior a 5 mm é frequentemente associado a uma pressão intracraniana elevada.[1,6] No entanto, a literatura científica continua a debater o valor de corte exato para definir anormalidade, com variações nos critérios estabelecidos por diferentes pesquisas.[6]

Aquisição de imagens para avaliação da bainha do nervo óptico

A medição precisa da bainha do nervo óptico requer que a aquisição da imagem seja realizada de forma a capturar uma visão longitudinal e axial verdadeira. A bainha do nervo óptico é visualizada como uma estrutura hiperecoica e suas bordas devem aparecer claramente definidas e paralelas entre si no ultrassom. A posição do transdutor deve ser ajustada para evitar a visualização da câmara anterior, íris e lente, o que pode interferir na precisão da medição.[3]

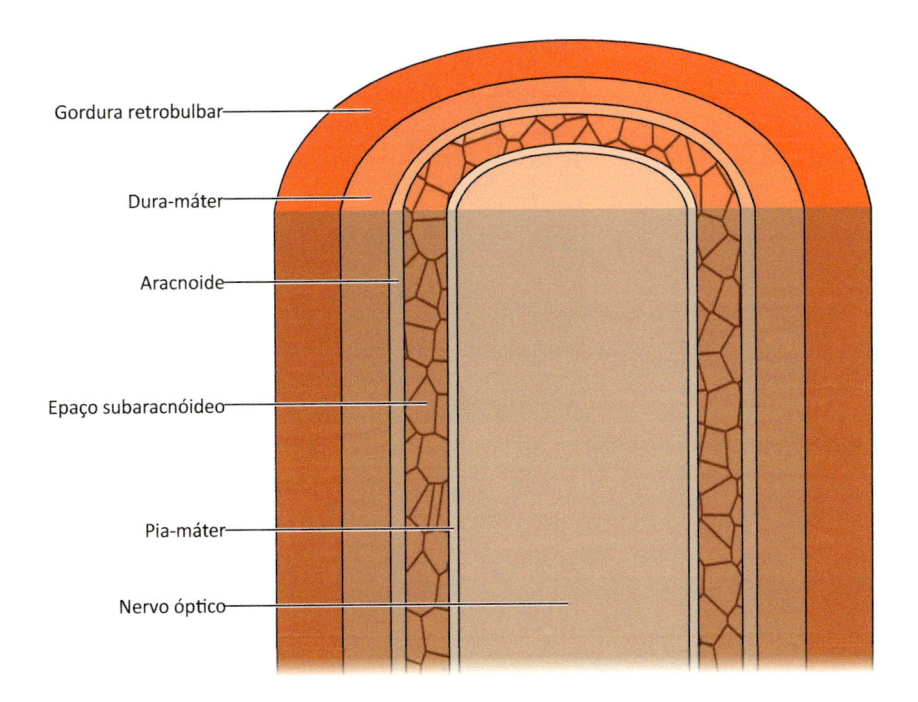

Figura 2.3. Anatomia do nervo óptico.

A técnica recomendada envolve a colocação do transdutor em um plano transversal e a medição do diâmetro da bainha do nervo óptico a 3 mm posterior ao ponto de inserção do nervo óptico na retina.[5] Esta localização é crítica, pois a variação do diâmetro da bainha do nervo óptico é mais evidente nesta região em resposta ao aumento da pressão intracraniana.[5] Após a medição inicial no plano transversal, o transdutor deve ser girado 90° para obter uma medida perpendicular no plano sagital.[8] É essencial repetir a medição em ambos os olhos para garantir precisão, realizando um total de quatro medições (duas por olho). A média das quatro medições fornece o valor final do diâmetro da bainha do nervo óptico.[9]

Interpretação dos resultados da bainha do nervo óptico

A interpretação dos resultados da medição do diâmetro da bainha do nervo óptico envolve considerar tanto os valores absolutos quanto a simetria entre os dois olhos (Figura 2.4). Estudos iniciais definiram um valor de corte de 5 mm para indicar pressão intracraniana elevada, particularmente em pacientes com mais de 4 anos de idade.[7,10] No entanto, em uma metanálise recente, os valores de corte identificados nos estudos variaram de 5,0 a 5,9 mm, sendo que um valor ≥ 5,7 mm é sugestivo de pressão intracraniana elevada.[6]

Além disso, a avaliação da simetria das medições entre os olhos é importante. A presença de um aumento unilateral do diâmetro da bainha do nervo óptico pode indicar processos patológicos localizados, como neurite óptica ou neuropatia óptica compressiva, que podem ser associados a condições específicas, como lesões ou tumores.[5]

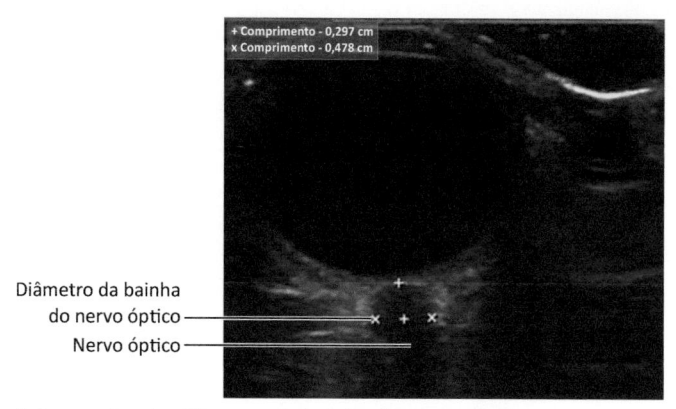

Figura 2.4. Medição precisa do diâmetro da bainha do nervo óptico.

O nervo óptico aparece como uma estrutura anecoica com paredes paralelas que se projetam para trás a partir da retina. A avaliação do diâmetro da bainha do nervo óptico é realizada 3 mm posterior à retina. Na imagem acima, o diâmetro medido foi de 4,78 mm, o que é inferior a 5 mm e está dentro da faixa normal.

AVALIAÇÃO DO FLUXO SANGUÍNEO CEREBRAL COM POCUS

A avaliação do fluxo sanguíneo cerebral com o uso do ultrassom *point-of-care* (POCUS) tem se tornado uma ferramenta fundamental no diagnóstico e monitoramento de diversas condições neurológicas.[11] O ultrassom transcraniano é uma modalidade específica do POCUS que permite a mensuração do fluxo sanguíneo nas artérias cerebrais, utilizando ondas acústicas de baixa frequência (1-2 MHz) para penetrar o crânio.[3] Este método oferece um meio não invasivo, seguro, portátil e de baixo custo para avaliação em tempo real das alterações dinâmicas do fluxo sanguíneo cerebral, e é particularmente útil em situações onde o acesso a outras modalidades de imagem mais complexas, como a ressonância magnética funcional ou a angiografia cerebral, não é possível ou é demorado.[3]

FUNDAMENTOS DA AVALIAÇÃO DO FLUXO SANGUÍNEO CEREBRAL

O fluxo sanguíneo cerebral é regulado por vários mecanismos fisiológicos que garantem a perfusão adequada dos tecidos cerebrais, independentemente das mudanças na pressão arterial sistêmica. A autorregulação cerebral é a capacidade intrínseca dos vasos sanguíneos de manter o fluxo sanguíneo cerebral constante ao ajustar rapidamente a resistência cerebrovascular em resposta às flutuações da pressão de perfusão cerebral.[11] Este mecanismo envolve principalmente as arteríolas, embora vasos maiores também possam contribuir. A autorregulação é fundamental para proteger o cérebro contra lesões isquêmicas em situações de baixa pressão sanguínea e contra edema cerebral ou ruptura da barreira hematoencefálica em situações de pressão alta.[12]

ANATOMIA RELEVANTE PARA A AVALIAÇÃO DO FLUXO SANGUÍNEO CEREBRAL

O conhecimento anatômico é essencial para a aplicação adequada do POCUS na avaliação do fluxo sanguíneo cerebral. O foco principal do ultrassom transcraniano é o **círculo de Willis** (Figura 2.5), uma rede anastomótica de artérias localizadas na base do cérebro que garante a perfusão cerebral adequada e contínua.

O **círculo de Willis** é formado pelas seguintes artérias principais:

- **Artéria cerebral média**: principal vaso responsável pela perfusão de grande parte dos hemisférios cerebrais. É a artéria mais frequentemente avaliada pelo TCD, já que sua posição e calibre permitem uma janela de acesso ideal pela região temporal.
- **Artéria cerebral anterior**: perfunde a porção medial dos hemisférios cerebrais. O TCD pode ser usado para avaliar o fluxo nessa artéria, especialmente em situações que requerem monitoramento da perfusão da área frontal.
- **Artéria cerebral posterior**: supre as porções posteriores dos hemisférios, incluindo o lobo occipital e parte do tálamo. É avaliada pelo TCD através da janela temporal posterior.
- **Artéria basilar**: formada pela confluência das artérias vertebrais, a artéria basilar é responsável pela perfusão do tronco cerebral, cerebelo e parte posterior do cérebro. O TCD permite a avaliação do fluxo sanguíneo ao longo da artéria basilar pela janela suboccipital.
- **Artérias comunicantes anterior e posterior**: Conectam as artérias cerebrais entre si e com as artérias carótidas internas, permitindo a redistribuição do fluxo sanguíneo em casos de obstrução ou estenose.

As **janelas acústicas** utilizadas no ultrassom transcraniano são regiões específicas do crânio onde a densidade óssea é menor, permitindo a passagem das ondas de ultrassom:[11]

- **Janela transtemporal**: localizada acima do arco zigomático, permite a avaliação das artérias cerebrais média, anterior e posterior.
- **Janela transorbital**: localizada sobre o globo ocular, usada para avaliar as artérias oftálmicas e as carótidas internas.
- **Janela suboccipital**: localizada na base do crânio, abaixo do osso occipital, é utilizada para examinar a artéria basilar e as artérias vertebrais.

A compreensão dessas estruturas anatômicas e das janelas acústicas (Figura 2.6) é essencial para a obtenção de medições precisas e para a interpretação adequada dos achados do fluxo sanguíneo cerebral durante a realização do ultrassom transcraniano.[3]

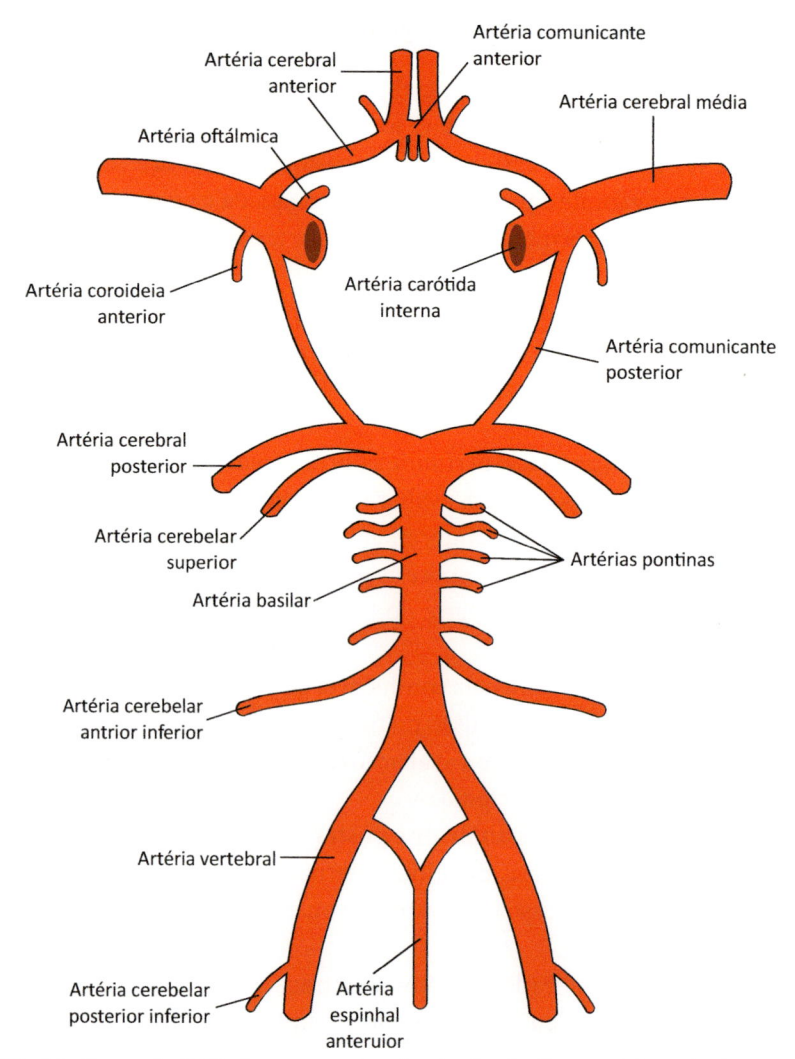

Figura 2.5. O Polígono de Willis é o centro vascular da circulação arterial cerebral.

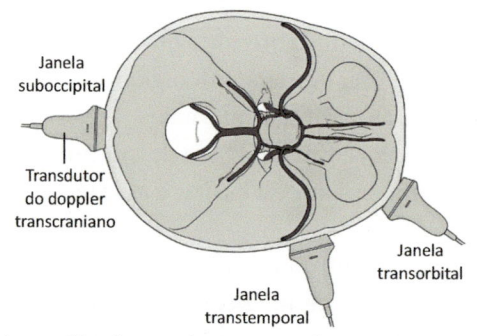

Figura 2.6. Janelas acústicas utilizadas na ultrassonografia transcraniana.

TRANSCRANIAL DOPPLER E AVALIAÇÃO DO FLUXO SANGUÍNEO

O ultrassom transcraniano é usado para medir a velocidade do fluxo sanguíneo em grandes artérias cerebrais, como as artérias cerebrais média, anterior e posterior, que compõem o círculo de Willis.[13] Essa técnica é particularmente eficaz para a avaliação da reatividade vasomotora cerebral, da autorregulação cerebral dinâmica e do acoplamento neurovascular.[2] A reatividade vasomotora cerebral refere-se à capacidade dos vasos sanguíneos cerebrais de se dilatarem ou contraírem em resposta a mudanças no dióxido de carbono (P_aCO_2), enquanto o acoplamento neurovascular descreve a relação entre a atividade neuronal e o fluxo sanguíneo cerebral, garantindo a entrega adequada de oxigênio e glicose aos neurônios ativados durante atividades cognitivas ou motoras.[4,8,14]

APLICAÇÕES CLÍNICAS DO TRANSCRANIAL DOPPLER

Monitoramento de hipoperfusão e hiperemia

O ultrassom transcraniano é útil na detecção de hipoperfusão e hiperemia cerebral, que são características comuns em condições neurológicas críticas, como traumatismo cranioencefálico (TCE) e acidente vascular cerebral (AVC). Em pacientes com TCE, por exemplo, o ultrassom transcraniano pode ser usado para detectar hipoperfusão precoce, que está associada a um risco aumentado de morte.[14] Além disso, a hiperemia cerebral, que pode ocorrer após um período inicial de hipoperfusão, é uma causa significativa de aumento secundário da pressão intracraniana (PIC). A monitorização do fluxo sanguíneo cerebral com ultrassom transcraniano pode ajudar a identificar essas alterações e guiar intervenções terapêuticas para evitar complicações adicionais (Figura 2.7).[10,13]

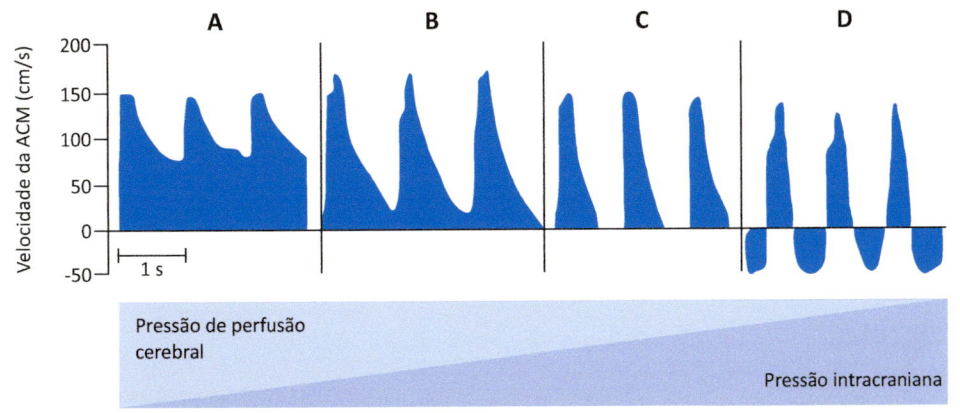

Figura 2.7. Representação das mudanças progressivas na forma da onda da artéria cerebral média (ACM) com o aumento da pressão intracraniana. À medida que a pressão intracraniana se eleva, a morfologia da onda Doppler demonstra alterações características, refletindo a redução da pressão de perfusão cerebral e o fluxo sanguíneo cerebral até a aproximação da pressão de fechamento crítico.

Avaliação de vasoespasmo e hemorragia subaracnoidea

Após uma hemorragia subaracnoidea, o vasoespasmo cerebral é uma complicação que pode levar a um declínio neurológico progressivo, infarto cerebral extenso e até morte cerebral. O ultrassom transcraniano é uma ferramenta eficaz para monitorar o desenvolvimento de vasoespasmo de forma não invasiva à beira do leito, permitindo o tratamento precoce de estreitamentos arteriais cerebrais através do uso de medicamentos específicos.[13] Em comparação com a angiografia cerebral, o ultrassom transcraniano oferece uma alternativa menos invasiva e mais acessível para monitoramento contínuo de pacientes com hemorragia subaracnoidea.[5]

Utilização na detecção de embolia cerebral

O ultrassom transcraniano também é útil para a detecção de microêmbolos cerebrais, que são comuns durante procedimentos cirúrgicos, como cirurgia de revascularização do miocárdio e endarterectomia carotídea.[5] Estes êmbolos podem causar danos neurológicos significativos se não detectados e tratados precocemente. O ultrassom transcraniano detecta a passagem de microêmbolos através dos vasos sanguíneos cerebrais e fornece *feedback* em tempo real aos clínicos, permitindo intervenções imediatas para minimizar o risco de lesão cerebral.[13]

Avaliação da autorregulação dinâmica e vasorreatividade

O ultrassom transcraniano permite a avaliação da autorregulação cerebral dinâmica, monitorando a resposta do fluxo sanguíneo cerebral a mudanças repentinas na pressão arterial. Este exame é utilizado em várias condições clínicas, como AVC, hemorragia subaracnoidea, angiopatia pós-parto e TCE.[15] Técnicas como a deflação de manguitos de coxa, alteração postural, manobra de Valsalva e pressão negativa do corpo inferior são usadas para induzir alterações transitórias na pressão arterial e avaliar a resposta de autorregulação.[5]

Além disso, a vasorreatividade cerebral, que avalia a capacidade dos vasos sanguíneos cerebrais de se ajustarem às mudanças nos níveis de dióxido de carbono (CO_2), é um parâmetro importante na avaliação do risco de AVC e outras condições cerebrovasculares. Este parâmetro pode ser avaliado por meio do TCD durante testes de apneia ou administração de acetazolamida.[15]

CONCLUSÃO

A utilização da POCUS na avaliação do sistema nervoso central proporciona uma abordagem prática, acessível e eficaz para o diagnóstico e monitoramento de condições neurológicas críticas. A medição da bainha do nervo óptico oferece uma ferramenta validada para estimar a pressão intracraniana de maneira rápida e não invasiva, essencial em cenários de emergência e cuidados intensivos. O Doppler transcraniano, por sua vez, permite a análise detalhada do fluxo sanguíneo cerebral, auxiliando no manejo de situações como vasoespasmo, hipoperfusão e morte encefálica. Compreender a anatomia relevante e as técnicas apropriadas para a realização desses exames é fundamental para a interpretação adequada dos achados e para otimizar a tomada de decisão clínica.

PONTOS-CHAVE

- POCUS na avaliação neurológica: ferramenta não invasiva, portátil e de baixo custo para o diagnóstico e monitoramento à beira do leito de diversas condições neurológicas.
- Medição da bainha do nervo óptico: técnica eficaz para estimar a pressão intracraniana, especialmente útil em contextos de emergência.
- Doppler transcraniano: permite a avaliação dinâmica do fluxo sanguíneo cerebral, auxiliando no manejo de vasoespasmo, hipoperfusão, morte encefálica e outras condições neurológicas críticas.
- Anatomia e técnica: conhecimento detalhado da anatomia cerebral e técnicas corretas de ultrassonografia são essenciais para a obtenção de medições precisas e interpretação adequada dos resultados.
- Aplicações clínicas: incluem monitoramento da pressão intracraniana, detecção de vasoespasmo, identificação de microêmbolos, avaliação da autorregulação cerebral e suporte na determinação de morte encefálica.

REFERÊNCIAS BIBLIOGRÁFICAS

1. Lau T, Ahn JS, Manji R, Kim DJ. A Narrative Review of Point of Care Ultrasound Assessment of the Optic Nerve in Emergency Medicine. Life; 13. Epub ahead of print 1 February 2023. DOI: 10.3390/life13020531.
2. D'Andrea A, Conte M, Scarafile R, Riegler L, Cocchia R, Pezzullo E, et al. Transcranial Doppler ultrasound: Physical principles and principal applications in Neurocritical care unit. J Cardiovasc Echogr 2016; 26: 28.
3. Caldas J, Rynkowski CB, Robba C. POCUS, how can we include the brain? An overview. Journal of Anesthesia, Analgesia and Critical Care; 2. Epub ahead of print 1 December 2022. DOI: 10.1186/s44158-022-00082-3.
4. Yaman Kula A, Deniz Ç, Özdemir Gültekin T, Altinisik M, Asil T. Evaluation of Cerebral Vasomotor Reactivity by Transcranial Doppler Ultrasound in Patients with Diabetic Retinopathy. Neuro-Ophthalmology 2023; 47: 199–207.
5. Blanco P, Abdo-Cuza A. Transcranial Doppler ultrasound in neurocritical care. Journal of Ultrasound; 21. Epub ahead of print 1 March 2018. DOI: 10.1007/s40477-018-0282-9.
6. Xu J, Song Y, Shah Nayaz BM, Shi W, Zhao Y, Liu Y, et al. Optic Nerve Sheath Diameter Sonography for the Diagnosis of Intracranial Hypertension in Traumatic Brain Injury: A Systematic Review and Meta-Analysis. World Neurosurgery 2024; 182: 136–143.
7. Yic CD, Pontet J, Mercado M, Muñoz M, Biestro A. Ultrasonographic measurement of the optic nerve sheath diameter to detect intracranial hypertension: an observational study. Ultrasound Journal; 15. Epub ahead of print 1 December 2023. DOI: 10.1186/s13089-022-00304-3.

8. Robba C, Goffi A, Geeraerts T, Cardim D, Via G, Czosnyka M, et al. Brain ultrasonography: methodology, basic and advanced principles and clinical applications. A narrative review. Intensive Care Medicine 2019; 45: 913–927.
9. Pokhrel B, Thapa A. Systematic use of point of care ultrasound in neurosurgical intensive care unit: a practical approach. Quant Imaging Med Surg 2023; 13: 2287–2298.
10. Lin JJ, Kuo HC, Hsia SH, Lin YJ, Wang HS, Hsu MH, et al. The Utility of a Point-of-Care Transcranial Doppler Ultrasound Management Algorithm on Outcomes in Pediatric Asphyxial Out-of-Hospital Cardiac Arrest – An Exploratory Investigation. Front Med (Lausanne); 8. Epub ahead of print 28 January 2022. DOI: 10.3389/fmed.2021.690405.
11. Sigman EJ, Laghari FJ, Sarwal A. Neuro Point-of-Care Ultrasound. Seminars in Ultrasound, CT and MRI 2024; 45: 29–45.
12. Robba C, Sarwal A, Sharma D. Brain Echography in Perioperative Medicine: Beyond Neurocritical Care. J Neurosurg Anesthesiol 2021; 33: 3–5.
13. Pan Y, Wan W, Xiang M, Guan Y. Transcranial Doppler Ultrasonography as a Diagnostic Tool for Cerebrovascular Disorders. Frontiers in Human Neuroscience; 16. Epub ahead of print 29 April 2022. DOI: 10.3389/fnhum.2022.841809.
14. Gómez-de Frutos MC, Laso-García F, García-Suárez I, Diekhorst L, Otero-Ortega L, Alonso de Leciñana M, et al. The role of ultrasound as a diagnostic and therapeutic tool in experimental animal models of stroke: A review. Biomedicines; 9. Epub ahead of print 1 November 2021. DOI: 10.3390/biomedicines9111609.
15. Lau VI, Arntfield RT. Point-of-care transcranial Doppler by intensivists. Crit Ultrasound J 2017; 9: 21.

3

AVALIAÇÃO DAS VIAS AÉREAS COM ULTRASSONOGRAFIA

Mauricio do Amaral Neto
Mauricio L. Malito
Daniel Perin

INTRODUÇÃO

Dificuldades durante o manejo das vias aéreas podem expor os pacientes à hipóxia severa e a complicações graves. Portanto, previsibilidade quanto ao problema é de grande valia. No entanto, a avaliação pré-operatória das vias aéreas convive com testes com sensibilidade e especificidade intermediários, o que gera a busca pela melhoria desta avaliação. O uso de tecnologia e a combinação de exames complementares podem elucidar particularidades de alguns pacientes específicos.

Diversos métodos de imagem já foram estudados ao longo dos anos, como raios X, tomografia computadorizada e ressonância magnética, oferecendo informações importantes sobre alterações das vias aéreas, estruturas adjacentes e variações anatômicas que resultaram em mudanças de conduta.

A ultrassonografia *point-of-care*, por sua portabilidade e disponibilidade, pode ser utilizada na avaliação das vias aéreas à beira-leito e contribuir para a escolha da melhor técnica e do equipamento mais adequado para a intubação em cada caso.

Estudos conduzidos em diversos centros evidenciam a aplicabilidade do uso do ultrassom (USG) como ferramenta efetiva em fornecer dados úteis quanto a eventual dificuldade na intubação traqueal. Trabalhos publicados exploram seu uso em pacientes adultos, pediátricos e em e grupos específicos como gestantes e obesos.

EQUIPAMENTOS E TÉCNICA

A quase totalidade das estruturas das vias aéreas podem ser avaliadas com diferentes transdutores em abordagens parassagitais, sagitais e transversas (Tabela 3.1). Língua, epiglote, pregas vocais, osso hioide, subglote e cartilagens tireoide e cricoide podem ser identificadas. Deposição de cálcio em algumas destas estruturas pode, com o passar da idade, determinar uma maior interferência na captação das imagens comprometendo a acurácia do exame, bem como redundância de partes moles que é capaz até mesmo de impedir que certas estruturas sejam visualizadas.

Tabela 3.1. Aplicações do USG no manejo das vias aéreas
Avaliação das vias aéreas
• Identificar via aérea difícil. • Identificar estenose subglótica. • Estimar tamanho de tubo pediátrico.
Confirmação da intubação • Avaliação direta por visualização transtraqueal. • Avaliação indireta por movimentos do diafragma e *lung sliding*.
Identificação da profundidade de inserção do tubo traqueal • Avaliação direta por visualização transtraqueal tanto com balonete preenchido por ar como por solução salina. • Avaliação indireta por *lung sliding* ou sinal do pulso pulmonar.
Cricotireoidostomia • Identificação da membrana cricotireóidea.

Ultrassonografia aplicada nas vias aéreas também não foge à regra do uso do ultrassom em outros campos de atuação: a experiência do profissional em obter as imagens é decisiva para otimização da técnica (Figura 3.1).

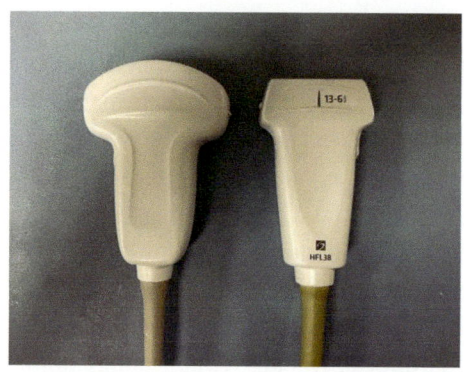

Figura 3.1. Exemplos de transdutores que podem ser utilizados para avaliação das vias aéreas.

PARÂMETROS ANALISADOS

Volume da língua, espessura e área de secção transversal

Língua de volume aumentado ou a macroglossia propriamente dita podem interferir com a capacidade de visualizar a laringe e executar a intubação traqueal, em especial por laringoscopia direta. O uso do USG, tanto no plano sagital como no plano transversal, permite trabalhar com dados mais objetivos do que apenas a impressão clínica de tratar-se de macroglossia. O cálculo do volume da língua, a avaliação da sua espessura e a área de secção transversal são três métodos utilizados, porém ainda sem consenso no que diz respeito à metodologia para a obtenção das imagens, gerando resultados controversos (Figura 3.2).

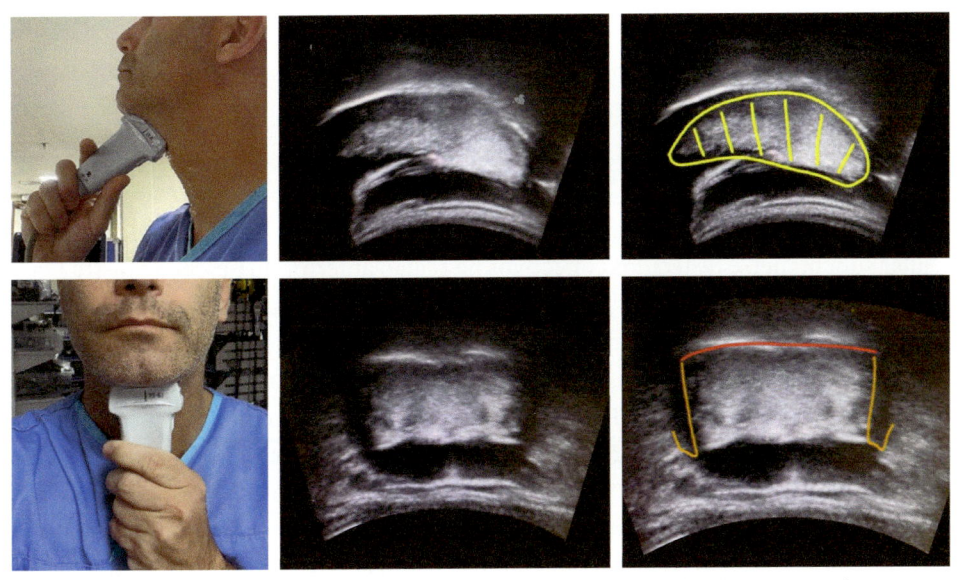

Figura 3.2. Na parte superior, imagem em plano sagital da língua realçada em amarelo; na parte inferior, realçado em vermelho, a face dorsal da língua e, em laranja, a sombra dos ramos da mandíbula.

Visibilidade do osso hioide

C. M. Hui e B. Tsui conduziram um trabalho utilizando alternativamente um transdutor 8C-GE/LogiQ no plano sublingual. Uma vez posicionado a 90° com a face, a possibilidade ou não de se visualizar o osso hioide mostrou uma correlação importante com laringoscopia difícil. Os autores concluíram que a não visualização do osso hioide previu intubação difícil com sensibilidade de 73% e especificidade de 97% ($p < 0.0001$) (Figura 3.3).

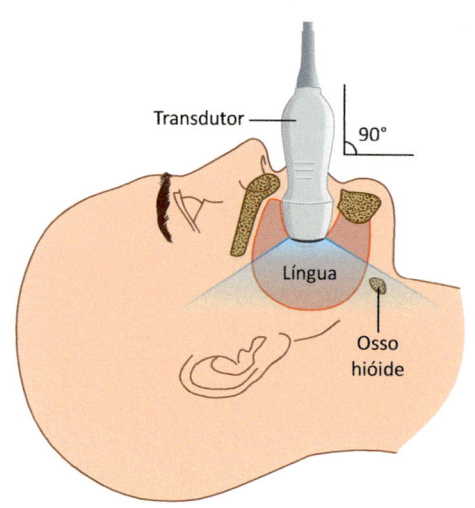

Figura 3.3. Posicionamento do transdutor sugerido pelos autores para avaliar a visibilidade do hioide.

Espessura das partes moles da região anterior do pescoço

Uma das medidas mais avaliadas pelos trabalhos, a quantidade de pele, de tecido celular subcutâneo e de tecidos conectivos na região anterior do pescoço mostra resultados na literatura animadores, mas expõe a necessidade de aprofundamento no tema.

Diversos estudos analisaram a espessura das partes moles na região anterior do pescoço utilizando diferentes nomenclaturas, porém com uma mesma linha de raciocínio. Métodos como uso da distância da pele para o osso hioide, espessura aferida das partes moles com diferentes pontos de referência como "pele-cordas vocais", "pele-epiglote", "pele-hioide" vêm sendo utilizados. Estudos direcionam para uma correlação entre aumento da espessura dos tecidos frouxos nesses pontos com piores visualizações durante a laringoscopia direta. A aquisição das imagens é feita no plano transversal, e em pacientes magros habitualmente é feita com transdutores lineares de alta frequência. Já em pacientes obesos e gestantes, o transdutor de baixa frequência oferece melhores imagens. Na Figura 3.4 observamos uma abordagem longitudinal para visualizar o osso hioide. Já para a mensuração da espessura das partes moles utilizamos o transdutor na posição transversal (Figuras 3.5 e 3.6).

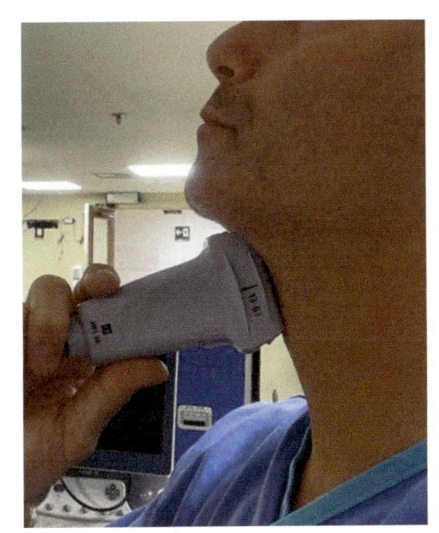

Capítulo **3** | Avaliação das vias aéreas com ultrassonografia

Figura 3.4. Transdutor de alta frequência em plano sagital

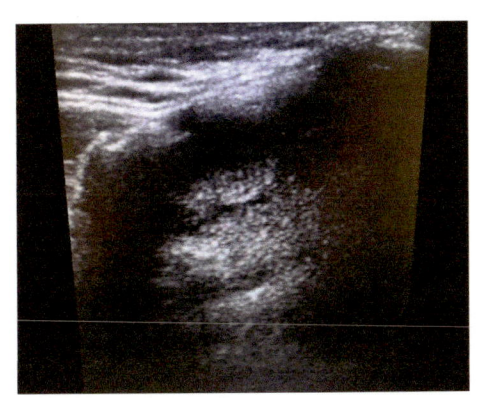

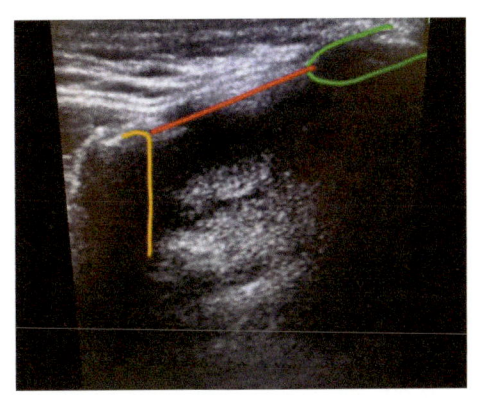

Figura 3.5. Transdutor de alta frequência em plano sagital. **A**. Imagem em plano transversal; em amarelo, a sombra do osso hioide; em verde, a medição da distância "pele-hioide". **B**. Imagem em plano sagital; em amarelo, a sombra do osso hioide; em vermelho, a membrana tireo-hioidea; em verde, a borda superior da cartilagem tireoide.

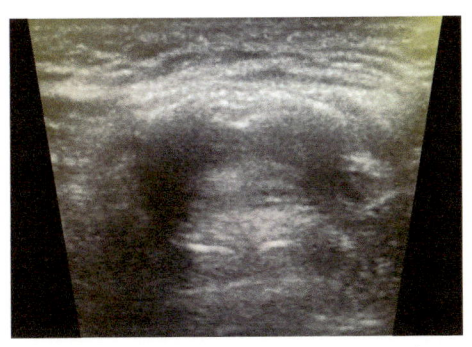

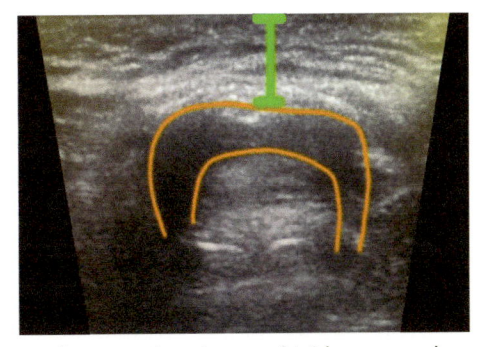

Figura 3.6. Imagem em plano transversal; em amarelo, a sombra do osso hioide; em verde, a medição da distância "pele-hioide".

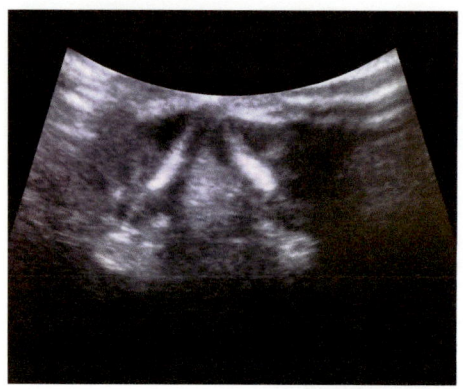

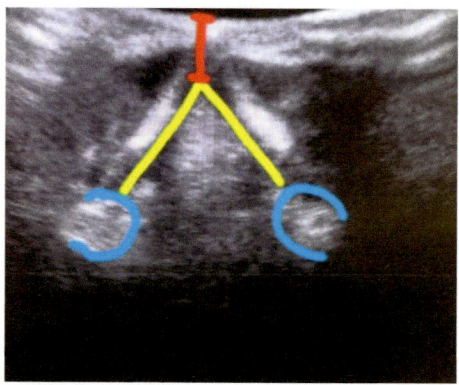

Figura 3.7. Imagem em plano transversal; em amarelo, as cordas vocais; em azul, as aritenoides e, em vermelho, a aferição da distância "pele-cordas vocais" (comissura anterior).

As variações de *cut off* para essas medições são grandes na literatura, o que traz para a discussão as dificuldades de padronização de pontos de referência, da posição da cabeça e do pescoço durante o exame. A habilidade em extrair as imagens também impacta nos resultados obtidos, o que também contribui para a divergência entre os trabalhos. O índice de massa corporal dos pacientes estudados e variações étnicas entre as populações também são citados como determinantes para resultados tão divergentes.

Tabela 3.2. Distância hioide-mento (DHM)

Medida utilizada	Intubação difícil
Distância pele-epiglote	> 1,89-2,80 cm
Distância pele-hioide	> 0,64-1,40 cm
Distância pele-cordas vocais	> 1,14-1,70 cm

Distância hioide-mento (DHM)

A distância entre a borda posterior do mento e o osso hioide, em diferentes posições da cabeça e do pescoço (posição neutra e extensão máxima) foi analisada por diversos autores como avaliação das vias aéreas (Figura 3.8 e Tabela 3.2).* Além das distâncias de forma absoluta, a relação entre essas distâncias também é explorada na tentativa de se predizer a visualização da laringe, bem como as condições de intubação (Tabela 3.3).

Tabela 3.3. Referências para intubação difícil da distância hioide-mento.

Medida utilizada	Intubação difícil
Distância hioide-mento: posição neutra	< 3,99-5,13 cm
Distância hioide-mento: extensão máxima	< 4,28-5,26 cm

* Nota-se grande variabilidade das referências de *cut off* na literatura.

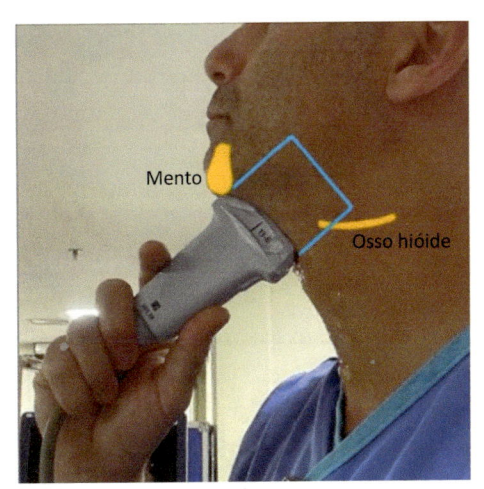

Figura 3.8. Transdutor de alta frequência em plano sagital, para obtenção da distância hioide-mento.

* Nota-se grande variabilidade das referências de *cut off* na literatura.

Posição da membrana cricotireóidea (MCT)

Os acessos invasivos na região anterior do pescoço (FONA – *front of neck access*) permanecem como última alternativa no intuito de oferecer oxigênio a pacientes no cenário "não intubo – não ventilo – não oxigeno". Utilizada em condições habitualmente desfavoráveis, a cricotireoidostomia precisa ser executada sobre a MCT de forma a permitir a canulação das vias aéreas com tubo traqueal ou com cânulas delicadas. A sua identificação e localização são de crucial importância para o sucesso da manobra. Em alguns pacientes a correta palpação deste ponto de punção pode ser desafiadora, e o uso do USG pode elevar a precisão desta etapa do processo.

A TÉCNICA "TACA"

Técnica descrita por Michael Kristensen *et al.*, o acrônimo TACA se refere a "T" de tireoide; "A" de ar – ou linha aérea na altura da membrana cricotireoídea; "C" de cricoide; e, novamente "A", de ar ou linha aérea. A TACA consiste em um passo a passo para se localizar a MCT com auxílio do USG, de forma que possa ser previamente marcada naquelas situações em que um eventual resgate da oxigenação por acesso na região anterior do pescoço seja necessário.

Esse método envolve o seguinte passo a passo:

1. "T" (tireoide): posicione o transdutor transversalmente na região anterior do pescoço na porção onde presumidamente está a cartilagem tireoide. Esta cartilagem será identificada como uma estrutura de formato triangular na imagem de ultrassom.

2. "A" (ar, linha aérea ou interface "ar-mucosa"): movimente o probe caudalmente e evidencie a membrana cricotireóidea. Ela aprecerá ao USG como uma linha branca brilhante (linha hiperecoica), que é criada pela reflexão das ondas de USG na interface "ar-mucosa". Poderão ser vistas também linhas paralelas abaixo dessa interface "ar-mucosa", que se referem a artefatos de reverberação, bem como sombras acústicas.
3. "C" (cartilagem cricoide e circular): continue o movimento do probe em direção caudal para localizar a cartilagem cricoide, facilmente reconhecida como uma estrutura hipoecoica em formato de "C", semelhante a uma ferradura, revestida por uma borda branca.
4. "A" (ar, linha aérea ou interface "ar-mucosa"): uma vez que estas estruturas estiverem identificadas, deslize o transdutor cranialmente até o ponto médio da MCT. Marque esse ponto na pele para ser usado como referência, se necessário.

Um outro método, descrito pelo mesmo autor, para identificar a MCT e as estruturas ao seu redor utiliza uma técnica em plano sagital, também denominada "colar de pérolas". A sequência desta técnica segue abaixo (Figura 3.8):

- Início: posicione o transdutor longitudinalmente acima da fúrcula. Nesta visão, os anéis traqueais aparecerão como um "colar de pérolas" apoiados sobre uma linha brilhante da interface "ar-mucosa".
- 2. Identificando a cartilagem cricoide": mova o transdutor cranialmente. A cartilagem cricoide poderá ser visualizada como uma estrutura hipoecoica maior e mais superficial do que os anéis traqueais.
- 3. Localizando outros pontos de referência: siga movendo o transdutor cranialmente para identificar a cartilagem tireoide que deverá estar no topo da sua imagem. A MCT e sua característica aparência hiperecoica estará entre as cartilagens tireoide e cricoide.
- 4. Centralizando a MCT: ajuste o seu transdutor até que a MCT fique no centro da tela.

Uma vez que são métodos baseados em imagens obtidas de forma sequencial, demandam tempo. Faz sentido seu uso de forma antecipada a qualquer manipulação das vias aéreas, momento no qual estes minutos para aquisição das imagens estão disponíveis.

CONCLUSÃO

O ultrassom *point-of-care* já está estabelecido como parte da rotina dos anestesiologistas, tanto para execução de procedimentos como para avaliações à beira do leito. No que se refere à avaliação das vias aéreas e eventual antecipação de uma via aérea difícil, uma série de medidas e aferições podem ser realizadas de forma rápida. A técnica ainda

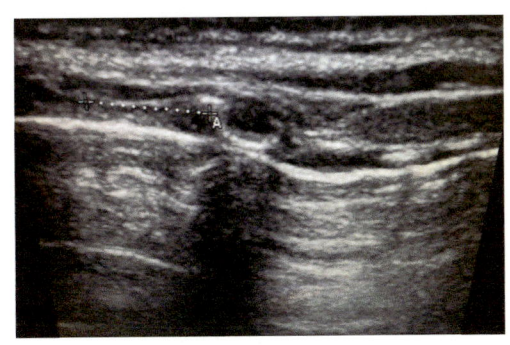

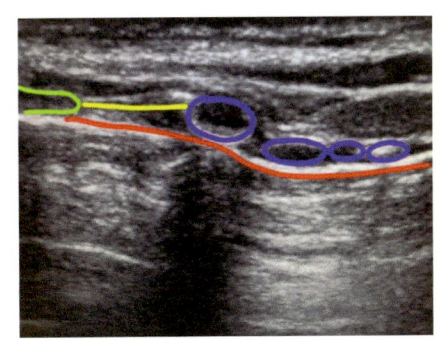

Figura 3.9. Imagem de plano sagital da MCT; em verde, a borda inferior da cartilagem tireoide; em amarelo, a MCT; em roxo/azul, a cartilagem cricoide (maior) e anéis traqueias (menores); em vermelho, a interface ar-mucosa.

carece de evolução sobre a padronização na execução dos testes, em especial no que tange ao tipo de transdutor a ser utilizado, posição da cabeça e do pescoço durante a obtenção das imagens e do adequado treinamento das equipes para correta obtenção e interpretação destas imagens. Os trabalhos disponíveis diferem de forma importante quanto à metodologia de realização dos exames, o que explica a heterogeneidade dos resultados. Apesar destas dificuldades, a técnica se mostra promissora. A junção das informações oriundas do ultrassom, com a avaliação rotineira das vias aéreas com preditores clínicos e dados de exame físico, permite ao anestesista embasar-se de forma objetiva quanto à probabilidade de o paciente apresentar uma intubação difícil e, assim, ajustar sua conduta a fim de promover a segurança dos pacientes no crucial momento da manipulação das vias aéreas.

BIBLIOGRAFIA

Benavides-ZoraD. Diagnostic Performance of Airway Ultrasound for the Assessment of Difficult Laryngoscopy: A Systematic Review and Meta-Analysis. J Cardiothorac Vasc Anesth. 2023 Jul;37(7):1101-1109

Carsetti A. Airway Ultrasound as Predictor of Difficult Direct Laryngoscopy: a Systematic Review and Meta-Analysis. Anesth Analg 2022 Apr 1;134(4):740-750

Fernandez-Vaqueiro M A. Preoperative airway ultrasound assessment in the sniffing position: a prospective observational study. 2023 Sep-Oct; Braz J Anesthesiol 73(5):539-547

Giordano G. Pre-operative ultrasound prediction of difficult airway management in adult patientsA systematic review of clinical evidence. Eur J Anaesthesiol. 2023 May 1;40(5):313-325

Gomes SH. Useful Ultrasonographic Parameters to Predict Difficult Laryngoscopy and Difficult tracheal Intubation-A systematic review and Meta-Analysis. Front Med. 2021 May 28;8:671658

Gottlieb M. Ultrasound for airway Management: an evidence-based review for the emergency clinician. Am J Emerg Med. 2020 May; 38(5): 1007-1013

Hagberg C. Hagberg's and Benumof's Airway Management. 5th Edition. USA. Elsevier,. 2023.

Marvin G Chang, Lorenzo Berra, Edward A Bittner. Bedside Ultrasound: The Silent Guardian for Upper Airway Assessment and Management. Semin Ultrasoun CT MR 2024 Feb; 45 (1): 46-57

Ovassapian A. Fiberoptic Endoscopy and the Difficult Airway. 2nd Edition. USA. Lippincott-Raven,. 1996.

Sinchana B. Accuracy of Preoperative Ultrasonographic Airway Assessment in Predicting Difficult Laryngoscopies in Adult Patients. Cureus 2023 Mar 1;15(3):e35652

Sotoodehnia M. Ultrasonography indicators for predicting difficult intubation: a systematic review and meta-analysis. BMC Emerg Med. 2021 Jul 3;21(1):76.

Tsui B. Sublingual ultrasound as an assessment method for predicting difficult intubation: a pilot study. Anesthesia. 2014 Apr; 69(4):314-9

Udayakumar S. G. Comparison of Ultrasound Parameters and Clinical Parameters in Airway Assessment for Prediction of Difficult Laryngoscopy and Intubation: An Observational Study. Cureus. 2023 Jul; 15(7): e41392.

Vajanthri S. Y. Evaluation of Ultrasound Airway Assessment parameters in pregnant patients and their comparison with that of non-pregnant women: a prospective cohort study. Int Obstet Anesth. 2023 Feb:53:103623

Wojtczak, J. A. Submandibular Sonography. Journal of Ultrasound in Medicine, 2012, 31(4), 523–528

Zheng Z. Effectiveness and validity of Midsagittal tongue cross-sectional area and width measured by ultrasound to predict difficult airways. Minerva Anestesiologica 2021 April; 87(4):403-13

4

AVALIAÇÃO PULMONAR

Leonardo de Andrade Reis
Vinícius Emmerich Reis

INTRODUÇÃO

O uso cada vez mais frequente do ultrassom (USG) em anestesia não se limita à realização de bloqueios e acessos vasculares. Na verdade, tal tecnologia vem se mostrando essencial na avaliação clínica do paciente em situações de crise, tanto no trauma quanto no paciente instável de origem não traumática,[?] permitindo um diagnóstico mais preciso e acelerando a cadeia de tomada de decisões,[?]-[?] tanto em pacientes adultos quanto pediátricos.[?] O USG pulmonar é um método ágil, que não requer deslocamento do paciente para o setor de imagem e permite a rápida determinação da conduta,[?] com acurácia de 95,4% para identificação de edema pulmonar, 100% para identificação de pneumotórax, 93,8% para pneumonia, 97% para descompensação de DPOC, 99% para tromboembolismo e 95% para ARDS.[?]

Embora o escopo do anestesista não seja efetuar um exame laudado, a análise à beira-leito é fundamental para a determinação da conduta e melhor entendimento do caso, em conjunto com demais informações clínicas, laboratoriais e de imagem.

Neste capítulo será discutida a avaliação pulmonar à beira-leito. Inicialmente observa-se que os pontos de exame, onde o transdutor do USG é colocado (Figura 4.1),[?] são semelhantes aos usados em diversos protocolos: para avaliação pulmonar no trauma (e-FAST), avaliação da insuficiência respiratória[?] à beira-leito (BLUE Protocol) e avaliação para reposição hídrica (FALLS Protocol). Para fins didáticos será discutido o Blue Protocol,[?],[?] onde poderemos encontrar os mesmos achados nos demais protocolos, cabendo a interpretação destes para determinação da conduta (Figura 4.2).

Apesar da Figura 4.1 mostrar pontos estáticos, é importante ficar claro que a adequada avaliação idealmente é realizada em todo o pulmão, de maneira dinâmica.

Portanto, o transdutor deve ser deslocado pela parede anterior, lateral e posterior, com avaliação do maior número de espaços possíveis, permitindo uma análise mais completa. Poderá ser alinhado perpendicular às costelas ou paralelamente entre elas, sendo a segunda opção a que permite melhor avaliação.

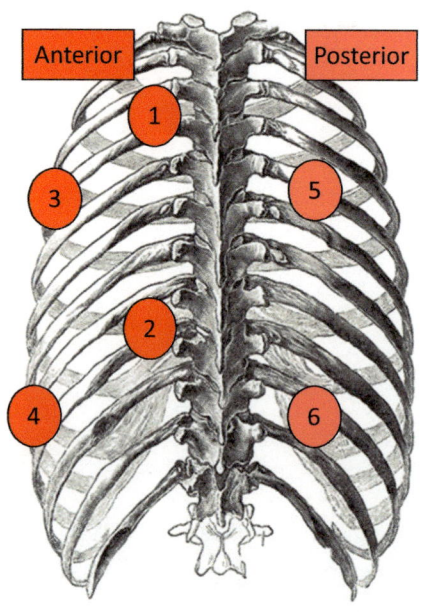

Figura 4.1. Pontos onde o transdutor do US é colocado para o exame. A avaliação é feita bilateralmente, com pontos anteriores, laterais e posteriores, em campos superior e inferior.

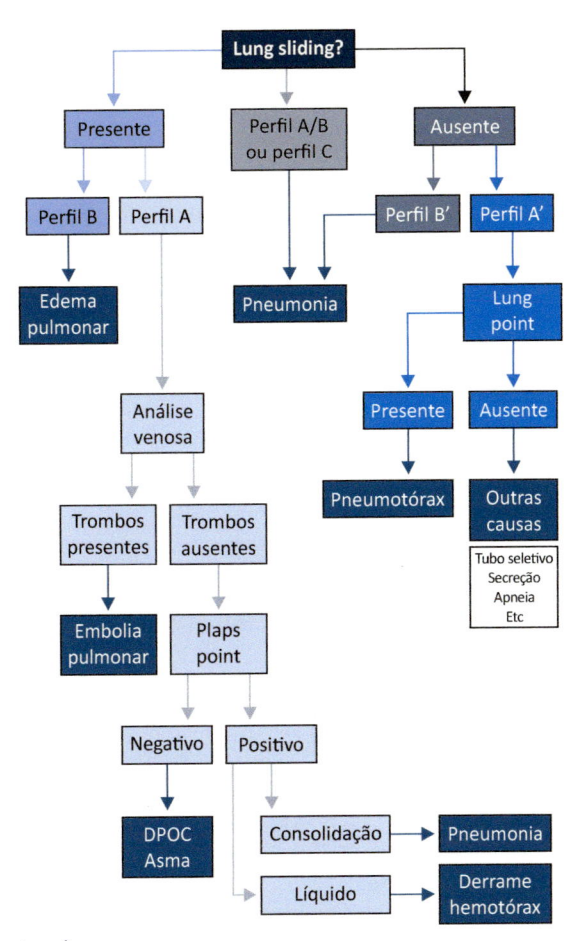

Figura 4.2. *BLUE Protocol.*

SELEÇÃO DE TRANSDUTORES

Como a capacidade de penetração da onda sonora no pulmão é limitada, já que o ar é um condutor sonoro relativamente pobre, a avaliação fica limitada a partes mais superficiais da víscera. Deste modo, podem ser usados transdutores lineares, convexos ou setoriais. Apenas nos casos de derrame ou consolidação ocorrerá a visualização mais profunda, mas a capacidade diagnóstica permanece praticamente inalterada. A escolha do transdutor fica a critério do examinador, considerando a disponibilidade e familiaridade com o equipamento. No entanto, o uso de transdutor linear pode dificultar uma visualização ampla do parênquima pela sobreposição das costelas. Neste sentido, o transdutor convexo e, principalmente o setorial, permitem melhor janela de visualização. Mas esta limitação é facilmente contornada alinhando-se o transdutor entre as costelas, paralelamente, e deslocando o transdutor pelos espaços.

PADRÕES DE IMAGEM AO ULTRASSOM

Cabe aqui ressaltar que o pulmão é um órgão aerado, portanto com baixa capacidade de visualização pelas ondas sonoras, de modo que o exame se baseia em achados de artefatos, descritos a seguir.<?>,<?>

O exame pulmonar começa com a observação do deslizamento pleural (Vídeo 4.1) e, quando ausente (Vídeo 4.2), indica presença de patologia, conforme discutido mais a frente neste capítulo. No BLUE Protocol a ausência de deslizamento pleural é identificada com "linha" de dentro do padrão da imagem (p. ex.: A′, B′). Em pacientes com intubação seletiva ou em apneia, não havendo pneumotórax, é possível observar a presença do *lung pulse*, movimento pleural acoplado ao ciclo cardíaco, mas de menor amplitude ao que ocorre durante a respiração normal (Vídeo 4.3).

Vídeo 4.1. Deslizamento pleural.

Vídeo 4.2. Deslizamento pleural ausente.

Vídeo 4.3. *Lung pulse.*

Linhas A

São linhas horizontais paralelas à pleura, mas geralmente com menor intensidade, decorrentes da reverberação do sinal (Figura 4.3). Juntamente com deslizamento pleural, são características de pulmões normais.<?>

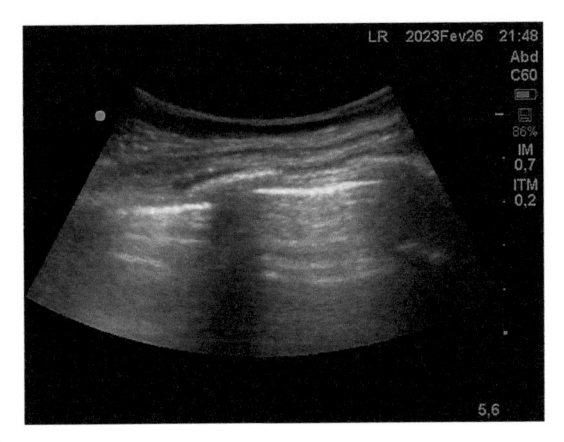

Figura 4.3. Linhas A.

Linhas B

São linhas verticais, perpendiculares à pleura, em formato de cauda de cometa, movimentando-se junto com a pleura e apagando as linhas A. Até 2 linhas B por campo podem ser vistas em indivíduos normais, mas, quando ocorrerem 3 ou mais, caracterizam a presença de líquido intersticial pulmonar[?] (Figuras 4.4 e 4.5, Vídeo 4.4) tanto de origem cardíaca quanto traumática ou inflamatória (pneumonia). Nos pacientes com edema agudo de pulmão ocorrem 3 ou mais linhas B por campo (Figura 4.6, Vídeos 4.5 e 4.6).

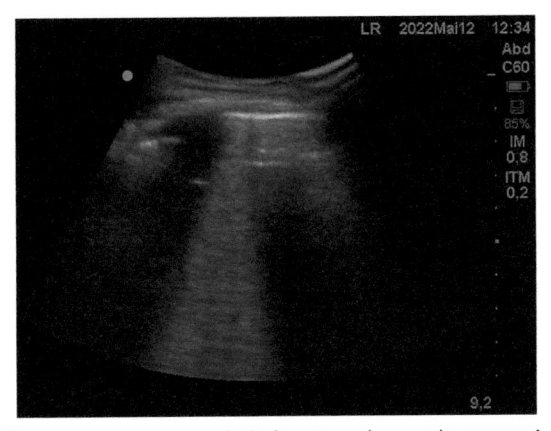

Figura 4.4. Linhas B. Observa-se presença de linhas B coalescendo em paciente com diagnóstico de pneumonia.

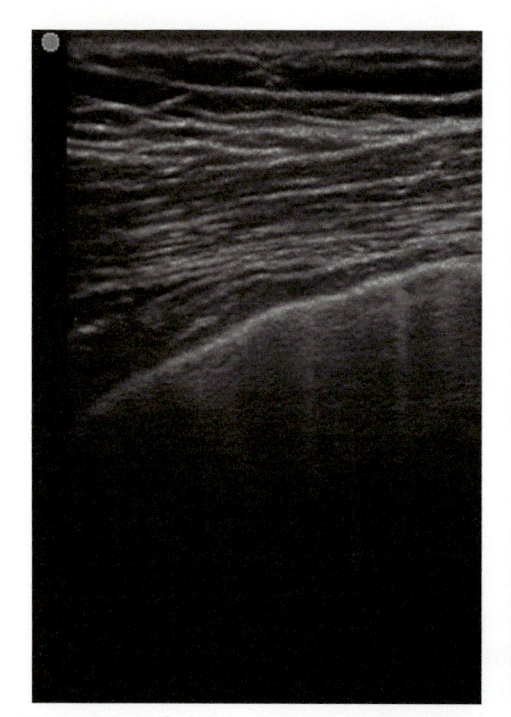

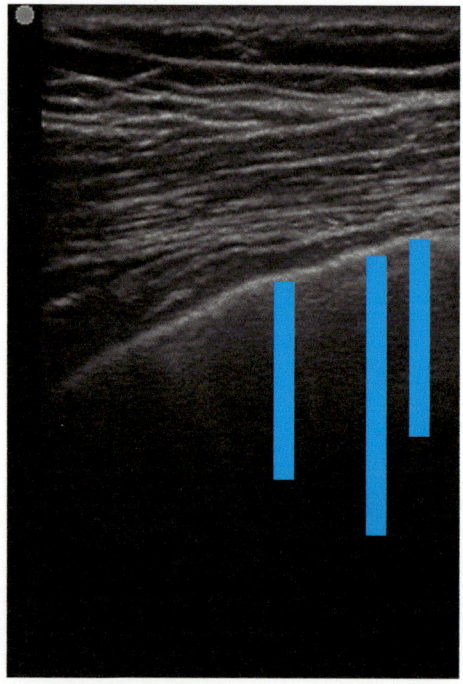

Figura 4.5. Linhas B.

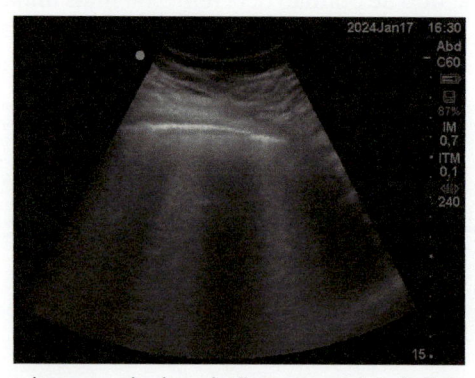

Figura 4.6. Paciente com edema agudo de pulmão mostrando três linhas B por campo.

Vídeo 4.4. Mais que três linhas B por campo em paciente com edema pulmonar.

Capítulo **4** | Avaliação pulmonar

Vídeo 4.5. Linhas B em número aumentado em paciente com edema agudo de pulmão.

Vídeo 4.6. Paciente com edema agudo de pulmão.

Linhas C

São definidas com hipoecogenicidades subpleurais, geralmente presentes em pulmões com condensação (Figura 4.7), características de processos inflamatórios.

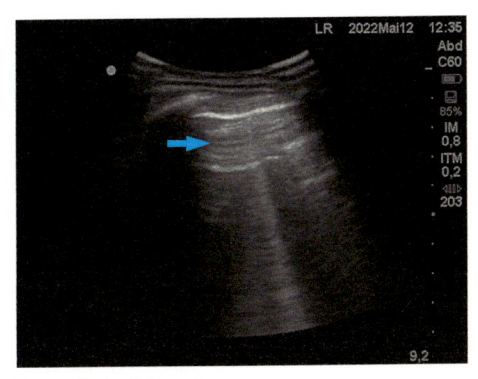

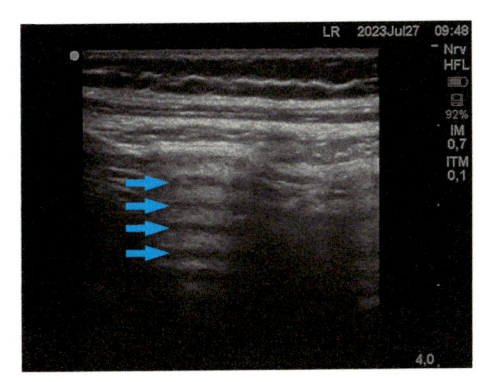

Figura 4.7. Linhas C.

Linhas E

Características de enfisema subcutâneo, são linhas verticais semelhantes às linhas B, mas com origem acima de pleura, no tecido subcutâneo, sem movimento sincronizado com a respiração (Vídeo 4.7).

Vídeo 4.7. Linhas E.

Linhas Z

Artefatos comuns na população, sem característica patológica. Formados por pequenos feixes semelhantes às linhas B e originados na pleura, mas sem apagar as linhas A (Figura 4.8).

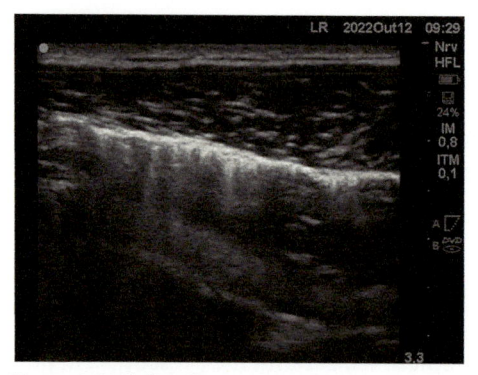

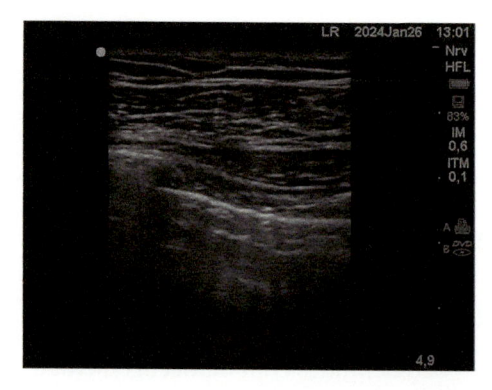

Figura 4.8. Linhas Z.

CONSOLIDAÇÃO E PNEUMONIA

Processo geralmente de origem infecciosa com diminuição da aeração pulmonar, aumentando a densidade do órgão, podendo atingir densidade próxima ao fígado. Podem aparecer focos de diferentes densidades e broncogramas aéreos. São sempre patológicas. Na Figura 4.9 podemos observar área de consolidação pulmonar e área de cavitação em paciente com pneumonia, confirmada pela tomografia. Na Figura 4.10 observa-se a presença de consolidação pulmonar com característica heterogênea em outro paciente com pneumonia. Nos Vídeos 4.8 e 4.9 observam-se diferentes casos de consolidação pulmonar.

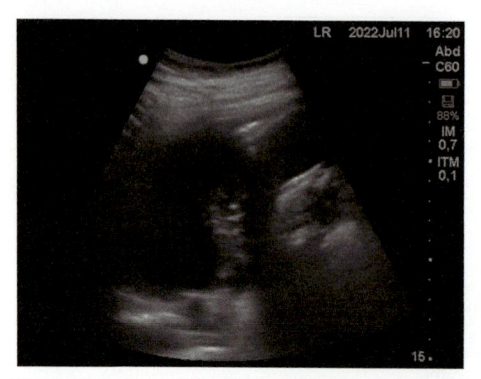

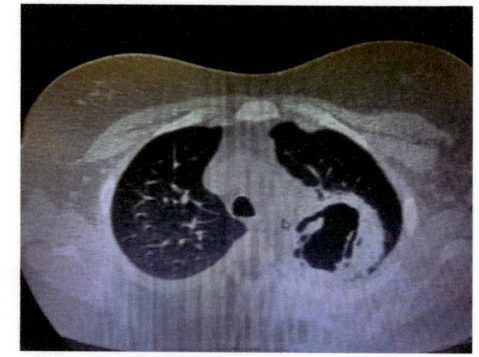

Figura 4.9. Consolidação e cavitação pulmonar em paciente com pneumonia.

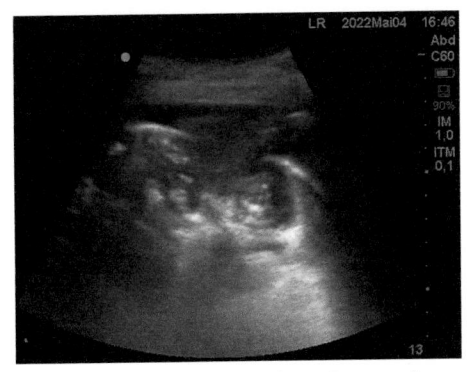

Figura 4.10. Presença de consolidação com característica heterogênea.

Vídeo 4.8. Presença de consolidação e derrame pleural.

Vídeo 4.9. Consolidação pulmonar em criança com pneumonia.

PNEUMOTÓRAX

A presença de ar no espaço interpleural leva à perda do padrão sonográfico habitual, com ausência do deslizamento pleural, podendo ocorrer presença de linhas A estáticas e sem concomitância com linhas B. Em alguns casos, o ponto de descolamento, conhecido como *lung point*, pode ser visualizado (Vídeos 4.10 e 4.11). Nos pacientes sem pneumotórax, a presença do deslizamento pleural pode ser evidenciada pelo modo M do USG em sinal característico conhecido como sinal da praia (Figura 4.11). A linha mais hiperecogênica é formada pela pleura. Superficialmente a ela, a musculatura aparece como linhas contínuas, já que a posição de cada ponto vertical no USG não muda com o tempo. O movimento pulmonar faz com que os pontos na linha vertical variem ao longo do tempo, quebrando o padrão de linhas contínuas e criando um aspecto de "areia". Na presença de pneumotórax, devido à ausência do movimento do parênquima, ocorre a perda do sinal em "areia" e tanto abaixo como acima de pleura vemos linhas horizontais contínuas, padrão este conhecido como sinal do código de barras. Na Figura 4.12 pode-se observar a imagem de USG no modo M em um paciente com pneumotórax, estando a linha pleural indicada pela seta na imagem do USG e no modo M.

Vídeo 4.10. *Lung point*.

Vídeo 4.11. *Lung point* destacado pela seta.

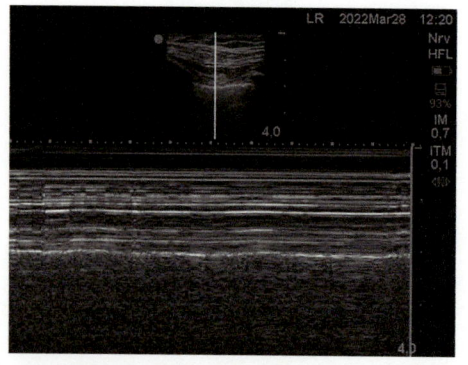

Figura 4.11. Sinal da praia em paciente sem pneumotórax.

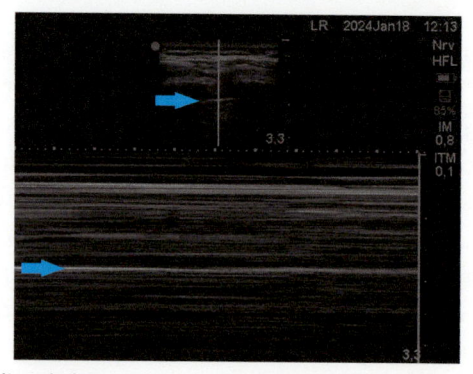

Figura 4.12. Sinal do código de barras em paciente com pneumotórax.

DERRAME PLURAL E HEMOTÓRAX

O líquido no espaço pleural, seja ele derrame, sangue ou empiema, causa um afastamento das pleuras, com deposição do conteúdo entre elas, formando uma coleção hipo ou anecoica visível ao USG (Figura 4.13). Na dependência do volume, a coleção pode adquirir um formato característico, semelhante a um quadrado, sinal este conhecido como *quad signal* (Figura 4.14). Havendo dúvidas sobre a presença de derrame, notadamente em coleções de pouco volume, pode-se empregar o modo M do USG, onde o formato característico sinusoidal da onda (Figura 4.15) ocorre. O líquido pleural mantém a pressão negativa no espaço, permitindo certo movimento das pleuras durante o ciclo respiratório, mas a pleura visceral se descola durante a inspiração, causando uma oscilação entre elas, com a presença de líquido no meio. No Vídeo 4.12 podemos observar o movimento de elevação/abaixamento da pleura visceral dentro do líquido, responsável pela criação do padrão sinusoidal.

A presença de líquido pleural permite a maior penetração da onda de USG podendo revelar a coluna do paciente, sinal conhecido como sinal da coluna (Figura 4.16). Na presença de empiema, o líquido adquire característica heterogênea, particulada, situação conhecida como sinal do fantasma (Figuras 4.17 e 4.18, Vídeo 4.13).

Na presença de derrame pleural, é possível identificar o pulmão colabado, já que adquire maior densidade. Dentro do derrame, durante o ciclo respiratório, este pulmão colabado sofre mudança em sua conformação, formando um sinal conhecido como sinal da água-viva (Vídeo 4.14).

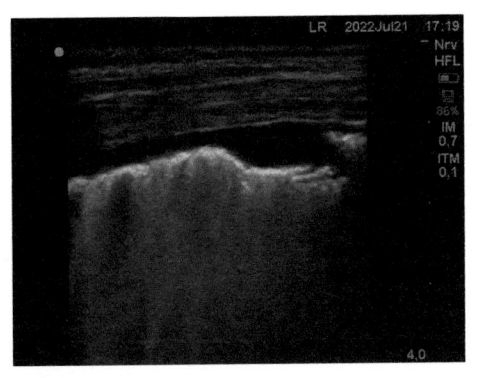

Figura 4.13. Derrame pleural.

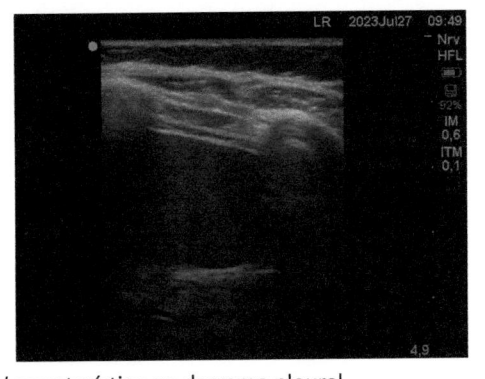

Figura 4.14. *Quad signal* característico no derrame pleural.

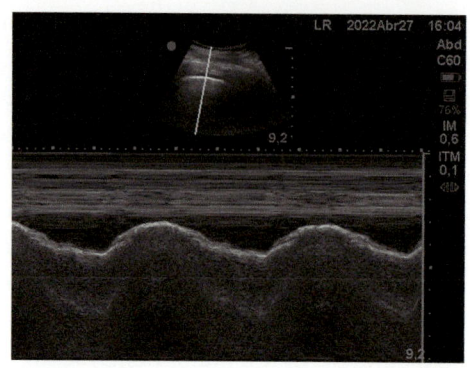

Figura 4.15. Padrão sinusoidal ao modo M em paciente com derrame pleural.

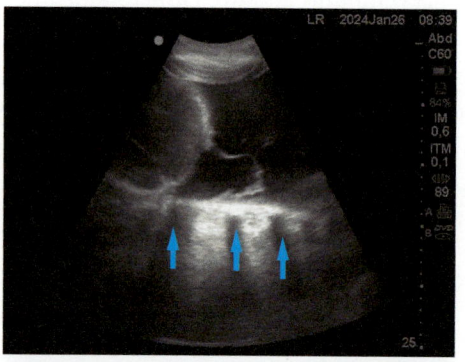

Figura 4.16. Sinal da coluna. Observe a coluna do paciente (*seta*) revelada pelo líquido pleural.

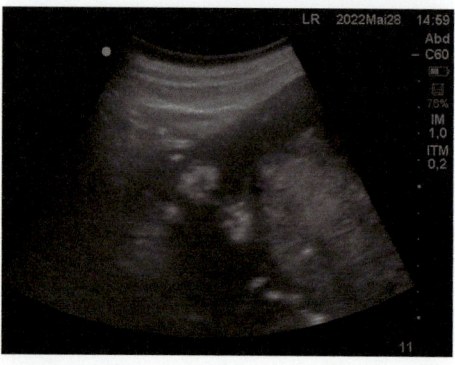

Figura 4.17. Sinal do fantasma.

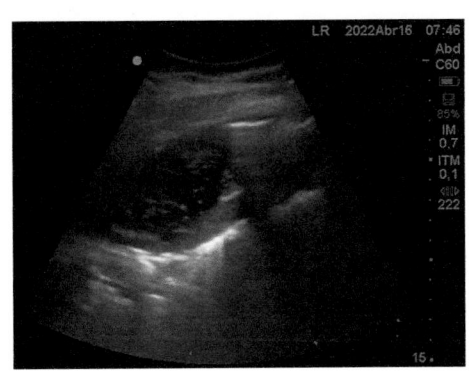

Figura 4.18. Sinal do fantasma.

Vídeo 4.12. Movimento pleural dentro do líquido em paciente com derrame pleural.

Vídeo 4.13. Sinal do fantasma.

Vídeo 4.14. Sinal da água-viva.

ATELECTASIA

No paciente com atelectasia, notadamente a busca pela base pulmonar, procurando a transição entre a cavidade torácica e abdominal, também pode revelar a elevação da cúpula diafragmática, permitindo o diagnóstico da atelectasia. Durante o movimento respiratório, com o transdutor colocado na transição toracoabdominal, o movimento respiratório, com elevação e abaixamento do diafragma, causa uma alternância na imagem entre o pulmão e o fígado. A esta interposição de uma víscera obliterando a visualização da outra, chama-se de sinal da cortina (Vídeo 4.15).

Vídeo 4.15. Sinal da cortina.

INTUBAÇÃO SELETIVA, OBSTRUÇÃO POR CORPO ESTRANHO

A ausência do movimento pleural, caracterizada pela perda do deslizamento da pleura, em um pulmão sem sinais de edema (linhas A presentes na ausência de linhas B), sem evidências de pneumotórax (ausência de *lung point*) é indicativo de intubação seletiva ou obstrução do pulmão avaliado, requerendo, assim, outras modalidades diagnósticas para determinação da causa precisa. O exame clínico e de imagem podem ser úteis nestes casos.

EMBOLIA PULMONAR

Em um paciente com deslizamento pleural preservado, mas em insuficiência respiratória aguda, com presença de linhas A, considerando a gravidade do quadro e a probabilidade frente ao quadro clínico de embolia pulmonar, torna-se mandatória a busca por coágulos nos grandes vasos da perna e pelve (veias femorais, ilíacas e cava). O mesmo achado pulmonar em paciente com fratura de ossos longos pode caracterizar a presença de embolia gordurosa, onde poderá ser visível a presença de êmbolos na veia cava.

ASMA E EXACERBAÇÃO DE DPOC

Em paciente com quadro de descompensação respiratória, com exame pulmonar normal ao US, indica provável asma ou descompensação de DPOC, dependendo da correlação clínica.

PARA SABER MAIS

- **Pocus 101**
  https://www.pocus101.com/lung-ultrasound-made-easy-step-by-step-guide/
- **123 sonography**
  https://123sonography.com/courses/pediatric-ultrasound-bachelorclass/pulmonary-ultrasound?gad_source=1&gclid=CjwKCAiAtt2tBhBDEiwALZuhAM2r-ZNbI7A4VVXc-Df4xMFAofQxDlARU6Z25_y8Tb5M_AbNt-K0uDxoC-gYQAvD_BwE
- **Point of care ultrasound – Stanford Medicine**
  https://www.youtube.com/watch?v=8V649L5Q368

- **Lung ultrasound explained – MedCram Medicine**
  https://www.youtube.com/watch?v=_Q0cTG3ZlHk
- **POCUS: Lung ultrasound – basic anatomy and lung sliding – Pocus Geek**
  https://www.youtube.com/watch?v=PCMozYHVqHo

CONCLUSÃO

O ultrassom é um importante aliado na avaliação clínica dos pacientes permitindo uma avaliação rápida, eficaz e uma imediata determinação de conduta. Existem protocolos bem estabelecidos para guiar o exame e o diagnóstico, com achados específicos, de modo a permitir o entendimento que tal avaliação deva fazer parte da boa prática médica e adotada em todos os cenários envolvendo pacientes graves ou de urgência. Por ser um exame barato (desde que o equipamento esteja disponível na instituição), não invasivo, sem riscos ao médico e ao paciente, não há contraindicação ao seu uso, resguardando-se apenas a questão de tempo, onde a avaliação clínica não pode atrasar a intervenção cirúrgica de emergência, quando indicada.

REFERÊNCIAS BIBLIOGRÁFICAS

1. Koenig S, Mayo P, Volpicelli G, Millington SJ. Lung Ultrasound Scanning for Respiratory Failure in Acutely Ill Patients. A review. Chest. 2020, 158(6): 2511-6
2. Hansell L, Milross M, Delaney A, Tain DH, Ntoumenopoulos G. Lung ultrasound has greater accuracy than conventional respiratory assessment tools for the diagnosis of pleural effusion, lung consolidation and collapse: a systematic review. J Physiother 2021, 67: 41–8
3. Saraogi A. Lung ultrasound: Present and future. Lung India. 2015, 32(3): 250-7
4. Mento F, Khan U, Faita F, Smargiassi A, Inchingolo R, Perrone T, Demi L. State of the Art in Lung Ultrasound, Shifting from Qualitative to Quantitative Analyses. Ultrasound Med Biol 2022, 48(12): 2398-416
5. Bhalla D, Naranje P, Jana M, Bhalla. A stare of the art in lung ultrasound, shifting from qualitative to quantitative analyses. Pediatric lung ultrasonography: current perspectives. Pediatric Radiology (2022) 52:2038–2050.
6. Diaz-Gómez JL, Renew JR, Rattslaff RA, Ramakrishna H, Via G, Trop K. Can lung ultrasound be the first-line tool for evaluation of intraoperative. Anesth Analg. 2018, 126(6): 2146-7
7. Chaitra S, Hattiholi VV. Diagnostic Accuracy of Bedside Lung Ultrasound in Emergency Protocol for the Diagnosis of Acute Respiratory Failure. J Med Ultrasound 2022, 30: 94-100
8. Culley DJ. Quantitative Lung Ultrasound: Technical Aspects and Clinical Applications. Anesthesiology 2021; 134:949–65
9. Arabiat M, Foderaro AE, Levinson A. Lung Ultrasound for Diagnosing Patients with Severe Dyspnea and Acute Hypoxic Respiratory Failure. R I Med J (2013). 2019;102(10): 34-8
10. Asmara OD, Pitoyo CW, Wulani V, Harimurti K, Araminta AP. Accuracy of Bedside Lung Ultrasound in Emergency (BLUE) Protocol to Diagnose the Cause of Acute Respiratory Distress Syndrome (ARDS): A Meta-Analysis. Acta Med Indones 2022, 54 (2): 266-82
11. Lichtenstein DA. Lung ultrasound in the critically ill. Curr Opin Crit Care 2014, 20(3): 315-22
12. Neto MJF, Rahal Júnior A, Vieira FAC, Silva PSD, Funari MBG. Avanços na ultrassonografia pulmonar. Einstein. 2016, 14(3): 443-8. https://doi.org/10.1590/S1679-45082016MD3557 (acesso em 14/01/2024)

13. Bhoil R, Ahluwalia A, Chopra R, Surya M, Bhoil S. Signs and lines in lung ultrasound. J Ultrason 2021, 21: e225–e233. doi: 10.15557/JoU.2021.0036
14. Raheja R, Brahmavar M, Joshi D, Raman D. Application of Lung Ultrasound in Critical Care Setting: A Review. Cureus 2019,11(7): e5233
15. Picano E, Pellikka PA. Ultrasound of extravascular lung water: a new standard for pulmonary congestion. Eur Heart J. 2016, 37(27): 2097-104.

…

ACESSOS VENOSOS GUIADOS POR ULTRASSOM

Danielle Maia Holanda Dumaresq
Melina Cristino de Menezes Frota Ramos

INTRODUÇÃO

O implante de cateter venoso central (CVC) é um procedimento rotineiro na medicina intensiva e na anestesiologia. Complicações graves agudas, como punção arterial, hematoma, hemotórax e pneumotórax, ocorrem numa proporção relevante de pacientes.[1] O uso do ultrassom (US) para guiar as punções de acessos venosos visa principalmente reduzir o número de complicações e aumentar a segurança e a eficácia desses procedimentos.

Além dos acessos venosos centrais, os acessos venosos periféricos também podem ser realizados com ajuda da ultrassonografia. Muitos fatores podem dificultar o sucesso na obtenção da punção venosa periférica, dentre eles estão pacientes com internações prolongadas, desidratados, obesos, edemaciados ou usuários de drogas. Nessas circunstâncias, o ultrassom tem grande aplicabilidade, facilitando consideravelmente a punção periférica. É importante ressaltar que o sucesso na punção de cateteres intravenosos periféricos guiados por ultrassom tem sido associado a reduções significativas das indicações de implante de cateter venoso central por falta de acessos venosos periféricos.[2]

O auxílio da ultrassonografia já comprovou superar as dificuldades de todos os tipos de punção de acessos venosos. Inclusive, alguns *guidelines* recomendam, com base em evidência científica de nível 1A, que médicos devidamente treinados usem sempre que possível o ultrassom para guiar as punções de veia jugular interna, visando melhorar o sucesso do procedimento e reduzir significativamente a incidência de complicações associadas.[3]

POR QUE USAR O ULTRASSOM NAS PUNÇÕES DE ACESSOS VENOSOS?

Tradicionalmente, o procedimento de inserção de CVC é realizado através de técnicas baseadas em conhecimentos anatômicos. Estas técnicas, no entanto, além de serem dificultadas por alterações na anatomia de superfície (obesidade, edema e hematomas), não consideram a presença de variações anatômicas nos locais habituais de punção. A ocorrência dessas variações tem sido descrita em uma proporção relevante de pacientes, principalmente nas posições das veias jugular interna, subclávia e femoral[4,5] (Figura 5.1).

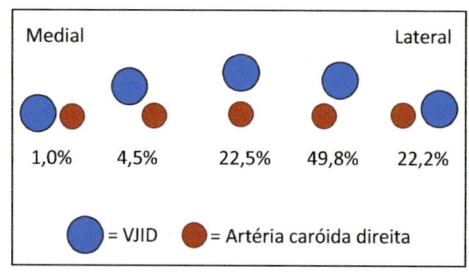

Figura 5.1. Variedade de posições da veia jugular interna direita (VJID) em relação à artéria carótida direita.[5]

Através da ultrassonografia, foi possível também constatar que o posicionamento do paciente interfere na posição das estruturas vasculares. Estudos demonstram, por exemplo, que a rotação contralateral da cabeça do paciente pode influenciar consideravelmente na localização da veia jugular interna no momento da punção. Além disso, observou-se que o achatamento da veia jugular interna diminui gradualmente (até que se aproxime de um círculo perfeito) à medida que a cabeça é girada para o lado contralateral, melhorando as chances de conseguir uma punção bem-sucedida.[6]

Através da ultrassonografia podemos também avaliar a patência da veia a ser puncionada, ou seja, identificar a presença de trombo na veia antes de começar a realizar o procedimento. A trombose venosa é uma ocorrência especialmente comum nos pacientes oncológicos e doentes críticos, o que pode tornar o implante de cateter venoso central perigoso ou impossível.[7]

Além de permitir identificar a presença de variações anatômicas e avaliar a patência venosa previamente à realização da punção, o uso da ultrassonografia tem evidenciado muitas outras vantagens quando comparado com a técnica baseada em anatomia de superfície.[8]

VANTAGENS DA PUNÇÃO VENOSA GUIADA POR ULTRASSOM:

- Avaliação prévia da veia a ser puncionada (variações anatômicas);
- Permite identificar a presença de trombose venosa;
- Aumenta as taxas de sucesso das punções;

- Diminui o número de punções arteriais acidentais;
- Diminui o índice de complicações (pneumotórax, hematomas e infecções relacionadas ao cateter).

COMO REALIZAR A PUNÇÃO VENOSA GUIADA POR ULTRASSOM?

Escolha do tipo de transdutor

Como as estruturas vasculares que costumam ser puncionadas normalmente não se encontram em profundidades superiores a 6 cm, os transdutores mais adequados para esse tipo de procedimento são os **transdutores lineares** (Figura 5.2), ou seja, transdutores de alta frequência (7,5 a 15 MHz), os quais geram imagens com excelente resolução das estruturas vasculares e tecidos adjacentes. A imagem ultrassonográfica complementada com a função Doppler é atualmente a técnica padrão usada para acesso venoso central guiado por ultrassom.[9]

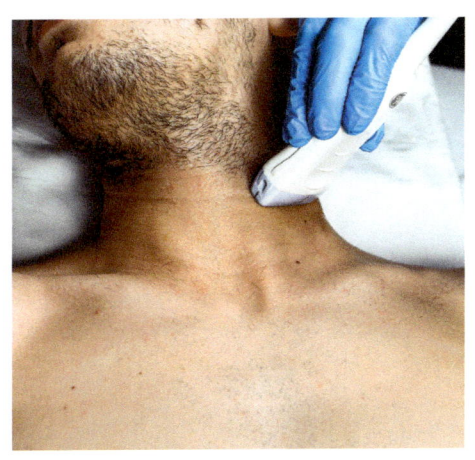

Figura 5.2. Transdutor linear posicionado transversalmente na região cervical.

Identificação e avaliação ultrassonográfica do vaso

As estruturas anatômicas apresentam sua ecogenicidade a depender de como reagem com a onda ultrassonora. Assim, as imagens das estruturas se classificam em:
- Hiperecogênicas: quando reagem intensamente com a onda ultrassonora (interface de alto poder de reflexão) e aparecem ao US como imagens em branco (ossos, ar e fáscias).
- Hipoecogênicas: quando reagem de forma moderada com a onda ultrassonora e aparecem ao US como imagens em escala variável de cinza (músculos e gorduras).
- Anecogênicas: quando não reagem com a onda ultrassonora e aparecem ao US como imagens em preto (líquidos e sangue).

A sonoanatomia dos vasos é bastante característica e de fácil identificação (Figura 5.3). Basicamente, os vasos apresentam paredes hiperecogênicas (brancas) com conteúdo anecogênico (preto), que corresponde ao sangue.

As artérias, quando visualizadas em corte transversal, apresentam-se na ultrassonografia como uma estrutura bem arredondada, com parede mais visível (hiperecogênica), pulsátil e dificilmente compressível. As veias, quando visualizadas em corte transversal, apresentam-se como uma estrutura de formato mais variável, muitas vezes oval, com parede bastante fina, não pulsátil e facilmente compressível. Quando visualizadas em corte longitudinal, as estruturas vasculares se apresentam de forma muito semelhante (duas linhas hiperecogênicas separadas por uma faixa anecogênica) e a principal forma de diferenciar a artéria da veia é pela diferença de compressibilidade.

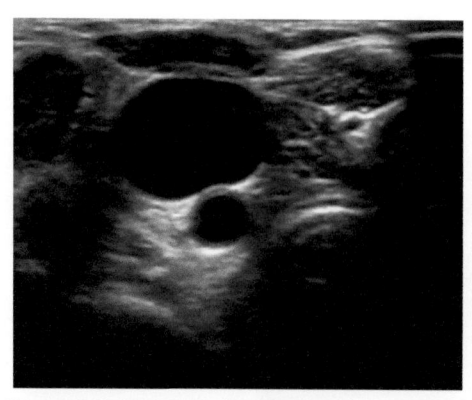

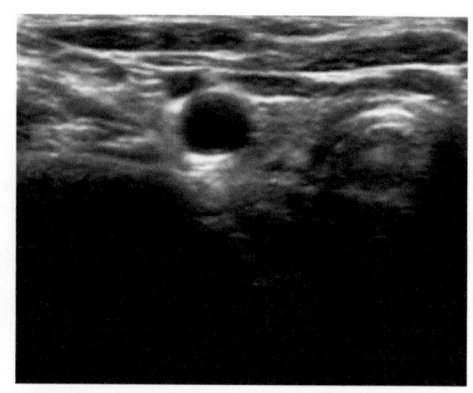

Figura 5.3. Imagem ultrassonográfica da região cervical, mostrando a artéria carótida e a veia jugular em corte transversal. Manobra de compressão da veia jugular: sem compressão (à esquerda) e com compressão (à direita).

Manobra de compressibilidade

A patência da veia pode ser avaliada pelo ultrassom, tanto com a visualização da imagem do trombo no seu interior como também através da manobra de compressibilidade, a qual consiste em pressionar o transdutor contra a pele do paciente e avaliar se a veia está totalmente compressível ou não (Figura 5.4). Essa manobra também é utilizada quando desejamos diferenciar as artérias (não compressíveis) das veias (compressíveis). Dessa forma, é possível avaliação completa do vaso a ser puncionado antes de qualquer tentativa, evitando-se, consequentemente, uma punção acidental com graves consequências.

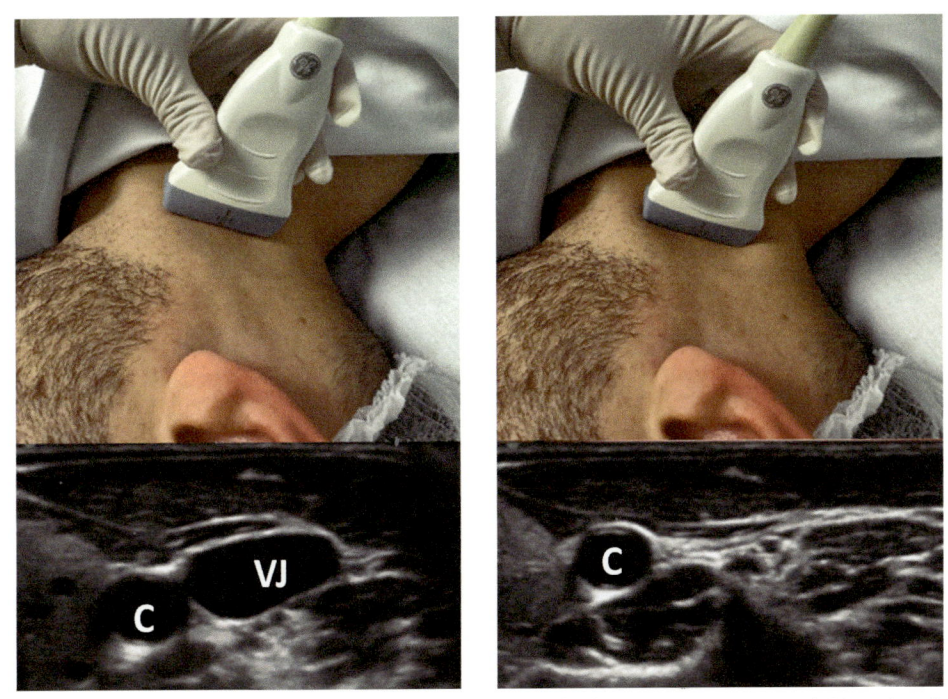

Capítulo **5** | Acessos venosos guiados por ultrassom 77

Figura 5.4. Imagem da veia jugular interna e artéria carótida em corte transversal. Manobra de compressibilidade, a qual evidencia o colabamento da veia jugular interna.

Essa manobra é muito importante, pois permite reconhecer a presença de trombos no interior da veia (Figura 5.5), evitando, assim, maiores complicações tromboembólicas durante a punção.

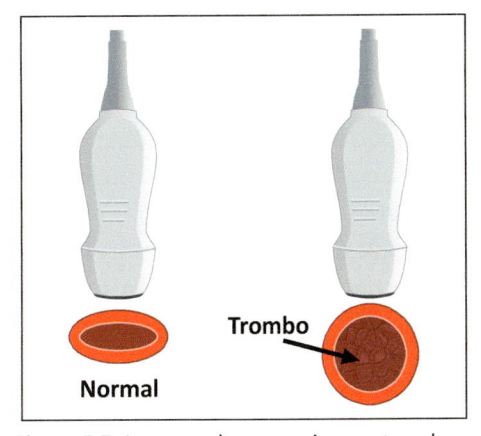

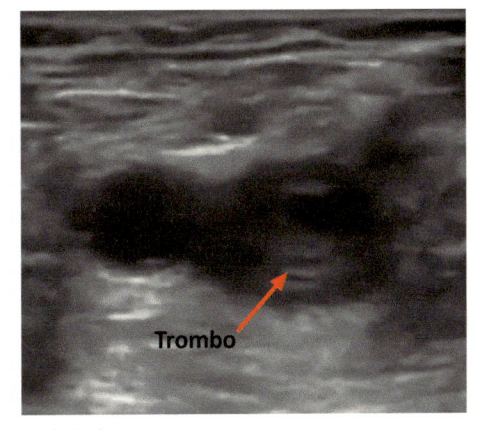

Figura 5.5. Imagem de uma veia com trombo no seu interior.

Modo Doppler

A ativação do Doppler também é essencial durante a avaliação venosa. Essa tecnologia permite evidenciar a presença de fluxo sanguíneo no interior das estruturas vasculares (Figura 5.6). No entanto, é importante ressaltar que nem sempre a artéria estará em vermelho e a veia em azul. A cor no Doppler depende da configuração ajustada no aparelho. De um modo geral, convenciona-se que a cor vermelha seja ajustada para o fluxo que se direciona ao transdutor, e a cor azul para o fluxo que se afasta dele.

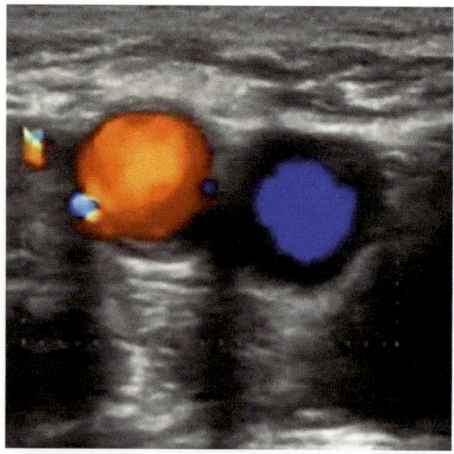

Figura 5.6. Imagem ultrassonográfica de estruturas vasculares com Doppler colorido.

Modos de visualização das estruturas vasculares

As estruturas vasculares podem ser visualizadas, ultrassonograficamente, em corte transversal, em corte longitudinal ou em corte oblíquo.[3]

As artérias, quando visualizadas em **corte transversal ou eixo curto** (Figura 5.7), apresentam-se na ultrassonografia como uma estrutura arredondada com conteúdo anecogênico, parede hiperecogênica (mais visível), pulsátil e dificilmente compressível. Já as veias, quando visualizadas dessa forma, apresentam-se com formato mais variável, muitas vezes oval, parede bastante fina, não pulsátil e facilmente compressível. A principal vantagem do corte transversal é a facilidade de se obter uma ótima visualização da artéria e da veia simultaneamente durante todo o procedimento, o que ajuda consideravelmente a se evitar a punção não intencional da artéria. Quando escolhemos esse tipo de modo de visualização, a punção deve ser realizada com a abordagem fora do plano dos ultrassons.

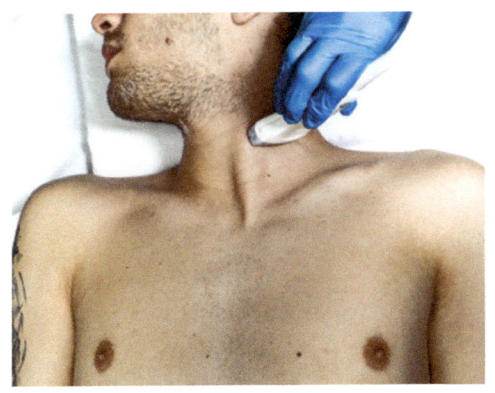

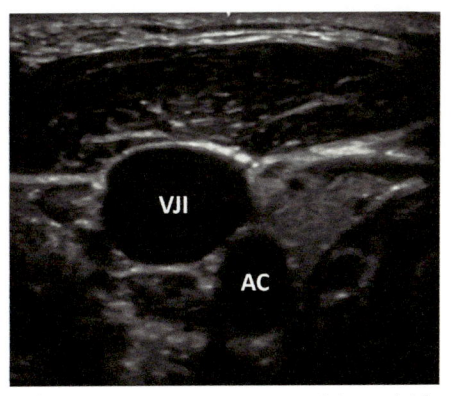

Figura 5.7. Estruturas vasculares em corte transversal; (veia jugular interna: VJI; artéria carótida: AC).

Quando visualizadas em **corte longitudinal ou eixo longo** (Figura 5.8), as artérias e as veias se apresentam de forma muito semelhante, ou seja, duas linhas hiperecogênicas separadas por uma faixa anecogênica. Assim, a diferenciação entre a veia e a artéria é possível ser feita principalmente através da diferença de compressibilidade. Neste modo de visualização, o tipo de abordagem utilizado é a punção dentro do plano dos ultrassons, a qual permite que se visualize toda a agulha e o momento exato em que ela ultrapassa a parede anterior do vaso, impedindo, assim, a progressão inadvertida e desnecessária da mesma.[3]

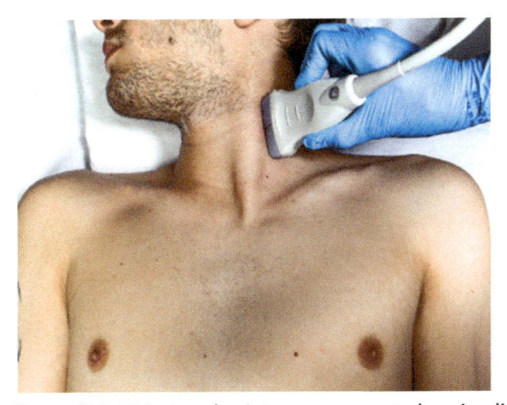

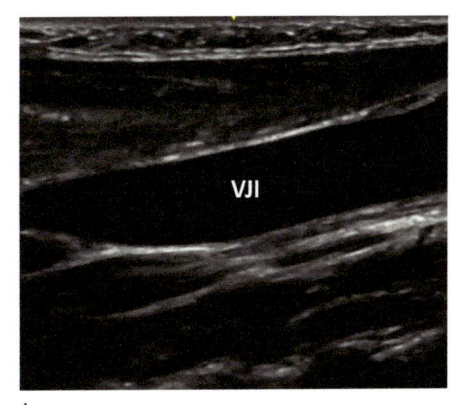

Figura 5.8. Veia jugular interna em corte longitudinal.

O **corte oblíquo** (Figura 5.9) é uma opção que parece combinar as vantagens das duas modalidades anteriormente citadas, ou seja, a de uma visualização em eixo oblíquo das duas estruturas vasculares simultaneamente associada com a segurança da técnica de punção dentro do plano dos ultrassons, em que se tem a visão de toda a agulha durante sua trajetória até o vaso-alvo.

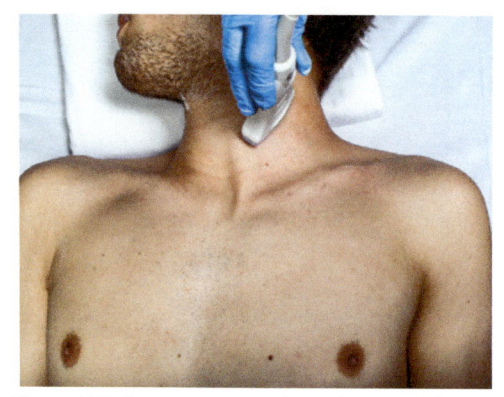

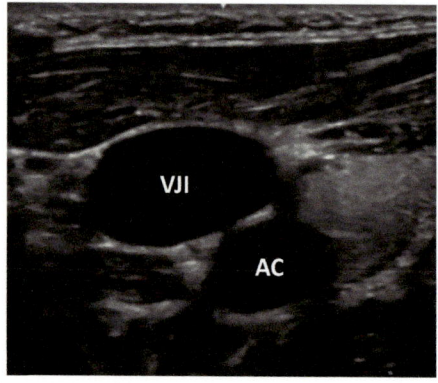

Figura 5.9. Estruturas vasculares (veia jugular e artéria carótida) em corte oblíquo.

O eixo oblíquo é obtido inicialmente localizando os vasos em corte transversal e, em seguida, girando o transdutor cerca de 45° até obter uma imagem elíptica, ou seja, uma transição entre os eixos curto e longo. Dentre todas as abordagens, esta parece ser a técnica ideal, no entanto, mais estudos são necessários e encorajados para confirmar esta hipótese.[10]

TÉCNICAS DE PUNÇÃO DE ACESSO VENOSO GUIADO POR ULTRASSOM

O ultrassom pode ser utilizado de duas formas, para facilitar as punções venosas:

Técnica estática (Quick look)

Nesta técnica, o ultrassom é utilizado basicamente para identificar e avaliar a anatomia da veia-alvo (patência, dimensão e profundidade da pele) e as estruturas anatômicas adjacentes. Em seguida, é demarcado o local ideal da punção na pele e, então, a punção convencional é realizada utilizando a localização demarcada como referência.

Técnica dinâmica

Nesta técnica, o ultrassom é utilizado para guiar o procedimento de punção por completo, permitindo que se visualize em tempo real o avanço da agulha, a punção da veia e a passagem do cateter sob o controle visual contínuo.[9]

Estudos comparando as três técnicas de punção de acesso venoso central (baseada em marcos anatômicos, a técnica estática e a técnica dinâmica) têm evidenciado significativa superioridade da técnica guiada por ultrassom em tempo real, a qual apresenta considerável aumento da taxa de sucesso e redução das complicações.[8]

TIPOS DE ABORDAGEM

Os termos "dentro de plano" e "fora de plano" se referem ao posicionamento da agulha em relação ao plano dos ultrassons emitidos pelo transdutor. As duas formas de abordagem podem ser utilizadas durante as punções vasculares.

Abordagem "dentro de plano"

Na punção vascular "dentro de plano", a agulha percorre o plano dos ultrassons e é visualizada por completo durante todo o procedimento. Para realizar essa abordagem, o transdutor deve ser posicionado de forma a se obter uma imagem do vaso em corte longitudinal.

Como obter a imagem do vaso em eixo longitudinal (Figura 5.10):
- Visualizar o vaso em corte transverso (eixo curto);
- Centralizar o vaso no centro da tela do monitor;
- Girar lentamente o transdutor a 90°, de forma a obter um corte longitudinal do vaso.

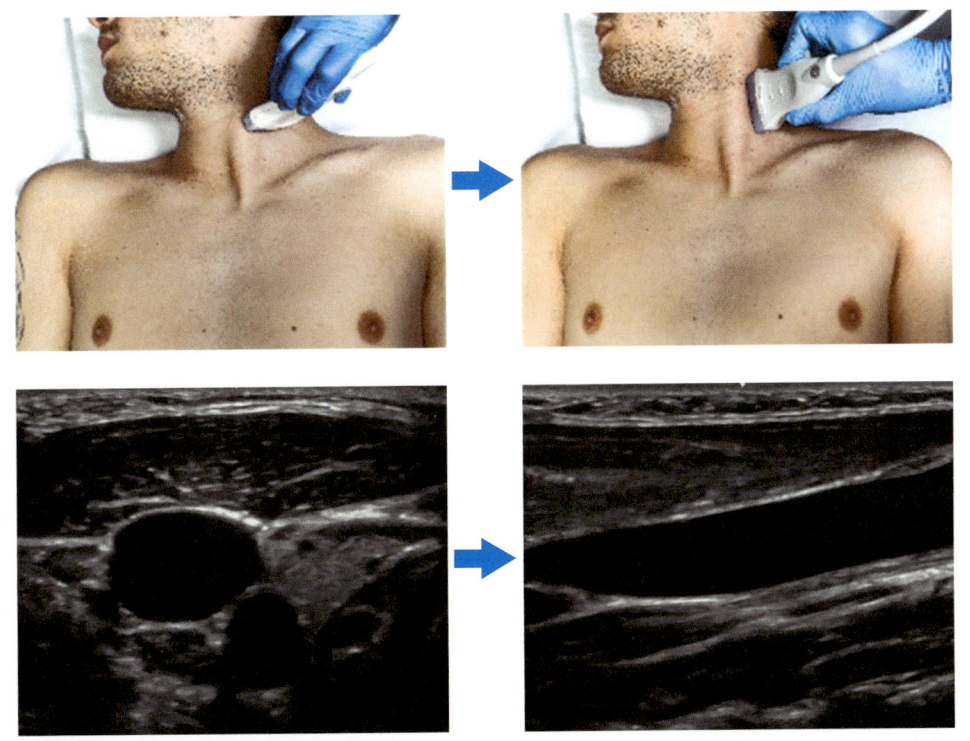

Figura 5.10. Como obter a imagem do vaso em corte longitudinal? Posicionamento do transdutor e obtenção da imagem em corte transversal. Posicionamento final do transdutor após girar 90° e obtenção da imagem em corte longitudinal.

Após adquirir a imagem do vaso em corte longitudinal, a agulha deve ser inserida na lateral do transdutor e ser avançada sob visualização direta durante todo o seu trajeto até ultrapassar a parede anterior do vaso (Figura 5.11).

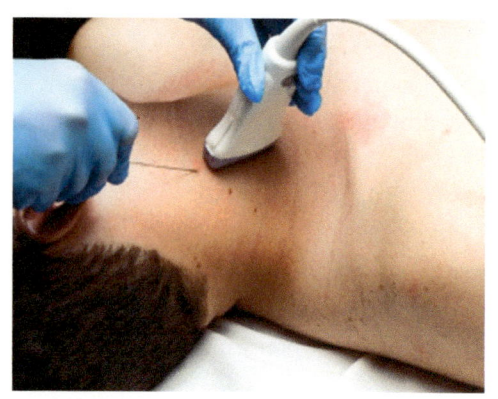

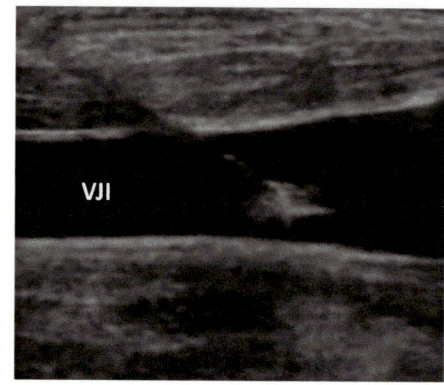

Figura 5.11. Local de inserção da agulha na abordagem dentro do plano dos ultrassons. Imagem ultrassonográfica da veia jugular em corte longitudinal, e da agulha, após ultrapassar a parede anterior do vaso.

Nesse tipo de abordagem, o alinhamento da agulha com o feixe ultrassonoro é fundamental. Algumas evidências têm demonstrado superioridade desta técnica, considerando-a mais segura, no entanto, com maior grau de dificuldade por requerer a visualização contínua do vaso em eixo longitudinal e o alinhamento completo da agulha durante a punção.[12]

Abordagem "fora de plano"

Na punção vascular "fora do plano" dos ultrassons, a agulha transfixa o plano dos ultrassons e é visualizada apenas como um ponto hiperecogênico. Para realizar essa abordagem, o transdutor deve ser posicionado de forma a se obter uma imagem do vaso em corte transversal e, em seguida, posicionar o vaso no centro do monitor do ultrassom. A agulha deve ser inserida na pele no meio do transdutor e mantida em aspiração durante todo trajeto até haver refluxo de sangue (Figura 5.12).

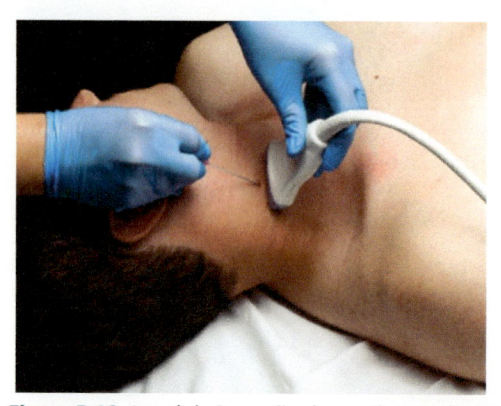

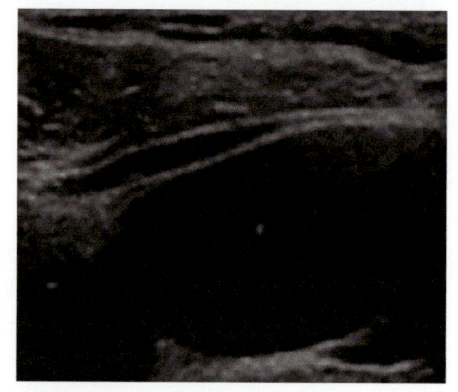

Figura 5.12. Local de inserção da agulha na abordagem fora do plano dos ultrassons.

Nesta abordagem, não há visualização de toda a agulha, mas somente de um ponto hiperecogênico, que corresponde à parte da agulha que transfixa o plano dos ultrassons (Figura 5.13). Nesta técnica, a progressão da agulha deve ser acompanhada pelo movimento dos tecidos transfixados adjacentes e pela aproximação do ponto hiperecogênico ao interior da veia.

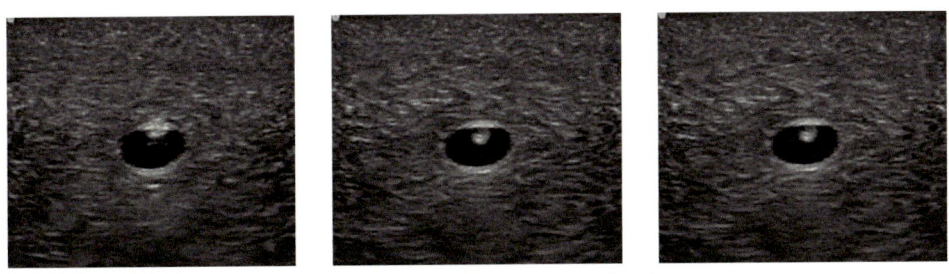

Figura 5.13. Imagem da ponta da agulha na abordagem fora de plano.

A distância entre o transdutor e o local de inserção da agulha na técnica "fora de plano" deve levar em consideração a profundidade em que se encontra o vaso-alvo. A agulha deve ser inserida formando um angulo de 45° com a pele, de modo que a distância do transdutor e a profundidade a ser atingida sejam as mesmas, simulando um triângulo isósceles, em que a hipotenusa é o trajeto da agulha e os catetos são formados pela distância do ponto de inserção ao transdutor e do transdutor ao ponto a ser atingido (Figura 5.14).

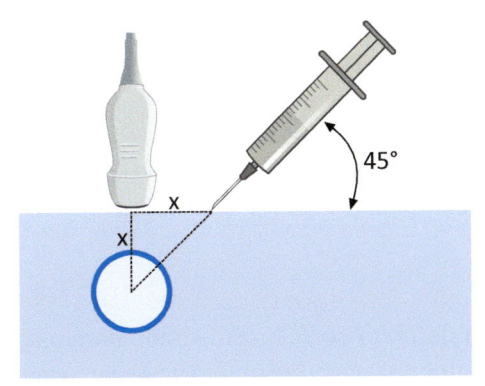

Figura 5.14. Local de inserção da agulha na abordagem fora do plano dos ultrassons. Fonte: Shutterstock.

A vantagem da punção "fora de plano" é a melhor visualização simultânea da veia em relação à artéria e outras estruturas anatômicas, prevenindo punção arterial acidental. Estudos demonstram que, na prática, médicos não familiarizados com a ultrassonografia apresentam maior facilidade de aprendizado neste tipo de abordagem quando comparado com a "dentro de plano".[13] Entretanto, é importante ressaltar que essa técnica requer maior cuidado na sua execução, pois como a localização da ponta da agulha é incerta, ocorre maior risco de lesão de estruturas adjacentes se houver progressão inadvertida da agulha (Figura 5.15).

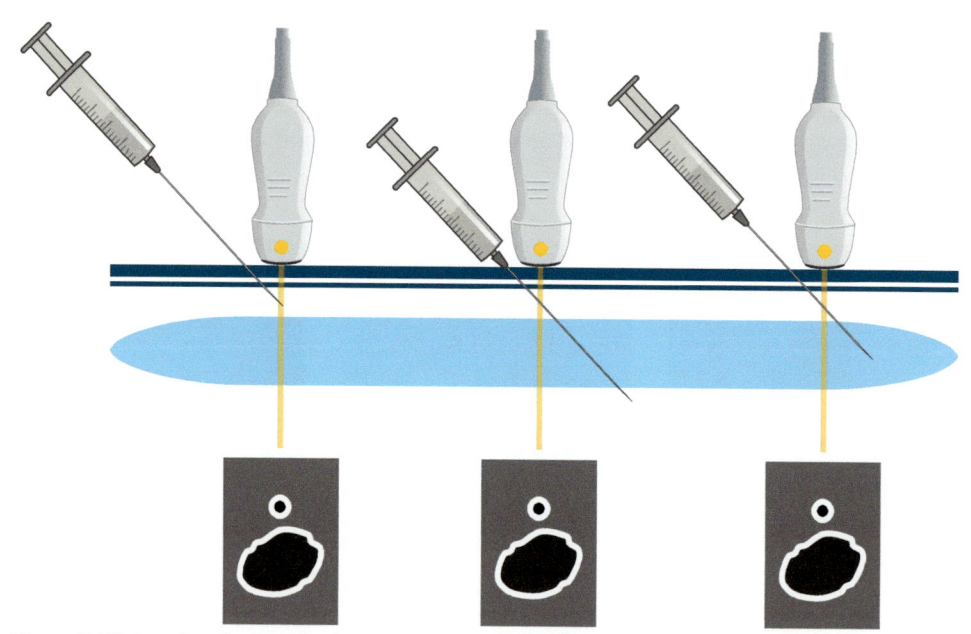

Figura 5.15. Localização incerta da ponta da agulha na abordagem fora do plano.

ACESSOS VENOSOS CENTRAIS GUIADOS POR ULTRASSOM

Veia jugular interna

Dentre todas as vias de acesso central guiadas por ultrassom, a punção da veia jugular interna é a mais praticada, pois é a técnica com maior evidência científica de benefício no uso do ultrassom. A principal vantagem desta técnica é a fácil localização e visualização da veia jugular com o ultrassom. Ela se localiza na região cervical, logo abaixo do músculo esternocleidomastoideo e tem estreita relação e proximidade com a artéria carótida (Figura 5.16).

Técnica

Com o paciente em decúbito dorsal, rosto virado para o lado contralateral, devemos utilizar um transdutor linear e posicioná-lo na região cervical anterolateralmente. Identificar, durante o escaneamento regional, as seguintes estruturas: traqueia e tireoide (medialmente); músculo esternocleidomastoideo (superficialmente); veia jugular interna – facilmente compressível; e artéria carótida - pulsátil e não compressível (Figura 5.17).

A técnica **transversal + punção "fora de plano"** é a mais utilizada. Devemos executá-la inicialmente visualizando a veia jugular interna em corte transversal, centralizada na tela do monitor, e a agulha deve ser então inserida no meio do transdutor a uma distância igual a profundidade da veia, com ângulo de 45°, sentido cefalocaudal. O trajeto da agulha é acompanhado por um ponto hiperecoico e pelos movimentos dos tecidos. A agulha deve ser mantida em aspiração continuamente até o retorno sanguíneo (Figura 5.17).

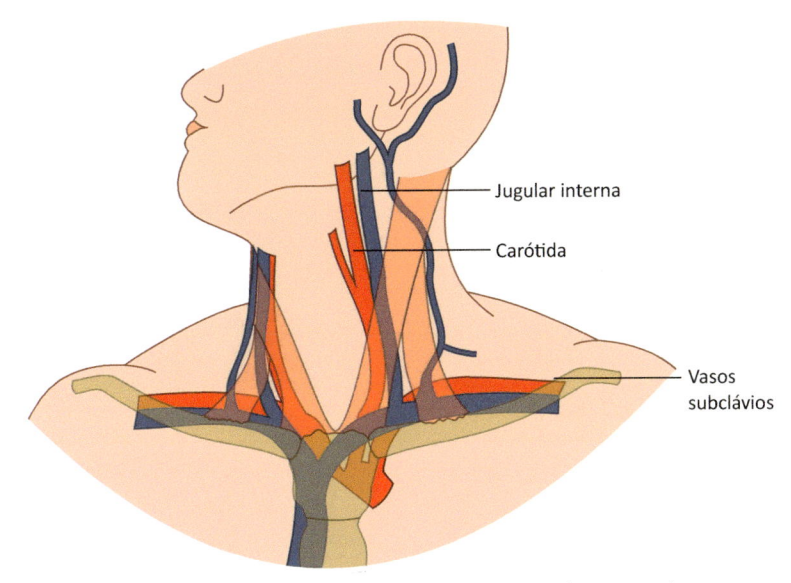

Figura 5.16. Relações anatômicas dos vasos do pescoço. Fonte: Shutterstock.

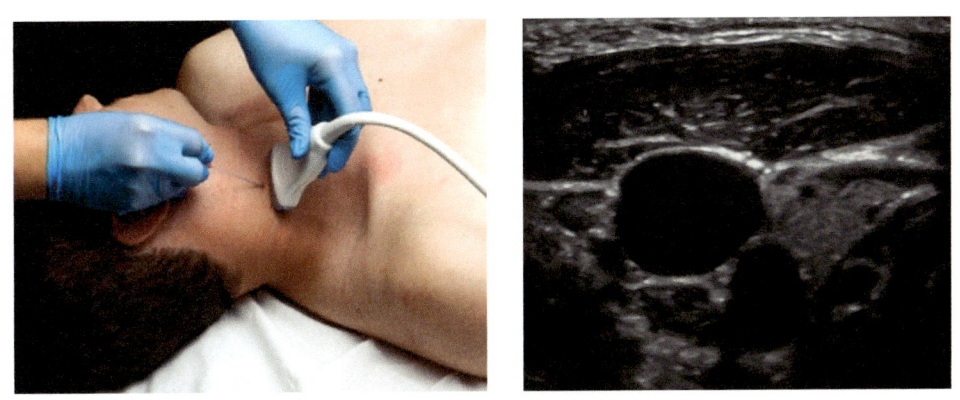

Figura 5.17. Posicionamento do transdutor na região cervical (à esquerda). Sonoanatomia da região cervical com visualização dos vasos em corte transversal (à direita).

Na **técnica oblíqua + punção dentro de plano**, devemos inicialmente visualizar a veia jugular em corte oblíquo, a agulha deve ser inserida na lateral do transdutor, sentido cefalocaudal e lateral-medial, e avançada «dentro de plano», sob controle visual direto até ultrapassar a parede anterolateral da VJI (Figura 5.18).

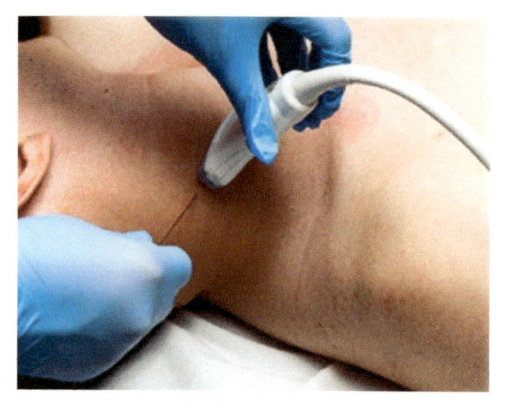

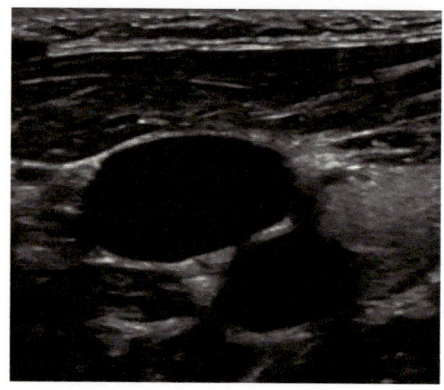

Figura 5.18. Punção da veia jugular interna com a abordagem oblíqua, dentro do plano.

VEIA SUBCLÁVIA/AXILAR

A punção da veia subclávia é uma excelente opção nos casos em que o acesso central na veia jugular está contraindicado ou dificultado. Isso ocorre, por exemplo, em casos de pacientes com queimaduras ou traumas graves na face e/ou pescoço. Estudos comparativos com a punção de veia jugular têm demonstrado superioridade da punção de veia subclávia com relação à redução significativa de infecções relacionadas ao cateter.[15] Com relação à nomenclatura, sabemos que a veia subclávia muda de nome ao passar abaixo da clavícula, sendo, então, chamada de veia axilar. Assim, como quando utilizamos a ultrassonografia, a punção ocorre mais distalmente, devemos chamar de punção de veia axilar.

Alguns fatores podem dificultar a realização da punção da veia subclávia guiada por ultrassom. A veia subclávia ao nível infraclavicular encontra-se mais profunda e com diâmetro reduzido e bastante sensível às alterações volêmicas. Outro fator que compromete o uso do ultrassom é a presença do osso da clavícula na mesma janela de visualização da veia subclávia. A presença de osso bloqueia a transmissão das ondas de ultrassom, formando uma sombra acústica, o que atrapalha o fornecimento de informações mais profundas para guiar o operador. É importante ressaltar também que a proximidade da veia subclávia com estruturas importantes, como o pulmão, a artéria subclávia e o plexo braquial, pode aumentar o risco de complicações, exigindo do operador ainda mais cautela na execução desta técnica.[11] Assim, a punção da veia axilar corta algumas das dificuldades presentes na abordagem da veia subclávia.

Técnica

Com o paciente em decúbito dorsal, com o rosto virado para o lado contralateral, devemos utilizar o transdutor linear e posicioná-lo imediatamente abaixo da clavícula (entre o terço lateral e médio), e com leve desvio medial da porção distal do transdutor. Identificar a sonoanatomia da região e das seguintes estruturas: clavícula (cefalicamente); músculos peitoral maior e peitoral menor (superficialmente); estruturas vasculares em corte transversal – veia axilar (facilmente compressível) e artéria axilar (pulsátil e não compressível); e pleura (caudal).

Na punção "fora do plano", a veia axilar é visualizada em corte transversal, a agulha deve ser inserida no meio do transdutor a uma distância igual à profundidade da veia, ângulo de 45° com a pele e sentido de lateral para medial. O trajeto da agulha precisa ser acompanhado por um ponto hiperecoico e movimentos dos tecidos. A agulha deve ser mantida em aspiração até retorno sanguíneo (Figura 5.19). Essa abordagem necessita ser realizada com bastante cautela, pois pode ser um pouco mais arriscada, devido à profundidade da veia-alvo.

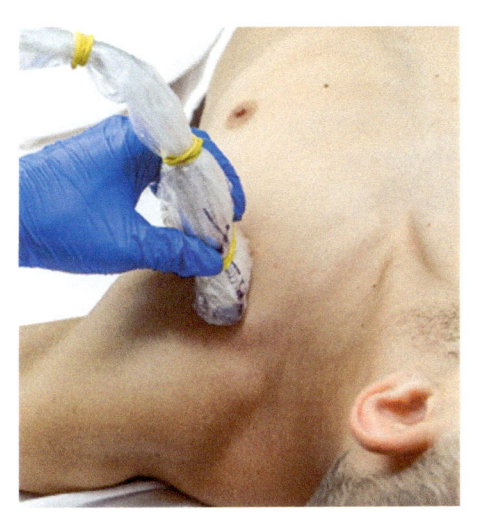

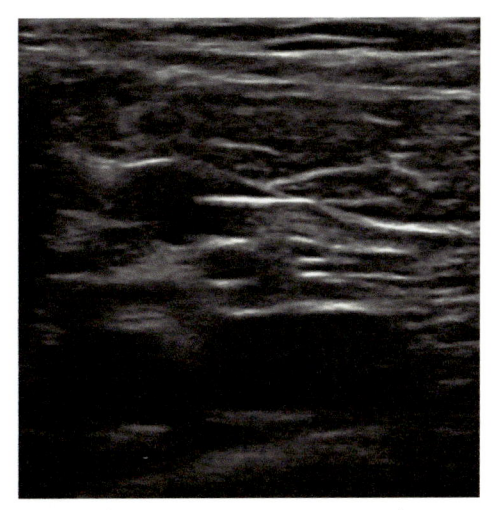

Figura 5.19. Posicionamento do transdutor na região infraclavicular. Sonoanatomia dos vasos axilares em corte transversal.

Na punção "dentro do plano", a veia axilar é visualizada em um corte longitudinal, a agulha deve ser inserida na lateral do transdutor, com sentido de lateral para medial, precisando ser visualizada por completo durante todo seu trajeto (Figura 5.20).

VEIA FEMORAL

A presença de variações anatômicas na topografia da veia femoral em âmbito inguinal também é extremamente comum. Vários estudos com avaliação ultrassonográfica têm demonstrado que na maioria dos pacientes há uma sobreposição da artéria femoral sobre a veia muito mais perto do ligamento inguinal do que os livros de anatomia convencionais costumam evidenciar.[11] Tal informação fortalece a importância do uso da ultrassonografia nas punções venosas também nessa localização.

Técnica

Com o paciente em decúbito dorsal e utilizando um transdutor linear de alta frequência, podemos posicioná-lo em posição transversal ou longitudinal 2 a 3 cm abaixo

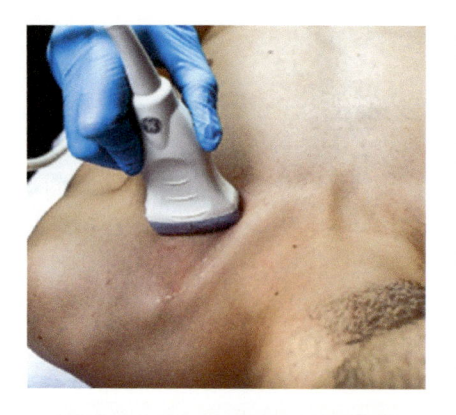

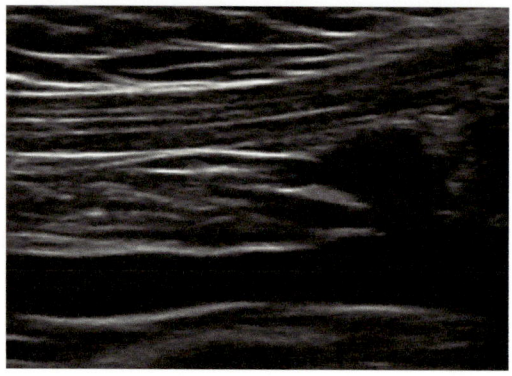

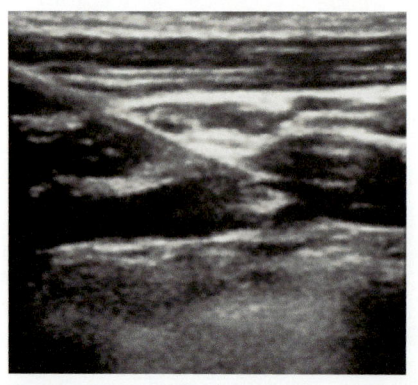

Figura 5.20. Posicionamento do transdutor na região infraclavicular. Sonoanatomia dos vasos axilares em corte longitudinal.[10]

do ligamento inguinal. Identificar a sonoanatomia da região e das seguintes estruturas: artéria femoral comum (pulsátil, não compressível) ou já dividida em artéria femoral superficial e profunda (lateralmente); e veia femoral: facilmente compressível, medialmente (Figura 5.21).

CHECAGEM DE SEGURANÇA

Durante a passagem do cateter venoso central guiado por ultrassom, devemos acompanhar a inserção da agulha em tempo real, mas também fazer a checagem ultrassonográfica do bom posicionamento a cada passo do procedimento, incluindo passagem do fio guia e do cateter.[16]

- Confirme a posição da agulha: ponta da agulha posicionada dentro da veia;

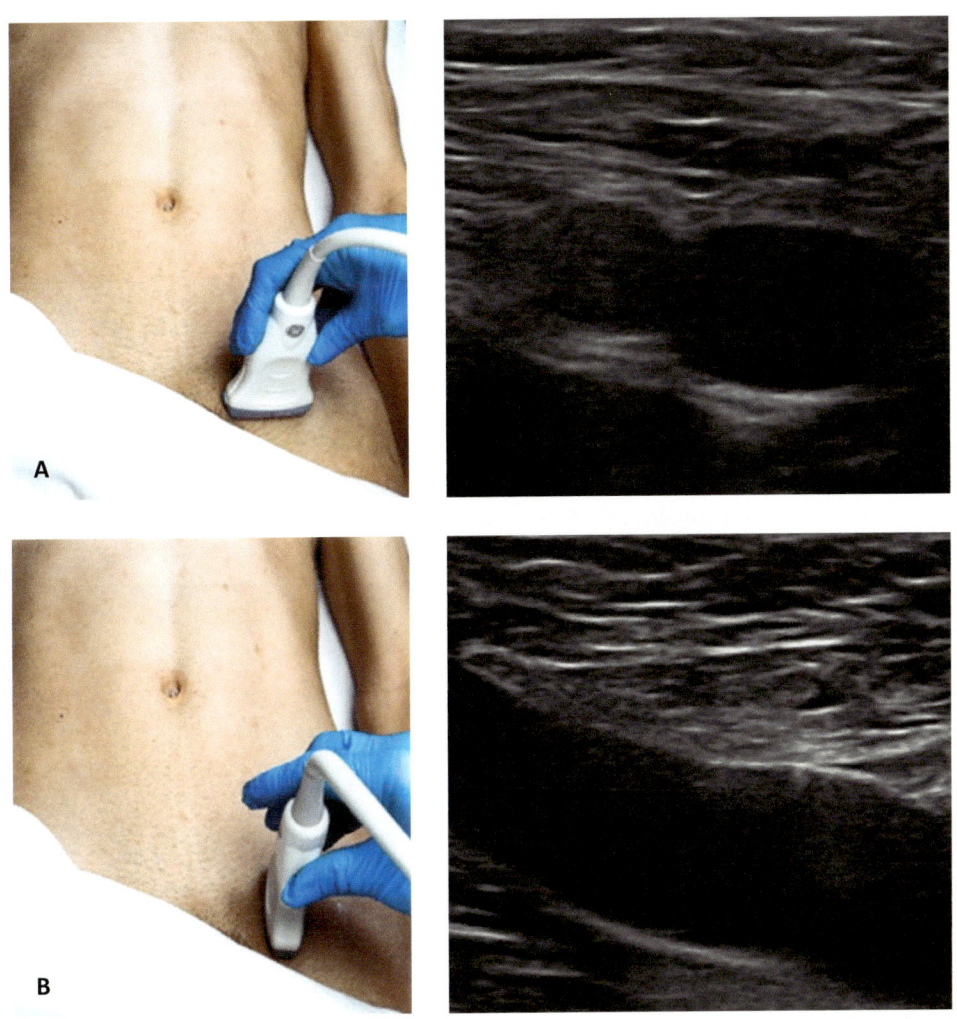

Figura 5.21. Posicionamento do transdutor abaixo da região inguinal e transversal (**A**) e longitudinal (**B**). Sonoanatomia da região inguinal com visualização em corte transversal da artéria femoral (lateralmente) e veia femoral comum (CFV). A junção da CFV e a veia safena (SV) é vista nesse nível.

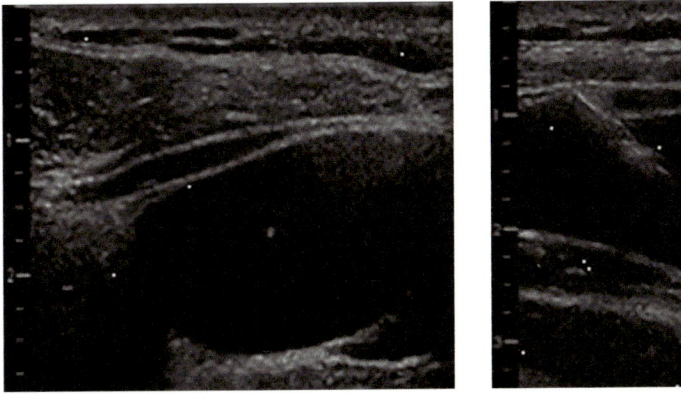

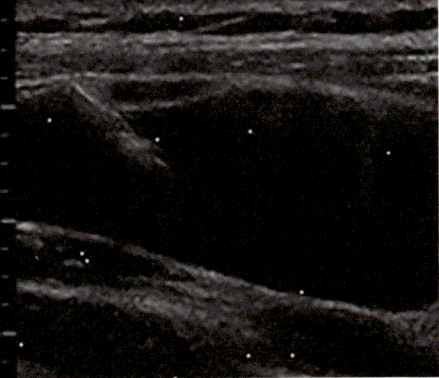

- Confirme a posição do fio guia: verifique a posição correta do fio guia visualizando em eixo transversal e em eixo longitudinal;

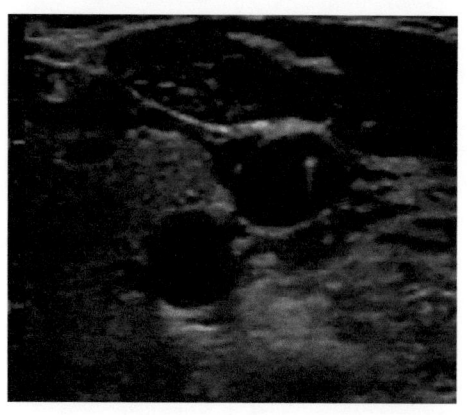

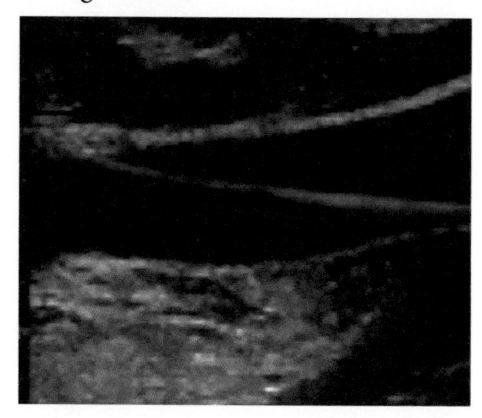

- Confirme a posição do cateter: verifique a posição correta do cateter dentro da veia em eixo transversal e em eixo longitudinal;

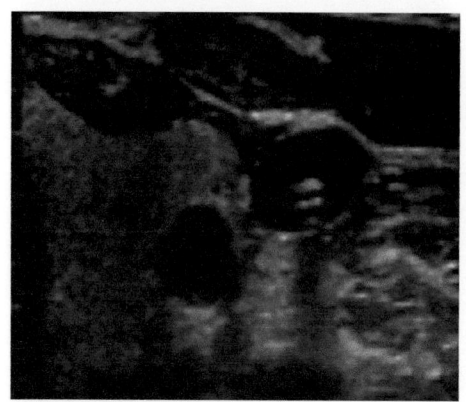

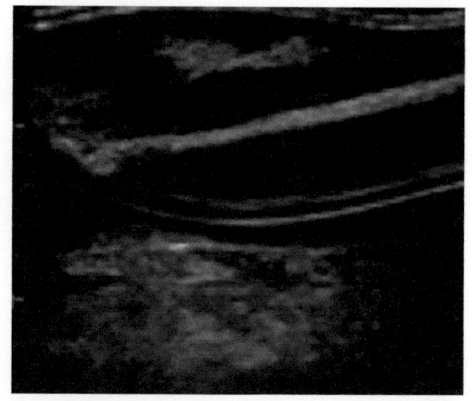

- **Confirmação do posicionamento do CVC:** *Buble Test com Rapid Atrial Suirl Sign* (RASS) *positive*

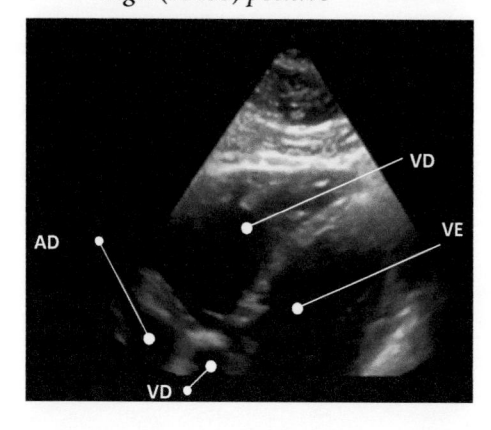

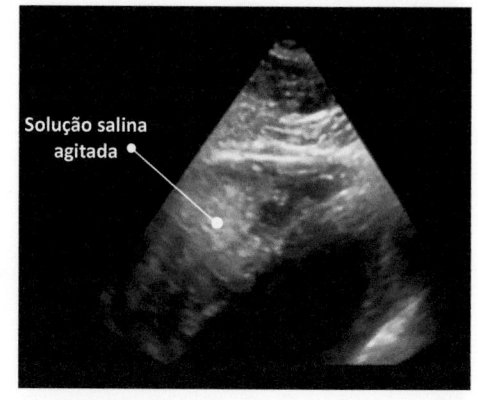

A detecção de solução salina turbilhonada entrando no átrio direito e indo para ventrículo direito, dentro de 2 segundos, indica RASS positivo e que CVC está próximo ao átrio direito, na região distal da veia cava. Para realizar o teste, deve-se utilizar duas seringas de 10 ou 20 mL com salina e uma torneira de 3 vias conectada na via distal do CVC. Com a via fechada para o paciente, devemos provocar um fluxo turbilhonado nas seringas. Na sequência, é só abrir a via para o paciente e, com o ultrassom na posição apical 4 câmaras ou subxifoide, devemos visualizar a solução salina agitada entrando no átrio direito e, posteriormente, no ventrículo direito em 2 segundos.

REFERÊNCIAS BIBLIOGRÁFICAS

1. McGee DC. Preventing Complications of Central Venous Catheterization. N Engl J Med. 2003;11.
2. Shokoohi H, Boniface K, McCarthy M, Khedir Al-tiae T, Sattarian M, Ding R, et al. Ultrasound-Guided Peripheral Intravenous Access Program Is Associated With a Marked Reduction in Central Venous Catheter Use in Noncritically Ill Emergency Department Patients. Ann Emerg Med. fevereiro de 2013;61(2):198–203.
3. Troianos CA, Hartman GS, Glas KE, Skubas NJ, Eberhardt RT, Walker JD, et al. Guidelines for Performing Ultrasound Guided Vascular Cannulation: Recommendations of the American Society of Echocardiography and the Society of Cardiovascular Anesthesiologists. J Am Soc Echocardiogr. dezembro de 2011;24(12):1291–318.
4. Hoffman T, Du Plessis M, Prekupec MP, Gielecki J, Zurada A, Tubbs RS, et al. Ultrasound-guided central venous catheterization: A review of the relevant anatomy, technique, complications, and anatomical variations: CVC an Anatomical Review. Clin Anat. março de 2017;30(2):237–50.
5. Gordon AC, Saliken JC, Johns D, Owen R, Gray RR. US-guided Puncture of the Internal Jugular Vein: Complications and Anatomic Considerations. J Vasc Interv Radiol. março de 1998;9(2):333–8. `
6. Miki I, Murata S, Nakazawa K, Onozawa S, Mine T, Ueda T, et al. Anatomical relationship between the common carotid artery and the internal jugular vein during head rotation. Ultrasound. maio de 2014;22(2):99–103.
7. Jenssen C, Brkljacic B, Hocke M, Ignee A, Piscaglia F, Radzina M, et al. EFSUMB Guidelines on Interventional Ultrasound (INVUS), Part VI – Ultrasound-Guided Vascular Interventions. Ultraschall Med - Eur J Ultrasound. 29 de outubro de 2015;37(05):473–6.
8. Airapetian N, Maizel J, Langelle F, Modeliar SS, Karakitsos D, Dupont H, et al. Ultrasound-guided central venous cannulation is superior to quick-look ultrasound and landmark methods among inexperienced operators: a prospective randomized study. Intensive Care Med. novembro de 2013;39(11):1938–44.
9. Lamperti M, Bodenham AR, Pittiruti M, Blaivas M, Augoustides JG, Elbarbary M, et al. International evidence-based recommendations on ultrasound-guided vascular access. Intensive Care Med. julho de 2012;38(7):1105–17.
10. Brescia F, Biasucci DG, Fabiani F, Favarato M, Costa F, Longo F, et al. A novel ultrasound-guided approach to the axillary vein: Oblique-axis view combined with in-plane puncture. J Vasc Access. 31 de janeiro de 2019;112972981982603.
11. Abboud P-AC, Kendall JL. Ultrasound guidance for vascular access. Emerg Med Clin North Am. agosto de 2004;22(3):749–73.
12. He Y-Z, Zhong M, Wu W, Song J-Q, Zhu D-M. A comparison of longitudinal and transverse approaches to ultrasound-guided axillary vein cannulation by experienced operators. J Thorac Dis. abril de 2017;9(4):1133–9.

13. Blaivas M. Short-axis versus Long-axis Approaches for Teaching Ultrasound-guided Vascular Access on a New Inanimate Model. Acad Emerg Med. 1º de dezembro de 2003;10(12):1307–11.
14. Umaña M, García A, Bustamante L, Castillo JL, Martínez JS. Variations in the anatomical relationship between the common carotid artery and the internal jugular vein: An ultrasonographic study. Colomb Médica. 2015;46:6.
15. Parienti J-J, Mongardon N, Mégarbane B, Mira J-P, Kalfon P, Gros A, et al. Intravascular Complications of Central Venous Catheterization by Insertion Site. N Engl J Med. 24 de setembro de 2015;373(13):1220–9.
16. Dietrich CF, Horn R, Morf S, Chiorean L, Dong Y, Cui X-W, et al. Ultrasound-guided central vascular interventions, comments on the European Federation of Societies for Ultrasound in Medicine and Biology guidelines on interventional ultrasound. J Thorac Dis. setembro de 2016;8(9):E851–68.

6

POCUS ABDOMINAL (FAST)

Rodrigo Moreira e Lima
Lais Helena Navarro e Lima

INTRODUÇÃO

O emprego do termo ultrassom *point-of-care* (POCUS) foi introduzido na literatura a partir de seu uso na medicina de emergência em 1988.[1] Atualmente, POCUS, tal como o praticamos, consiste em diagnóstico ultrassonográfico estabelecido à beira do leito, realizado e interpretado por profissionais adequadamente treinados e voltado diretamente ao cuidado do paciente.[2] Uma infinidade de estudos demonstraram que a ultrassonografia à beira do leito é superior ao exame clínico padrão e às ferramentas de exame comuns, como o estetoscópio e a radiografia de tórax e abdômen, para diagnóstico de doenças cardíacas, pulmonares e problemas abdominais.

Na anestesiologia, a ultrassonografia à beira do leito tornou-se um recurso familiar, sendo ferramenta rotineiramente empregada para acesso vascular e bloqueios nervosos. Mas, recentemente, entretanto, cada vez mais atenção tem sido dada à incorporação do POCUS de corpo inteiro na prática diária do anestesiologista, não apenas para orientação do procedimento, mas como para auxiliar em conjunto com outras ferramentas diagnósticas tradicionais, na avaliação e gerenciamento de atendimento ao paciente.[3]

A avaliação focada com ultrassonografia para trauma (FAST) é uma aplicação do POCUS que foi bem incorporada na prática da medicina de emergência, cuidados intensivos e medicina perioperatória. Tradicionalmente, o exame FAST é empregado no ambiente de trauma para identificar rapidamente líquido livre sugestivo de hemorragia intra-abdominal ou ar livre sugestivo de ruptura de vísceras ocas, bem como janelas cardíacas e pulmonares para diagnosticar derrame pericárdico ou pleural, respectivamente.[4] Neste capítulo, revisaremos as indicações, interpretações e métodos de obtenção das imagens do exame FAST da cavidade abdominal.

FAST

Indicação

Trauma é causa importante de morte, especialmente em pacientes jovens. A maioria das lesões relacionadas ao trauma são contusas e a principal causa de morte é o choque hipovolêmico.[5,6] Neste cenário, um método que pudesse identificar hemopericárdio, hemoperitônio e hemotórax, principalmente em pacientes hemodinamicamente instáveis seria de extrema relevância, uma vez que o exame físico pode não ser tão preciso, principalmente em relação ao hemoperitônio.

Na presença de sangramento intra-abdominal em trauma e pacientes em choque, o FAST provou ser ferramenta extremamente valiosa, sendo que a probabilidade de morte aumenta em aproximadamente 1% a cada três minutos de atraso no tratamento.[7] Estudos descobriram que, em comparação com tomografia computadorizada abdominal, a sensibilidade e especificidade do FAST para a detecção de fluido livre varia de 64% a 98% e 86% a 100%, respectivamente,[8] e o volume médio de detecção de fluido por FAST varia de 250 a 600 mL. Estudo desenvolvido por Branney *et al.* demonstrou que volumes de 300 a 1.000 mL foram identificados por meio do FAST, sendo que a maior sensibilidade deste exame foi encontrada no extremo superior deste intervalo.[9] Assim como encontrado na grande maioria dos estudos relacionados ao emprego de ultrassom, os autores também demonstraram que profissionais com maior experiência com a técnica foram capazes de identificar as menores quantidades de fluidos quando comparados com aqueles com menor experiência.

Para o anestesista, visões e conceitos semelhantes ao médico emergencista no emprego do FAST podem ser utilizados no período perioperatório. O uso de componentes do exame FAST pode ajudar os anestesiologistas a avaliar com maior precisão o paciente que está evoluindo com instabilidade hemodinâmica. Nestes casos, o exame deve estar focado na identificação da gravidade e da origem do problema, procurando-se por hemorragias intra-abdominais ou ruptura de vísceras. Além disso, o ultrassom permite não apenas a identificação rápida de fluido intra-abdominal potencialmente fatal, mas também pode guiar a drenagem do mesmo, quando apropriado. Isto não se resume ao contexto de pacientes vítimas de trauma, mas também a outros casos nos quais os pacientes encontram-se hemodinamicamente instáveis, como, por exemplo, após cirurgia abdominal, onde pode haver sangramento pós-operatório. Ainda, o anestesiologista pode ajudar a identificar outros extravasamentos de líquido para a cavidade abdominal, como aquele proveniente de cirurgias de artroscopia de quadril.

Existem três indicações clássicas para realização do FAST:[10]

1. Trauma abdominal fechado com paciente hemodinamicamente instável.
2. Trauma penetrante na transição toracoabdominal, em casos em que há dúvida se houve penetração na cavidade abdominal em pacientes hemodinamicamente instáveis. É importante ressaltar que se você tem certeza que a lesão penetrou a cavidade abdominal e o paciente encontra-se instável, a laparotomia é indicada, e o FAST não deve retardar a cirurgia.

3. Pacientes hemodinamicamente instáveis com causa da instabilidade desconhecida.

Desta forma, o mais relevante para o anestesiologista é o emprego das imagens adquiridas no FAST para avaliar possível hemoperitônio. A presença de líquido anecoico localizado em qualquer espaço potencial (hepatorrenal [espaço de Morrison], periesplênico, retrovesicular/bolsa de Douglas) deve elevar a suspeição para a presença de sangue livre intra-abdominal.

Interpretação das imagens

Dada a tendência de acúmulo de fluido no quadrante superior direito (QSD), a visualização desta região geralmente é obtida primeiro. Assim, a janela do QSD é a mais sensível e a mais fácil para detectar hemoperitônio.[11] Na ausência de hemoperitônio, espera-se a visualização da dupla densidade do rim adjacente ao fígado, com ausência de potencial espaço hepatorrenal (Figura 6.1). Em contraste, a varredura positiva revelaria acúmulo de líquido anecoico (preto) entre o fígado e o rim, criando um espaço hepatorrenal. Qualquer quantidade de fluido observada neste espaço é considerada positiva (Figura 6.2). Se a imagem do QSD for positiva para líquido livre, nenhuma imagem abdominal adicional é necessária, pois hemoperitônio foi confirmado.

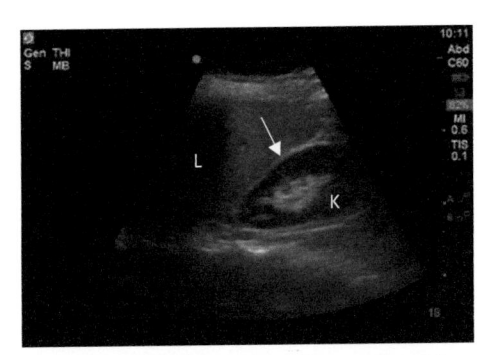

Figura 6.1. Exame normal do QSD - seta demonstrando o potencial espaço hepatorrenal. L - Fígado, K - Rim.

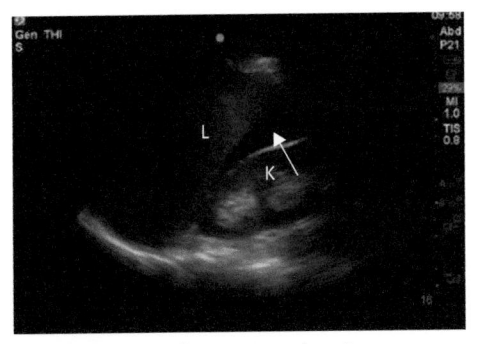

Figura 6.2. Exame positivo do QSD - seta demonstrando a imagem anecoica no espaço hepatorrenal. Sangue no espaço hepatorrenal. L - Fígado, K - Rim.

Do lado esquerdo do abdômen, a presença do ligamento frênico cólico tende a direcionar o fluido livre para o espaço subfrênico ao invés do interesplenorrenal;[11] porém, a identificação do diafragma pode ser desafiadora devido a vários artefatos. Além disso, o rim localiza-se mais alto no lado esquerdo do que no direito, então as estruturas são mais cefálicas e podem exigir ajustes do probe para melhor aquisição das imagens. Da mesma forma que o exame do QSD, qualquer quantidade de fluido observada nestes recessos é considerada positiva (Figuras 6.3 e 6.4).

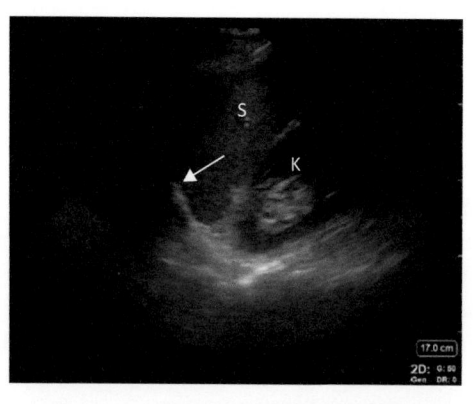

Figura 6.3. Exame normal do QSE - seta demonstrando o potencial espaço subfrênico. S – Baço; K - Rim.

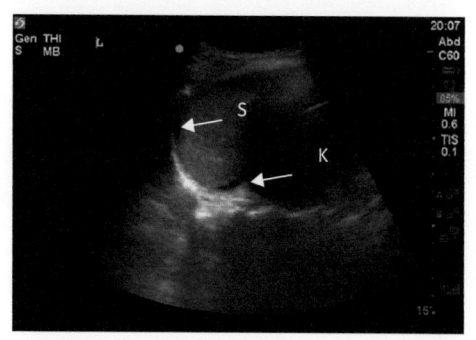

Figura 6.4. Exame positivo do QSE - seta demonstrando uma pequena quantidade de líquido no espaço subfrênico (*seta superior*) e esplenorrenal (*seta inferior*). S – Baço; K - Rim.

O exame pélvico pode ser obtido em dois planos diferentes, com a sonda orientada horizontalmente ou longitudinalmente. A qualidade da imagem é otimizada quando a bexiga está adequadamente cheia, proporcionando janela acústica para melhor visualização das estruturas pélvicas. O reto e/ou útero são visualizados profundamente à bexiga. Semelhante às imagens obtidas no QSD, o fluido livre é visto como imagem anecoica detectada posteriormente à bexiga em homens ou no fundo de saco de Douglas em pacientes do sexo feminino. Mulheres em idade reprodutiva podem apresentar quantidades pequenas e fisiológicas de líquido livre no fundo de saco de Douglas.

Desta forma, o exame positivo de FAST é estabelecido quando grandes quantidades de fluidos são observadas neste espaço (Figura 6.5). As características gerais do FAST estão descritas na Tabela 6.1.

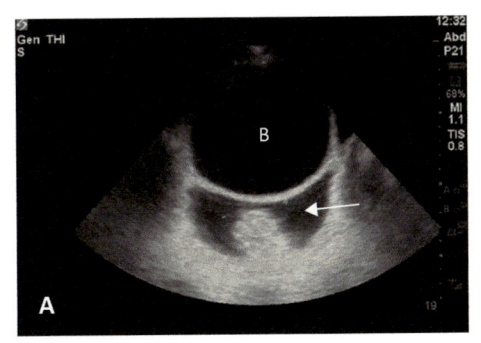

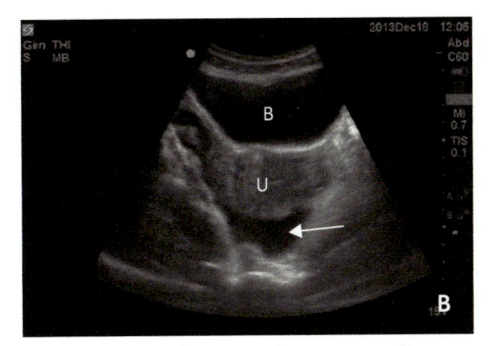

Figura 6.5. Exame positivo da região pélvica. **A.** Seta demonstrando um paciente masculino com uma imagem anecoica coletada no espaço retrovesical. **B.** Paciente feminino - seta demonstrando uma imagem anecoica coletada no espaço retrovesical e também no espaço retrouterino. B – Bexiga; U - Útero.

Tabela 6.1. Características principais da ultrassonografia focada da região abdominal e pélvica (FAST):[4]

Indicações	Avaliação da presença de líquido livre ou ar na cavidade abdominal como causa de instabilidade hemodinâmica supina.	
Posição do paciente	Trendelemburg para maximizar o efeito da gravidade na coleção de líquido nas janelas QSD e QSE.	
Probes	*Phased array*, curvilíneo.	
Janelas	Posição do probe	Anatomia
QSD	Longitudinalmente, ao longo da linha axilar média e da margem costal; indicador voltado para a cabeça do paciente.	Interface hepatorrenal.
QSE	Longitudinalmente, ao longo da linha axilar, mais posterior do que quando avaliando o QSD; indicador voltado para a cabeça do paciente.	Interface esplenorrenal e espaço subfrênico.
Pélvis	Longitudinalmente ou transversalmente ao longo da linha média.	Espaço retrovesical e fundo de saco de Douglas (pacientes femininas).

QSD: quadrante superior direito; QSE: quadrante superior esquerdo.

No contexto do trauma, os líquidos livres presentes nos espaços pericárdico, peritoneal ou pleural são considerados sangue até prova em contrário. Esta lógica pode levar a interpretações falso-positivas, uma vez que há situações em que outros fluidos, além do sangue, podem estar presentes. Neste contexto, por exemplo, a ultrassonografia não será capaz de diferenciar ascite, dialisado peritoneal, fluxo de saída ventrículo peritoneal, ruptura da bexiga, hiperestimulação ovariana ou ruptura de cisto ovariano das situações de sangramento agudo decorrentes do trauma. Por outro lado, existem condições nas quais exames falso-negativos podem ser obtidos. Como exemplo, podemos citar situações onde o operador não é capaz de detectar o sangramento em decorrência de hematoma superficial, enfisema tecidual bloqueando o feixe de ultrassom, pacientes obesos e lesões extraperitoneais isoladas.[12] É importante ressaltar ainda que, durante as fases iniciais de desenvolvimento do hemoperitônio, exames ultrassonográficos podem ser falsamente negativos, pois se leva tempo para o fluido coletar. Imagens sequenciais são, portanto, altamente recomendadas quando há suspeita de líquido intraperitoneal. Além disso, com o tempo, o sangue começa a coagular, o que pode mudar suas características, transformando-se de anecoico para iso ou hiperecoico.

Por fim, a ultrassonografia não é o melhor exame para detectar sangramentos extraperitoneais, como aquele proveniente de ruptura aórtica, por exemplo, uma vez que a aorta é estrutura retroperitoneal. O mesmo se segue para lesões renais e fraturas pélvicas, embora líquido intraperitoneal possa ser detectado nos casos em que há sangramento extraperitoneal maciço.[13] Desta forma, informações clínicas, como hematúria e instabilidade pélvica ao exame físico, devem ser incorporadas ao raciocínio clínico diagnóstico para prosseguir com as investigações nestes cenários. A Figura 6.6 apresenta o algoritmo sugerido para a avaliação do trauma abdominal fechado de acordo com Pace & Arntfield.[10]

Apesar de ser um exame simples, confiável e bem estudado, algumas armadilhas e limitações podem resultar em diagnósticos imprecisos e limitar a interpretação dos resultados. O mais importante é que o exame FAST é altamente específico (até 99%)[14] para diagnosticar fluido livre; no entanto, tem baixa sensibilidade (60% – 80%) e não pode ser usado para descartar fluido livre. Várias medidas podem ser tomadas para melhorar a sensibilidade do FAST. A posição adequada do paciente pode ser utilizada para este fim; por exemplo, 5° de Trendelenburg pode auxiliar na visualização do espaço hepatorrenal (QSD) e do recesso esplenorrenal (QSE). Por outro lado, a posição de Trendelenburg reverso pode auxiliar a melhorar a visualização da pélvis. Outro ponto a ser considerado é que, quando clinicamente apropriado, evitar o cateterismo vesical antes de avaliar a região pélvica pode facilitar a visualização das estruturas ali localizadas. Além disso, a realização de exames FAST seriados pode diminuir a taxa de resultados falso-negativos em até 50% e aumentar a sensibilidade para a detecção de líquido livre de 69% a 85%.[15] Por fim, como é o caso de qualquer procedimento com finalidade de teste de diagnóstico, há uma curva de aprendizado a ser respeitada. Sugere-se que 30 exames FAST realizados com supervisão direta dobram a probabilidade de realizar o exame com precisão.[16]

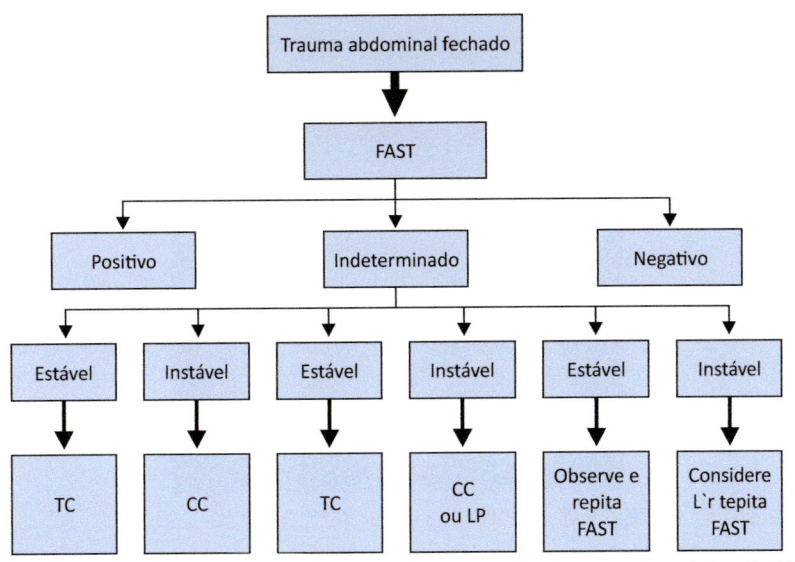

```
                    Trauma abdominal fechado
                              │
                              ▼
                            FAST
           ┌──────────────────┼──────────────────┐
           ▼                  ▼                  ▼
        Positivo        Indeterminado         Negativo
        ┌───┴───┐     ┌───────┼───────┐      ┌───┴───┐
        ▼       ▼     ▼               ▼      ▼       ▼
     Estável Instável Estável     Instável Estável Instável
        │       │       │            │        │        │
        ▼       ▼       ▼            ▼        ▼        ▼
                                            Observe e  Considere
       TC      CC      TC           CC       repita    L'r tepita
                                   ou LP     FAST      FAST
```

Figura 6.6. Algoritmo de abordagem diagnóstica para o paciente com trauma abdominal fechado.

Aquisição das imagens

Os componentes do FAST mais relevantes para o anestesiologista, portanto, incluem três janelas principais de ultrassom que revelam espaços onde o líquido livre frequentemente se acumula no abdômen e na pelve:[12]

(1) Visualização do QSD para avaliar fluido na interface hepatorrenal (espaço de Morison) e do espaço subfrênico. Para obter esta visualização, coloque a sonda de ultrassom no plano coronal, nos espaços intercostais 8º a 11º, na axilar media à linha axilar posterior com o marcador direcionado cefalicamente (Figura 6.7). É imperativo visualizar a borda inferior do fígado (recesso paracólico direito), visto que o líquido livre se acumula nesta localização primeiro. Uma leve rotação no sentido anti-horário pode ser útil se as sombras acústicas das costelas obstruírem a visão. O diafragma e a porção inferior do tórax direito podem ser visualizados direcionando-se a sonda no sentido cefálico. O líquido pleural aparecerá como área anecoica logo superior ao diafragma, enquanto o líquido intraperitoneal superior ao fígado pode ser revelado entre o fígado e o diafragma.

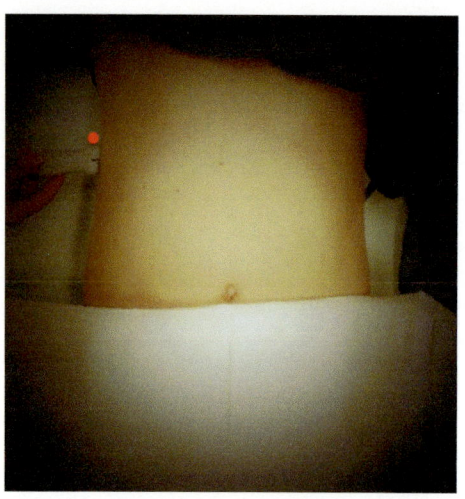

Figura 6.7. Técnica de exame do quadrante superior direito (QSD).[17]

(2) Visualização do quadrante superior esquerdo (QSE) para avaliação da interface esplenorrenal e do espaço subfrênico. Esta janela é geralmente a mais difícil de se obter. Para otimizar a aquisição da imagem, utiliza-se o plano coronal com o indicador direcionado cefalicamente. Quando comparada com a janela do QSD, a visão do QSE requer posicionamento ligeiramente mais cefálico da sonda de ultrassom no 6º ao 9º espaços intercostais e direcionamento mais posterior da sonda na linha axilar posterior (Figura 6.8). Estas pequenas mudanças são necessárias devido a vários fatores: o tamanho menor do baço (em comparação com o fígado), a localização posterior do baço e a presença do estômago. Para otimizar a imagem, move-se a sonda posteriormente, afastando-se da face anterior do estômago. Rotação do probe ligeiramente no sentido horário pode ser útil se as sombras acústicas das costelas obstruírem a visão. Esta visualização mostra a superfície superior e a ponta inferior do baço, bem como o espaço subfrênico e o recesso esplenorrenal. Para o exame minucioso do QSE é imperativo a visualização de todo o polo superior do rim. Para conseguir isso, mova o probe lentamente do sentido anterior para posterior e para trás até que o rim saia completamente de vista; após esta manobra, procura-se a visão do rim novamente e repete-se a manobra no sentido anterior. O recesso pericólico esquerdo é o mais frequentemente negligenciado no exame do QSE, sendo que este é local mais frequente de acúmulo de fluido deste lado do abdômen. Esta área pode ser melhor avaliada movendo-se o probe, um espaço intercostal inferior, e escaneando o espaço localizado entre a borda esquerda do baço e todo o polo renal inferior. Por fim, o diafragma pode ser visualizado como uma linha curva e hiperecoica imediatamente superior ao baço. A presença de líquido pleural aparecerá como uma área hipoecoica ou anecoica superior ao diafragma. Uma forma

de otimizar a capitação da imagem inclui uma inspiração profunda seguida de apneia. Na ausência de líquido pleural, imagem espelhada do baço pode ser encontrada acima do diafragma.

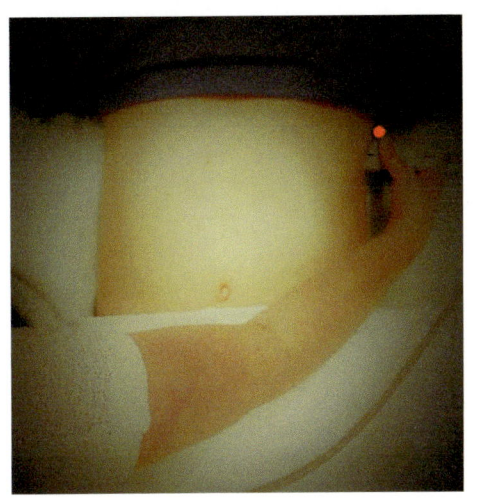

Figura 6.8. Técnica de exame do quadrante superior esquerdo (QSE).[17]

(3) Imagem da pelve para avaliar o espaço retrovesical e, em pacientes do sexo feminino, o fundo de saco de Douglas. A visão suprapúbica no exame FAST é geralmente a última das janelas realizadas. Embora não seja tão facilmente obtida como a janela do QSD, as imagens pélvicas são de grande importância, uma vez que a pelve é a parte mais dependente do peritônio. A visualização pélvica pode ser a melhor janela para identificar líquido livre após procedimentos na pélvis. Nas mulheres, o local mais dependente é o recesso retouterino ou fundo de saco de Douglas. Nos homens, sua contraparte é o recesso retrovesical posterior à parede da bexiga. Ao escanear a área suprapúbica no sentido transverso e nos planos longitudinais, muitas estruturas anatômicas são encontradas, incluindo bexiga, intestino, ossos pélvicos, órgãos pélvicos e reto. Embora isto possa tornar mais difícil distinguir o fluido livre de outras estruturas, um exame realizado de forma estruturada pode superar estes desafios. O exame deve ser realizado com o paciente com a bexiga cheia, o que melhora a janela acústica e minimiza o efeito causado pelos gases intestinais na dispersão do som. Para a otimização de imagem o ajuste da profundidade e do ganho são fundamentais. Na maioria das vezes, durante a transição para a região suprapúbica, há excesso de profundidade desde a varredura dos quadrantes superiores. Diminuindo-se a profundidade para cerca de 13–16 cm otimiza a visualização. O objetivo é ter a bexiga centralizada na tela, para visualizar facilmente as áreas ao redor da bexiga (Figura 6.9).

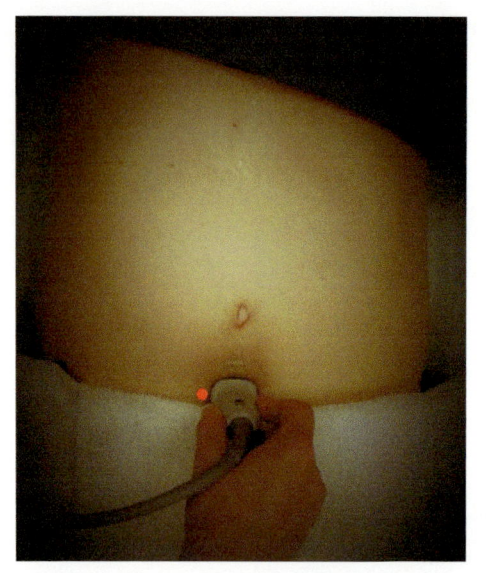

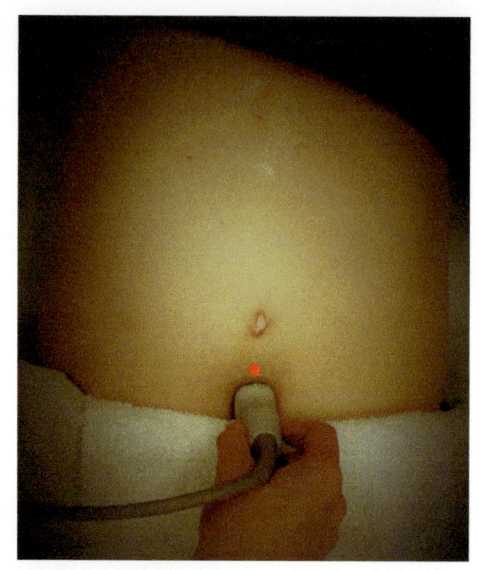

Figura 6.9. Técnica do exame pélvico transversal e longitudinal.[17]

Os pacientes são preferencialmente avaliados em posição supina. Para aumentar a sensibilidade da visualização do QSD e para alguns efeitos de tenda do exame do QSE, os pacientes podem ser colocados em posição de Trendelenburg, na qual o efeito da gravidade pode ajudar a conduzir o líquido livre pelas calhas pericólicas.[18]

Em relação à escolha do probe a ser utilizado no FAST, sondas de baixa frequência (2 a 5 MHz), como o probe curvilíneo ou do tipo *phased array*, devem ser empregadas para fornecer penetração adequada nos tecidos.

CONCLUSÃO

O exame FAST é realizado rapidamente e pode ser concluído em conjunto com a pesquisa primária de trauma. O exame tem bom desempenho diagnóstico e, na presença de fisiologia alterada, pode levar a intervenções que salvam vidas à beira do leito ou agilizar a transferência para cuidados definitivos.

É imperativo, porém, que os médicos que utilizam o ultrassom como ferramenta diagnóstica compreendam as fortalezas e limitações do FAST. Este exame não tem a intenção de prover diagnóstico absoluto e preciso em termos de qual órgão afetado ou a quantidade de líquido livre na cavidade abdominal. O objetivo primordial do emprego desta ferramenta é identificar pacientes que necessitam de laparotomia de emergência. Vários estudos têm mostrado as vantagens de exames complementares adicionais ao FAST em pacientes estáveis hemodinamicamente e com resultado negativo no FAST, devido à sua baixa sensibilidade.

REFERÊNCIAS BIBLIOGRÁFICAS

1. Mayron R, Gaudio FE, Plummer D, Asinger R, Elsperger J. Echocardiography performed by emergency physicians: impact on diagnosis and therapy. Ann Emerg Med 1988; 17:150-4. doi: 10.1016/s0196-0644(88)80301-9.
2. Osterwalder J, Polyzogopoulou E, Hoffmann B. Point-of-Care Ultrasound-History, Current and Evolving Clinical Concepts in Emergency Medicine. Medicina (Kaunas) 2023; 59:2179. doi: 10.3390/medicina59122179.
3. Mahmood F, Matyal R, Skubas N, Montealegre-Gallegos M, Swaminathan M, Denault A, et al. Perioperative ultrasound training in anesthesiology: a call to action. Anesth Analg 2016; 122: 1794-804. doi: 10.1213/ANE.0000000000001134.
4. Li L, Yong RJ, Kaye AD, Urman RD. Perioperative Point of Care Ultrasound (POCUS) for Anesthesiologists: an Overview. Curr Pain Headache Rep 2020; 24:20. doi: 10.1007/s11916-020-0847-0.
5. Teixeira PG, Inaba K, Hadjizacharia P, Brown C, Salim A, Rhee P, et al. Preventable or potentially preventable mortality at a mature trauma center. J Trauma 2007;63:1338-46.
6. Poletti PA, Mirvis SE, Shanmuganathan K, Takada T, Killeen KL, Perlmutter D, et al. Blunt abdominal trauma patients: Can organ injury be excluded without performing computed tomography? J Trauma 2004;57:1072 - 81
7. Clarke JR, Trooskin SZ, Doshi PJ, Greenwald L, Mode CJ. Time to laparotomy for intra-abdominal bleeding from trauma does affect survival for delays up to 90 minutes. J Trauma. 2002; 52:420
8. Akdemir HU, Caliskan F, Kati C, Baydin A. The blunt abdominal trauma bedside ultrasonography comparison with trauma severity scores and computerized tomography. J Coll Physicians Surg Pak 2019; 29:621
9. Savoia P, Jayanthi SK, Chammas MC. Focused Assessment with Sonography for Trauma (FAST). J Med Ultrasound 2023; 31:101-106. doi: 10.4103/jmu.jmu_12_23.
10. Pace J, Arntfield R. Focused assessment with sonography in trauma: a review of concepts and considerations for anesthesiology. Can J Anaesth 2018; 65:360-70. doi:10.1007/s12630-017-1030-x
11. Richards JR, McGahan JP. Focused assessment with sonography in trauma (FAST) in 2017: What radiologists can learn. Radiology 2017; 283:30-48
12. Manson WC, Kirksey M, Boublik J, Wu CL, Haskins SC. Focused assessment with sonography in trauma (FAST) for the regional anesthesiologist and pain specialist. Reg Anesth Pain Med 2019; 44:540-548. doi: 10.1136/rapm-2018-100312.
13. Chaijareenont C, Krutsri C, Sumpritpradit P, Singhatas P, Thampongsa T, Lertsithichai P, et al. FAST accuracy in major pelvic fractures for decision - making of abdominal exploration: Systematic review and meta-analysis. Ann Med Surg (Lond) 2020;60:175-8
14. Boulanger BR, McLellan BA, Brenneman FD, Ochoa J, Kirkpatrick AW. Prospective evidence of the superiority of a sonography-based algorithm in the assessment of blunt abdominal injury. J Trauma 1999; 47:632–7.
15. Nunes LW, Simmons S, Hallowell MJ, Kinback R, Trooskin S, Kozar R. Diagnostic performance of trauma us in identifying abdominal or pelvic free fluid and serious abdominal or pelvic injury. Acad Radiol 2001; 8:128–36.
16. Shokoohi H, Boniface K, Kaviany P, Armstrong P, Calabrese K, Pourmand A. An experiential learning model facilitates learning of bedside ultrasound by preclinical medical students. J Surg Educ 2016; 73:208–14.
17. Pace J, Arntfield R. Focused assessment with sonography in trauma: a review of concepts and considerations for anesthesiology. Can J Anesth 2018, 65(4):360-370.
18. Abrams BJ, Sukumvanich P, Seibel R, Moscati R, Jehle D. Ultrasound for the detection of intraperitoneal fluid: the role of Trendelenburg positioning. Am J Emerg Med. 1999;17(2):117–20.

7

ULTRASSONOGRAFIA GÁSTRICA *POINT-OF-CARE*

João Batista Santos Garcia
José Osvaldo Barbosa Neto
Leonardo de Andrade Reis

INTRODUÇÃO

A ultrassonografia *point-of-care* (POCUS) representa um avanço transformador na atuação dos anestesiologistas, especialmente como uma ferramenta que permite realizar o diagnóstico de situações clínicas à beira do leito, resultando em otimização do tempo e aumento da segurança. Entre as várias aplicações do POCUS, a ultrassonografia (US) gástrica destaca-se como uma ferramenta essencial para a avaliação e gestão do risco em diversos ambientes clínicos.

A US gástrica tem como finalidade a avaliação do conteúdo e do volume do estômago, fornecendo informações essenciais para tomada de decisão, tais como a técnica anestésica mais segura e o risco relacionado à realização de anestesia geral e sedação. Por se tratar de um método diagnóstico não invasivo e de rápida implementação, é ideal para cenários onde o tempo é um fator primordial, tais como nas emergências médicas e no perioperatório.[1] O principal benefício advindo de sua utilização é a prevenção da broncoaspiração, evento catastrófico com elevada morbimortalidade, que ocorre com frequência de 1:4000 anestesias, e representa uma das principais causas de óbito anestésico relacionado a eventos de vias aéreas. Os pacientes que estão em maior risco são aqueles cujo tempo de jejum é desconhecido ou que tenham esvaziamento gástrico retardado devido às suas morbidades associadas. A prevalência de estômago cheio em pacientes cirúrgicos na emergência é estimada em 56% (Figura 7.1).[1]

Fatores de risco para broncoaspiração durante manejo de vias aéreas	
Estômago cheio	**Esvaziamento gástrico lentificado**
	Gastroparesia diabética — Esclerose múltipla
	Acalásia — Dependência química
	Disfunção renal — Trauma
	Disfunção hepática — Gestação
	Paciente crítico — Parto

Figura 7.1. Fatores de risco para broncoaspiração.

SONOANATOMIA GÁSTRICA

O estudo da sonoanatomia gástrica concentra-se principalmente no antro, localizado na porção distal do estômago. Esta região é chave para avaliação do volume e da natureza do conteúdo gástrico.[2] O fígado, o baço e a aorta servem como referências na construção da janela sonográfica, ideal para este exame (Figura 7.2). O primeiro proporciona um contraste de densidade que melhora a resolução da imagem gástrica, produzindo a janela acústica ideal para visualização do antro. Esta relação anatômica é particularmente importante na identificação do conteúdo gástrico, como a presença de sólidos e líquidos[2]. O baço, por sua vez, oferece janela acústica que permite avaliação coronal e transversal do estômago a partir do quadrante superior esquerdo[3]. A aorta abdominal, que corre posteriormente ao estômago, é outro marco significativo. A identificação da aorta e de suas ramificações pode ajudar na orientação espacial e na avaliação da anatomia circundante. Além disso, a pulsabilidade deste vaso pode ser usada para a diferenciar de outras formações tubulares no abdômen, como o intestino ou o ducto biliar.[2]

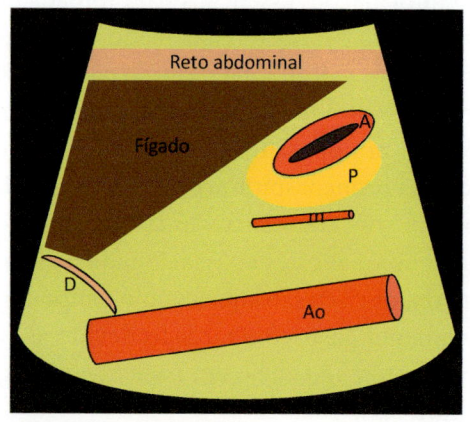

Figura 7.2. Representação da janela sonográfica.

INDICAÇÕES PARA ULTRASSONOGRAFIA GÁSTRICA POINT-OF-CARE

A US gástrica está indicada nos cenários em que não esteja claro o estado de jejum do paciente, permitindo que seja estabelecido o risco de broncoaspiração.[1,4]

No entanto, a utilização rotineira desta ferramenta em pacientes que puderam cumprir o tempo de jejum planejado e que não possuem fatores de risco adicionais, é controversa, dado a baixa probabilidade de que apresentem um estômago cheio. Isto se explica pelo perfil dicotômico dos resultados deste exame (estômago vazio ou estômago cheio) dentro de uma estrutura diagnóstica bayesiana, na qual a acurácia da ultrassonografia gástrica é potencializada nos casos em que a probabilidade pré-teste de estômago cheio é superior a 50% (situações descritas na Figura 7.1).[1,4]

TÉCNICA DE ULTRASSONOGRAFIA GÁSTRICA

Preparação do paciente

Paciente deverá ser posicionado confortavelmente em uma maca, em um ambiente com luminosidade reduzida, e ter o se abdômen superior exposto. O exame é realizado inicialmente na posição supina e, em seguida, em decúbito lateral direito (DLD) (Figura 7.3). Deverá ser utilizado gel como meio de condução, e utilizado em quantidade suficiente para realização do escaneamento nas duas posições.[1,4]

Se a posição de DLD não for viável devido às condições clínicas do paciente, o exame pode ser realizado em uma posição semirreclinada (de cefaloaclive), com elevação do dorso em 45°.[1] Nos casos em que a posição supina também não for adequada ou possível, pode ser realizado através do quadrante superior esquerdo (QSE), na visão coronal.[5]

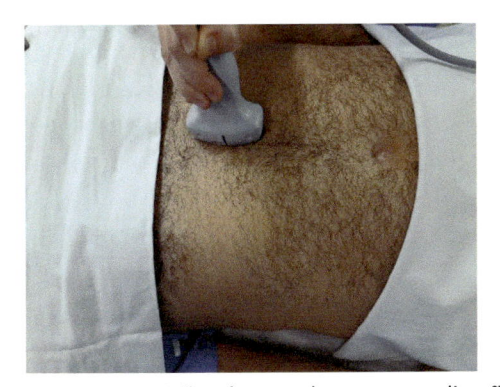

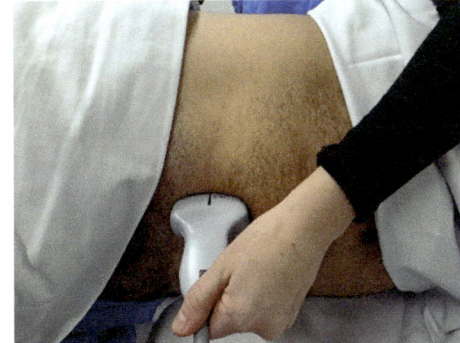

Figura 7.3. Posições do transdutor para realização do POCUS gástrico.

Escolha do transdutor

Como regra geral, para este tipo de exame deve ser utilizado um transdutor convexo de baixa frequência (2-5 Mhz ou 5-8 Mhz), selecionando os ajustes para exame de abdômen, com profundidade entre 10-12 cm, dependendo do paciente. Também é possível utilizar o transdutor setorial de ecocardiografia transtorácica.[4-6]

Passo a passo do exame

Sonografia do plano sagital do antro gástrico pela janela subxifoidea

Com paciente em posição supina, posicionar o transdutor na região subxifoidea sobre o plano sagital, com o marcador da sonda orientado cranialmente (Figura 7.3). Escanear o abdômen da esquerda para a direita até que seja possível visualizar simultaneamente na janela acústica o fígado, aorta com sua pulsação profundamente, no seu eixo longitudinal, e o antro gástrico logo abaixo da borda hepática (Figuras 7.2 e 7.3). O pâncreas e a artéria mesentérica superior também podem ser visualizados na mesma janela. A visualização da aorta tem grande importância na obtenção da imagem adequada para avaliação de estômago cheio, e sua visualização é indispensável. Portanto, caso a veia cava seja visualizada (vaso compressível e de parede mais fina), possivelmente o feixe está orientado demasiadamente para a direita. A imagem formada do estômago neste caso não será do antro, mas sim do piloro. Apesar de ainda ter valor diagnóstico, a sensibilidade do teste para pacientes de alto risco é inferior, e o volume gástrico estimado poderá estar subestimado. O feixe, portanto, deve ser ajustado até que novamente a aorta seja visível.[4,5] A confirmação de que a imagem é do antro gástrico se dá pela identificação da camada muscular própria (parede gástrica mais espessa que produz uma imagem hipoecoica com 4-6 mm). É possível que uma alça mais dilatada possa ser confundida com o antro gástrico.

Em seguida o paciente é colocado em DLD, e os mesmos procedimentos são repetidos, e as mesmas referências sonográficas deverão ser encontradas.[5]

No caso de ser possível identificar a presença apenas de líquidos, o volume gástrico deve ser estimado em DLD, a partir de imagem que exiba sua maior secção transversal. Esta área deve ser mensurada com uso do *software* do aparelho de ultrassonografia, selecionando a área ao longo da camada hiperecoica exterior da parede, que representa a serosa. Uma área de secção transversal do antro (ASTA) superior a 10 cm² já sugere estômago cheio. No entanto, o volume gástrico pode ser estimado pela seguinte fórmula[4,5] (Figura 7.4) ou usando a ferramenta de elipse do US, a qual permite medir a área (Figura 7.5).

$$\text{Volume gástrico (mL)} = 27 + 14{,}6 \text{ ASTA (em DLD) cm}^2 - 1{,}28 \times \text{idade (anos)}$$

Figura 7.4. Fórmula para cálculo do volume gástrico.

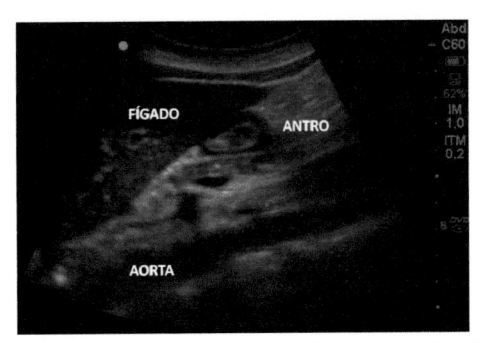

Figura 7.5. Medida da área do antro gástrico usando a ferramenta de elipse do US.

Sonografia do corpo gástrico do quadrante superior esquerdo (QSE)

Com paciente em posição supina, posicionar o transdutor na linha axilar média esquerda sobre o plano longitudinal, com marcador direcionado para a cabeça do paciente. Esta orientação determina que na imagem reconstruída a cavidade torácica aparecerá à direita e a cavidade abdominal à esquerda do monitor do aparelho de ultrassom. Nesta janela deverá ser identificado o baço como uma estrutura arredondada e capsular, e o diafragma esquerdo como uma linha hiperecoica acima do baço, e que se move com a respiração do paciente. Em seguida, dirige-se o transdutor posteriormente até identificar o rim esquerdo, que aparecerá como uma estrutura oblonga posteroinferior ao baço. Uma vez identificadas as estruturas, direcionar o transdutor anteriormente para visualizar o corpo gástrico. Nesta abordagem, o movimento respiratório irá deslocar as estruturas, dificultando a visualização. Quando possível, pode ser solicitado momentos de pausa respiratória do paciente.[4,5]

INTERPRETAÇÃO DAS IMAGENS

A interpretação do US gástrico passa primordialmente por uma avaliação qualitativa das imagens obtidas, permitindo a classificação conforme proposto por Perlas[1] (Figura 7.6). As duas possibilidades extremas, estômago com presença de sólidos (estômago cheio) ou estômago vazio são de análise mais simples para tomada de decisão. Em alguns casos, no entanto, será necessário estudo quantitativo, com cálculo do volume do antro. Este segundo caso ocorrerá quando apenas conteúdo líquido for encontrado. O volume gástrico adotado como ponto de corte para risco de broncoaspiração é de > 1,5mL/Kg, medido com paciente em DLD. Importante saber que 5% dos pacientes que se apresentam para cirurgia eletiva com jejum completo apresentam volume gástrico superior a 1,5 mL/Kg. Considerando que o risco de aspiração entre estes pacientes é reduzido, podemos perceber que este valor de corte possui baixa especificidade para broncoaspiração. Volumes menores, portanto, não estão isentos de risco. A interpretação mais pragmática para este ponto de corte é a de que os pacientes com volumes >1,5 mL/Kg são de "maior risco" para broncoaspiração.[7] Uma vez estimado o volume gástrico, o valor pode ser colocado na tabela proposta por Perlas[1] (Tabela 7.1) permitindo a avaliação do risco. Os valores dentro da área pintada correspondem a volumes menores que 1,5 mLKg, sugerindo baixo risco.

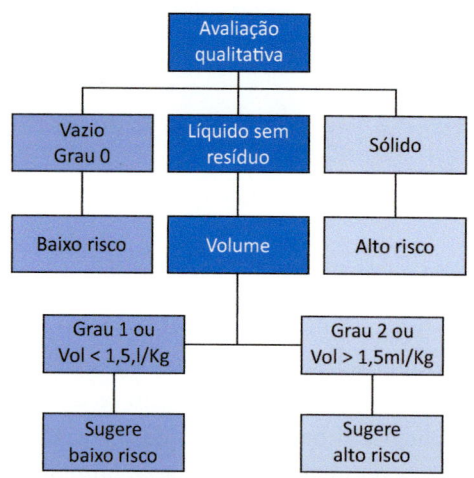

Figura 7.6. Avaliação qualitativa do US gástrico proposta por Perlas.[1]

Tabela 7.1. Volume gástrico estimado pela idade e área do antro.

Área do antro	Idade em anos						
	20	30	40	50	60	70	80
2	31	18	5	0	0	0	0
3	45	32	20	7	0	0	0
4	60	47	34	21	9	0	0
5	74	62	49	36	23	10	0
6	89	76	63	51	38	25	12
7	103	91	78	65	52	40	27
8	118	105	93	80	67	54	41
9	133	120	107	94	82	69	56
10	147	135	122	109	96	83	71
11	162	149	136	123	111	98	85
12	177	164	151	138	125	113	100
13	191	178	165	153	140	127	114
14	206	193	180	167	155	142	129
15	220	207	194	182	169	156	143
16	235	222	209	200	184	171	158
17	249	236	224	211	198	185	173
18	264	251	239	226	213	200	187
19	278	266	253	240	227	214	202
20	293	281	268	255	242	229	217
21	307	295	282	269	256	244	231
22	323	310	297	284	271	259	246
23	337	324	311	298	285	273	260
24	352	339	326	313	301	288	275
25	366	353	340	327	315	302	289
26	381	368	355	343	330	317	304
27	395	382	369	357	344	331	318
28	410	397	389	372	359	346	333
29	424	411	398	386	373	360	347
30	439	427	414	401	388	375	363

Considerando agora a avaliação qualitativa, podemos identificar 3 possíveis cenários:

Estômago vazio

A estômago vazio é visto sonograficamente como uma imagem pequena, achatada e colapsada, tanto na posição supina quanto na posição de DLD. As paredes do estômago podem se mostrar espessas, e quando assumem uma forma arredondada ou oval, recebem a denominação de "alvo" (*bulls-eye*/olho de touro). O diagnóstico de um antro gástrico vazio só deve ser considerado após avaliação em DLD, e está associado a um baixo risco de aspiração pulmonar (Figura 7.7 e Vídeo 7.1).[8]

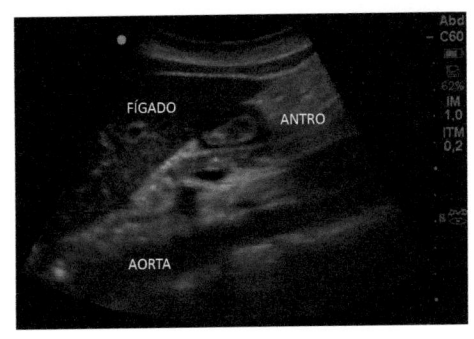

Figura 7.7. Estômago vazio.

Vídeo 7.1. Estômago vazio.

Estômago com conteúdo líquido

A imagem formada pelo conteúdo no estômago dependerá de que tipo de líquido foi ingerido pelo paciente. Os chamados líquidos claros (água, sucos coados, chá preto ou café) se apresentam como uma imagem anecoica ou hipoecoica (Figura 7.8). Já os líquidos mais espessos formam imagens mais ecogênicas e homogêneas. A presença de líquido faz com que o antro se distenda, e suas paredes, incluindo a muscular, aparecem mais delgadas durante a sonografia. Quando há presença concomitante de ar no estômago advindo do processo de deglutição ou da ingestão de líquidos gaseificados, ou resíduos em fase final do processo de digestão, poderão ser visualizados pontos hiperecogênicos, formando a imagem de "noite estrelada"[4,6] (Figura 7.9).

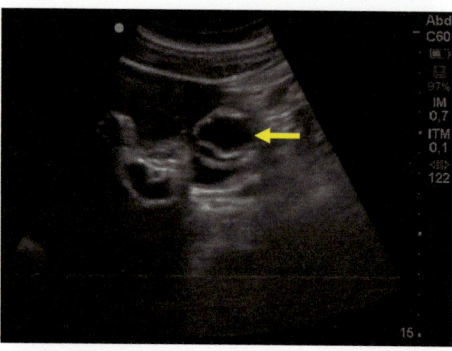

Figura 7.8. Estômago com líquido sem resíduo (*seta*).

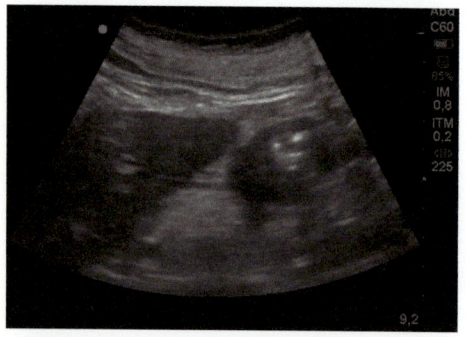

Figura 7.9. Pontos hiperecogênicos no estômago com resíduo líquido.

Estômago com conteúdo sólido

Nos estágios iniciais, logo após alimentação, a presença de conteúdo sólido no antro dificulta a passagem do feixe de ultrassom e visualização de estruturas mais profundas, e isso se traduz em uma imagem homogênea em vidro fosco na interface "mucosa-ar" da parede anterior do antro, produzindo uma sombra acústica que dá um aspecto de cortina, recobrindo as vísceras profundas[6] (Figura 7.10). Após este estágio inicial, o ar do processo de deglutição é absorvido, e o conteúdo sólido aparece hiperecogênico com uma consistência heterogênea dentro de um antro distendido (Figura 7.11). A circunferência completa do antro será visível. Podem ser notados movimentos peristálticos, bem como o movimento de material particulado dentro do antro (Vídeos 7.2 a 7.4). Fluidos mais espessos, como leite ou iogurte, aparecem mais homogêneos e hiperecogênicos. Ocasionalmente, uma aparência bifásica de uma área hiperecogênica e uma área hipoecogênica pode ser observada como resultado da coagulação de produtos lácteos, quando misturados com ácido gástrico.[4,6]

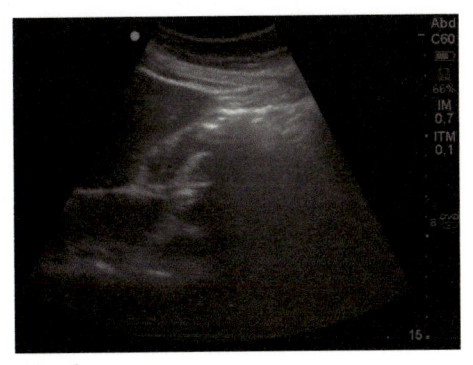

Figura 7.10. Imagem em vídeo fosco.

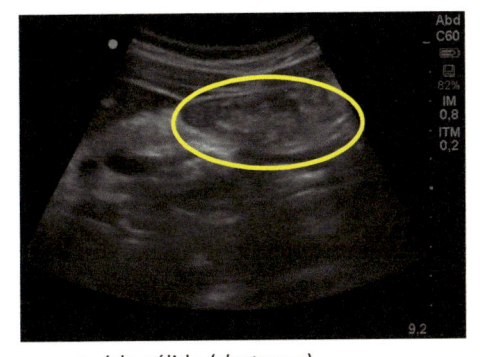

Figura 7.11. Estômago com conteúdo sólido (*destaque*).

Vídeo 7.2. Estômago com conteúdo em imagem de céu estrelado.

Vídeo 7.3. Estômago com conteúdo em imagem de vidro fosco.

Vídeo 7.4. Estômago com conteúdo sólido.

INTERPRETAÇÃO DO POCUS GÁSTRICO

Baseado na avaliação qualitativa, o paciente pode ser classificado conforme apresentado na Figura 7.6. Esta classificação permite que seja feito ajuste do planejamento anestésico para as situações em que há maior risco. No entanto, é possível aumentar a acurácia com a implementação da avaliação quantitativa subsequente, utilizando o volume gástrico estimado. Com esta estratégia, um achado positivo no POCUS tem 98% de chance de identificar um estômago cheio verdadeiro. No caso de um US gástrico negativo para estômago cheio, apenas em 0,01% das vezes ocorrerá erro diagnóstico.

Se o paciente é considerado com estômago cheio, medidas adicionais de prevenção de broncoaspiração deverão ser tomadas nos casos de urgência/emergência e, quando possível, o procedimento poderá ser adiado até que o tempo de jejum seja cumprido integralmente. Estando afastada a situação de estômago cheio, a cirurgia poderá ser executada com baixo risco.

A prevenção de aspiração pode ser alcançada através da implementação de uma série de medidas. Considerar técnica anestésica regional, descompressão gástrica através de sondagem e aspiração do conteúdo intraluminal, evitar sedação profunda sem via aérea protegida, e realizar intubação por técnica de sequência rápida.[4] A seguir, neste capítulo, discutiremos a influência da avaliação do conteúdo gástrico frente aos cenários de vias aéreas.

SITUAÇÕES ESPECIAIS

Gravidez

A gravidez traz profundas alterações fisiológicas para a paciente gestante, tais como o relaxamento do esfíncter esofagiano inferior induzido pelo aumento da progesterona, pressão intra-abdominal aumentada pela presença do útero gravídico e gastroparesia. Estas mudanças tornam o período da gestação mais propenso a eventos de aspiração. A ultrassonografia gástrica para avaliação de risco de broncoaspiração foi validado para esta população, e tem sido usado para nortear a conduta anestésica, tanto em procedimentos cirúrgicos quanto no momento do parto.[9]

Algumas variações da técnica, no entanto, são necessárias, em virtude da condição especial deste grupo de pacientes. Por exemplo, a posição supina deve ser evitada no terceiro trimestre, de modo a prevenir a compressão aortocaval. Portanto, o exame deve ser feito com cefaloaclive de 45% ou no DLD. Outra diferença está no fato de que a visualização da aorta está prejudicada, não sendo útil como marco sonoanatômico. A posição habitual do antro também pode estar alterada nas grávidas, sendo encontrado mais cranial que o habitual. Solicitar que a paciente retifique as pernas pode ajudar a retornar o estômago para a posição normal.[9]

A interpretação e tomada de decisão segue os mesmos princípios descritos anteriormente, e, sempre que necessário, medidas adicionais de prevenção de broncoaspiração devem ser tomadas para garantir a segurança do binômio maternofetal.

Pacientes pediátricos

Na população pediátrica, a escolha do transdutor será feita com base no peso. Para as crianças com menos de 40 kg deve ser utilizado transdutor linear de alta frequência, por ser capaz de produzir imagens de maior definição em planos mais superficiais. Já nas crianças com mais de 40 kg, como as vísceras já se encontram mais profundas, deve ser utilizado o transdutor convexo de baixa frequência, como em adultos. O volume gástrico encontrado em jejum na população pediátrica é semelhante aos adultos, e o valor de corte de 1,5 mL/Kg também é adotado.[10]

Outras aplicações particulares dos pacientes pediátricos é a possibilidade de avaliação do estado gástrico de pacientes com estenose hipertrófica do piloro, orientando a técnica anestésica mais adequada, bem como a detecção de corpos estranhos que tenham sido ingeridos (bactérias, moedas, clipes de papel etc.)[10].

Obesidade mórbida

Estes pacientes se apresentam como um desafio para exequibilidade da ultrassonografia *point-of-care*. A maior profundidade do antro e presença de gordura visceral em maior quantidade tornam o exame tecnicamente mais difícil. Porém, é passível de ser realizado e confiável em 95% dos casos. Em geral, os pacientes obesos têm maior área de secção transversal do antro que indivíduos saudáveis. Apesar disso, as referências descritas anteriormente podem ser adotadas para esta população.[10]

LIMITAÇÕES E DESAFIOS

A ultrassonografia *point-of-care* gástrica enfrenta diversas limitações técnicas e anatômicas que podem afetar sua eficácia. Primeiramente, a qualidade da visualização pode ser comprometida pela presença de gás intestinal ou obesidade, que dificultam a produção de imagens confiáveis. Além disso, a complexidade anatômica do estômago, com suas variações em forma e tamanho, pode dificultar a padronização dos exames e a interpretação das imagens. Pacientes com cirurgias gástricas prévias ou grandes hérnias hiatais também podem trazer dificuldades adicionais na interpretação.[2,10]

Do ponto de vista conceitual, esta técnica avalia apenas um dos aspectos relacionados ao risco de broncoaspiração, que é o volume gástrico. Outras variáveis que podem influenciar este cenário são negligenciadas, como presença de doenças do trato gastrointestinal superior (acalasia e doença do refluxo gastroesofágico) e eventos relacionados às vias aéreas, como uma intubação difícil não prevista, que obrigue o anesthesiologista à realização de ventilação manual.[10]

FUTURO DA ULTRASSONOGRAFIA GÁSTRICA POINT-OF-CARE

Os avanços tecnológicos em ultrassonografia *point-of-care* têm o potencial de transformar significativamente a prática clínica. A introdução de dispositivos portáteis e de alta resolução melhora a acessibilidade e a qualidade das imagens, permitindo diagnósticos mais precisos e intervenções oportunas.[11] Além disso, a integração de algoritmos de inteligência artificial para auxiliar na interpretação das imagens pode reduzir a variabilidade entre operadores e aumentar a precisão diagnóstica.[12] Com implementação de *softwares* avançados para modelagem tridimensional e análise quantitativa do conteúdo gástrico, a tomada de decisão clínica poderá ter maior agilidade e precisão, o que implicará em maior custo-efetividade da ferramenta.[13]

AVALIAÇÃO DO CONTEÚDO GÁSTRICO NA ESCOLHA DA ESTRATÉGIA DE ABORDAGEM DAS VIAS AÉREAS

Os testes à beira do leito para avaliação da dificuldade de intubação apresentam resultados limitados, com alta incidência de falsos-negativos. Roth *et al.*, em revisão sistemática avaliando 133 trabalhos, incluindo 844.260 pacientes, encontraram baixa sensibilidade destes testes.[14] Norskov *et al.*, usando a base de dados dinamarquesa incluindo 188.064 pacientes, concluíram que 93% das intubações difíceis não eram antecipadas.[15] Agravando a situação, as manobras de pré-oxigenação para indução em sequência rápida podem não ser suficientes para evitar a hipoxemia. Gebremedhn *et al.* encontraram até 10% dos pacientes com queda da saturação da hemoglobina durante as induções em sequência rápida.[16] A manobra de compressão cricoidea, também conhecida como manobra de Sellick, parece não oferecer proteção adequada,[17] além de dificultar a intubação. De fato, o esôfago pode se situar lateralmente à laringe, comprometendo o resultado da manobra (Figuras 7.12 e 7.13).

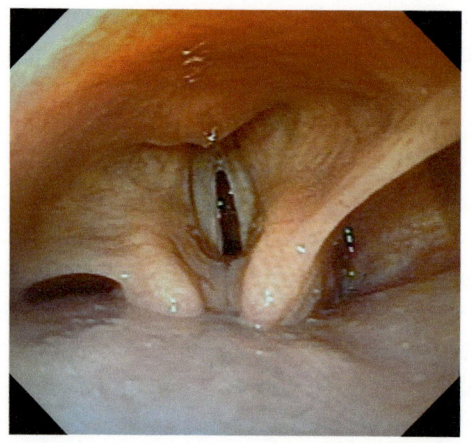

Figura 7.12. Imagem de exame de endoscopia digestiva mostrando posição lateral do esôfago em relação à laringe.

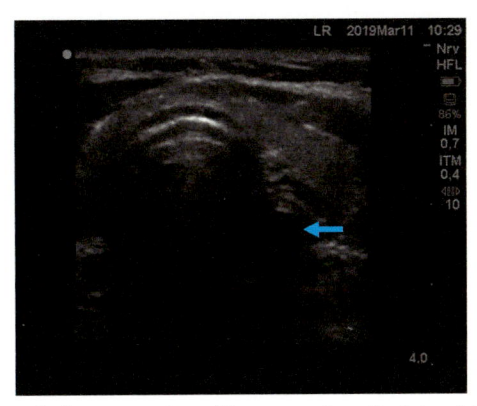

Figura 7.13. Ultrassom cervical mostrando esôfago em situação lateral à laringe (*seta*).

Em 2022, a American Society of Anesthesiologists propôs uma recomendação para abordagem das vias aéreas,[18] onde podemos observar que frente ao paciente com potencial via aérea difícil e risco de broncoaspiração, sugere a intubação acordado. Deste modo, o US gástrico participa ativamente do processo de decisão da melhor e mais segura estratégia para abordagem das vias aéreas. Frente ao paciente com baixo risco de broncoaspiração (graus 0 e 1) podemos realizar a indução e ventilação com balão e máscara, aguardando o melhor momento e a melhor condição para intubação. Nos pacientes com resíduo sólido ou grandes volumes líquidos, a estratégia ideal é a intubação acordado.

Nos pacientes com resíduo líquido em volume acima de 1,5 mL/Kg de peso, havendo possibilidade de intubação difícil e considerando o risco de falha de intubação e necessidade de ventilação, a abordagem acordado passa a ser recomendada. Não havendo preditores de intubação difícil, pode-se optar por indução em sequência rápida.

CONCLUSÃO

Não há dúvidas de que a saída do aparelho de ultrassonografia das salas de diagnóstico por imagem para as salas de emergência, salas cirúrgicas e para as unidades de terapia intensiva foi uma das maiores revoluções da medicina moderna, transformando esta ferramenta no "estetoscópio" do médico moderno. A ultrassonografia *point-of-care* (à beira-do-leito), uma das vertentes desta revolução, abriu caminho para obtenção de diagnósticos mais rápidos e precisos, qualificando a tomada de decisão médica em cenários críticos, incluindo a melhor estratégia para abordagem das vias aéreas. Nesta esteira, a ultrassonografia gástrica permitiu a individualização da avaliação de risco de broncoaspiração durante o manejo de vias aéreas nos mais diferentes cenários e populações, oferecendo maior segurança para os pacientes.

REFERÊNCIAS BIBLIOGRÁFICAS

1. Perlas A, Arzola C, Van de Putte P. Point-of-care gastric ultrasound and aspiration risk assessment: a narrative review. Can J Anaesth [Internet]. 2018 [cited 2024 May 13];65:437–48. Available from: https://pubmed.ncbi.nlm.nih.gov/29230709/
2. Haskins SC, Kruisselbrink R, Boublik J, Wu CL, Perlas A. Gastric Ultrasound for the Regional Anesthesiologist and Pain Specialist. Reg Anesth Pain Med [Internet]. 2018 [cited 2024 May 13];43:689–98. Available from: https://pubmed.ncbi.nlm.nih.gov/30052550/
3. Heinz ER, Al-Qudsi O, Convissar DL, David MD, Dominguez JE, Haskins S, et al. Gastric Point of Care Ultrasound in Adults: Image Acquisition and Interpretation. J Vis Exp [Internet]. 2023 [cited 2024 May 13];2023. Available from: https://pubmed.ncbi.nlm.nih.gov/37811946/
4. Anahi P, Richelle K. POCUS Spotlight: Gastric Ultrasound. ASRA News. 2021;46.
5. Heinz ER, Al-Qudsi O, Convissar DL, David MD, Dominguez JE, Haskins S, et al. Gastric Point of Care Ultrasound in Adults: Image Acquisition and Interpretation. Journal of Visualized Experiments [Internet]. 2023 [cited 2024 May 16]; Available from: https://www.jove.com/t/65707/gastric-point-care-ultrasound-adults-image-acquisition
6. Haskins SC, Kruisselbrink R, Boublik J, Wu CL, Perlas A. Gastric Ultrasound for the Regional Anesthesiologist and Pain Specialist. Reg Anesth Pain Med [Internet]. 2018 [cited 2024 May 16];43:689–98. Available from: https://pubmed.ncbi.nlm.nih.gov/30052550/
7. Lyons C, El-Boghdadly K. Point-of-care gastric ultrasound: food for thought. Anaesthesia [Internet]. 2024 [cited 2024 May 16];79:123–7. Available from: https://pubmed.ncbi.nlm.nih.gov/38017691/
8. El-Boghdadly K, Wojcikiewicz T, Perlas A. Perioperative point-of-care gastric ultrasound. BJA Educ [Internet]. 2019 [cited 2024 May 16];19:219–26. Available from: https://pubmed.ncbi.nlm.nih.gov/33456894/
9. Sherwin M, Katz D. Using gastric ultrasound to assess gastric content in the pregnant patient. BJA Educ [Internet]. 2021 [cited 2024 May 20];21:404. Available from: /pmc/articles/PMC8520039/
10. Perlas A, Arzola C, Van de Putte P. Point-of-care gastric ultrasound and aspiration risk assessment: a narrative review. Can J Anaesth [Internet]. 2018 [cited 2024 May 13];65:437–48. Available from: https://pubmed.ncbi.nlm.nih.gov/29230709/
11. Carolina Tejera Alvarado A. Point-of-care ultrasonography: narrative review. Glob J Res Anal. 2023;113–5.
12. Sekiguchi H. Tools of the Trade: Point-of-Care Ultrasonography as a Stethoscope. Semin Respir Crit Care Med. 2016;37:068–87.
13. Koratala A, Kazory A. Point of Care Ultrasonography for Objective Assessment of Heart Failure: Integration of Cardiac, Vascular, and Extravascular Determinants of Volume Status. Cardiorenal Med. 2021;11:5–17.
14. Roth D, Pace NL, Lee A, Kovhannisyan K, Warenits AM, Arrich J, Herkner H. Bedside tests for predicting difficult airways: an abridged Cochrane diagnostic test accuracy systematic review. Anaesthesia 2019; 74: 915-28.
15. Norskov AK, Rosenstock CV, Wetterslev J, Astrup G, Afshari A, Lundstrom LH. Diagnostic accuracy of anaesthesiologists'prediction of difficult airway management in daily clinical practice: a cohort study of 188064 patients registered in the Danish Anaesthesia Database. Anaesthesia 2015; 70: 272-281.
16. Gebremedhn EG, Mesele D, Aemero D, Alemu E. The incidence of oxygen desaturation during rapid sequence induction and intubation. World J Emerg Med 2014; 5 (4): 287-285.
17. Birenbaum A, Hajage D, Roche S, Ntouba A, Eurin M, Cuvillon P, et al. Effect of cricoid pressure compared with a sham procedure in rapid sequence induction of anesthesia. The IRIS randomized clinical trial. JAMA surg 2019; 154(1): 9-17.

8

ULTRASSOM CARDÍACO FOCADO *POINT-OF-CARE*

Marcello Salgado
Carolina Baeta
Fábio Papa

INTRODUÇÃO

A ecocardiografia focada trata-se de excelente método para guiar reposição volêmica e avaliar pacientes hemodinamicamente instáveis.[1] Além ser útil no diagnóstico das causas e manuseio da parada cardíaca. Por esses motivos, tem sido incorporada nos algoritmos de suporte avançado de vida em cardiologia.[2] A utilização da ultrassonografia faz parte do arsenal de monitorização do anestesista, o seu uso no período perioperatório encontra-se especificamente bem estabelecido nos seguintes segmentos: (1) Cardíaco, (2) Pulmonar, (3) Avaliação hemodinâmica, (4) Abdominal, (5) Acesso vascular, (6) Vias aéreas e (7) pressão intracraniana.[1,2]

A Sociedade Brasileira de Anestesiologia tem disseminado tanto a técnica da Ultrassonografia Cardíaca *Point-Of-Care* (USPOC) quanto a de ecocardiografia transesofágico (ETE) no período perioperatório, tanto para melhorar a monitorização hemodinâmica e otimizar as técnicas anestésicas como para diagnóstico precoce de complicações no período pós-operatório.[1,3] Embora seus benefícios sejam bem conhecidos, a utilização da ecocardiografia deve ser feita por profissionais treinados e que saibam reconhecer suas limitações, solicitando ajuda dos especialistas sempre que houver dúvida.[4] É necessário ter condições de reconhecer anormalidades na função e no enchimento ventricular, isquemia ou infarto do miocárdio, embolia aérea com repercussão hemodinâmica, disfunção valvar grave, trombos ou massas intracavitárias, derrame pericárdico e lesões nos grandes vasos.[4]

O ultrassom cardíaco focado é definido como uma técnica à beira do leito, com o objetivo de avaliar o paciente instável e, dentro de uma lista específica de diagnósticos, individualizar o tratamento clínico para determinada situação com base nos achados ultrassonográficos, utilizando-se de questões de caráter binário e qualitativo (sim/não - muito/pouco), além de ser um complemento ao exame físico em um tempo curto e com objetivos definidos.[1,5] O seu uso pelo anestesiologista no período perioperatório está relacionado a menores taxas de complicação e mortalidade em pacientes de alto risco.[1,4,5]

INDICAÇÕES

As indicações de uso do US cardíaco focado baseiam-se no diagnóstico de causas de instabilidade hemodinâmica no período perioperatório e na tomada de decisões, fornecendo, dessa forma, novas informações que possam alterar o manejo anestésico e o manejo hemodinâmico, promovendo melhores desfechos clínicos (Figura 8.1).[5]

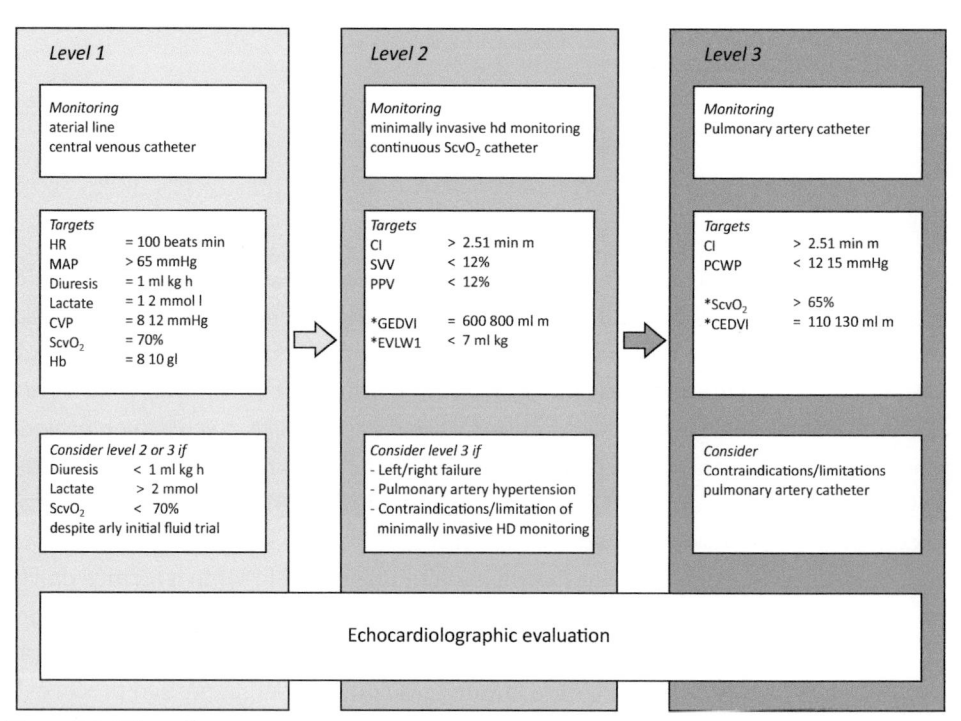

Level 1	Level 2	Level 3
Monitoring aterial line central venous catheter	**Monitoring** minimally invasive hd monitoring continuous ScvO$_2$ catheter	**Monitoring** Pulmonary artery catheter
Targets HR = 100 beats min MAP > 65 mmHg Diuresis = 1 ml kg h Lactate = 1 2 mmol l CVP = 8 12 mmHg ScvO$_2$ = 70% Hb = 8 10 gl	**Targets** CI > 2.51 min m SVV < 12% PPV < 12% *GEDVI = 600 800 ml m *EVLW1 < 7 ml kg	**Targets** CI > 2.51 min m PCWP < 12 15 mmHg *ScvO$_2$ > 65% *CEDVI = 110 130 ml m
Consider level 2 or 3 if Diuresis < 1 ml kg h Lactate > 2 mmol ScvO$_2$ < 70% despite arly initial fluid trial	**Consider level 3 if** - Left/right failure - Pulmonary artery hypertension - Contraindications/limitation of minimally invasive HD monitoring	**Consider** Contraindications/limitations pulmonary artery catheter

Echocardiographic evaluation

Figura 8.1. US cardíaco.

Indicação para o uso da ecocardiografia durante a instabilidade hemodinâmica. A importância do uso das ferramentas de monitorização hemodinâmica dinâmicas, das pressões intracavitárias e arteriais, da microcirculação e a ecocardiografia ajudando ao longo de toda a evolução do manejo hemodinâmico: "monitorização multimodal".

A essência do exame focado é baseada na análise qualitativa por meio de uma interpretação de caráter simples e binário (coração cheio/vazio, função ventricular boa/ruim), fundamental para a tomada de decisão. Ela representa o *modus operandi* do exame, mostrando boa correlação de resultados quando comparado com um exame formal completo realizado por um especialista.[1,2,5]

TÉCNICA

Equipamento e princípios físicos básicos

O US cardíaco focado pode ser realizado com qualquer aparelho de ultrassom, que pode variar desde os modelos mais simples encontrados nos centros cirúrgicos, que são utilizados para acesso venoso e bloqueios periféricos, até os aparelhos mais sofisticados, utilizados para o exame ecocardiográfico completo.[1,4,5] Os requisitos mínimos de aparelhagem são: probe setorial (baixa frequência), comandos simples para otimização de imagem (controle de profundidade e ganho), capacidade de armazenar dados do paciente e a data da realização. A presença de outras funcionalidades, como Doppler colorido, Modo M e Doppler espectral não são necessários para a realização do exame, assim como a presença de ECG[1,5] (Figura 8.2).

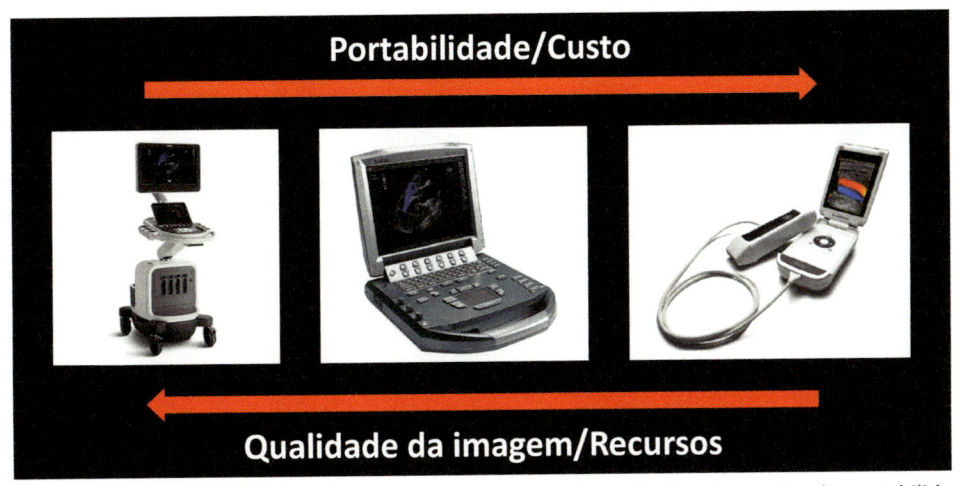

Figura 8.2. Tipos de aparelhos para realização da ecocardiografia focada, avaliando portabilidade/custos e qualidade das imagens/recursos.

Para aperfeiçoar a realização do exame e reconhecer os limites da técnica, é necessário um conhecimento básico sobre os princípios físicos que regem o exame ecocardiográfico.[1,3,6,7]

A ecocardiografia bidimensional gera imagens dinâmicas a partir de reflexões de ondas ultrassônicas transmitidas. A reflexão do som pela estrutura anatômica retorna ao transdutor, que registra o intervalo de tempo de cada reflexão devolvida. Como a velocidade do som no tecido é constante, o intervalo de tempo permite o cálculo das distâncias.[6,7]

O ultrassom é o som com frequências maiores do que as audíveis pelo ouvido humano (> 20.000 Hz). Em ecocardiografia são usadas frequências de 2 MHz a 10 MHz. As ondas sonoras são caracterizadas pela frequência (expressa em ciclos por segundo ou Hertz) e pelo comprimento da onda.[6] Esses fatores têm grande importância na escolha dos transdutores e nos ajustes do aparelho, uma vez que, quanto maior a frequência do transdutor, menor o comprimento de onda e maior a resolução da imagem, mas à custa de uma menor penetração das ondas nos tecidos, ou seja, menor é a profundidade que pode ser estudada.[1,3,6,7] Existem três tipos de resolução que são avaliados em um sistema ultrassônico: a resolução dos objetos localizados ao longo do eixo do feixe de ondas do ultrassom (resolução axial), a resolução dos objetos localizados horizontalmente ao feixe de ondas (resolução lateral) e a resolução dos objetos localizados verticalmente ao feixe (resolução elevacional).[6,7]

A propagação de uma onda de som pelos tecidos é influenciada pelas interações com as diferentes densidades de tecidos encontradas. Essas interações resultam nos fenômenos de reflexão, refração, difusão e atenuação do sinal do ultrassom e é a forma como o som é afetado que determina a aparência resultante da imagem.[3,6,7]

O transdutor é composto de cristais piezoelétricos que podem funcionar tanto como um transmissor quanto como um receptor ultrassônico, ou seja, quando as partículas do cristal são estimuladas por corrente elétrica alternada elas vibram gerando ultrassom. Inversamente, quando uma onda ultrassônica atinge o cristal, as vibrações resultantes das partículas polarizadas geram uma corrente elétrica alternada.[6,7]

Uma grande porção de energia sonora é perdida conforme a onda ultrassônica viaja, e o sinal elétrico deve ser amplificado para que possa ser mais bem processado. Essa amplificação é manipulada pelo controle de ganho do sistema. Além disso, a compensação de ganho de tempo permite amplificar seletivamente sinais de profundidades variadas. Desse modo, os sinais de alvos distantes e refletores mais fracos são aumentados de forma que suas amplitudes são mais precisamente compatíveis com aquelas de estruturas próximas.[1,3,5]

JANELAS ECOCARDIOGRÁFICAS E CORRELAÇÃO ANATÔMICA

Existem cinco janelas para a realizacão do exame focado, e para isso devemos nos posicionar no lado esquerdo do paciente, manipulando o probe com a mão esquerda e o aparelho de US com a mão direita (Figura 8.3).[1,4,5]

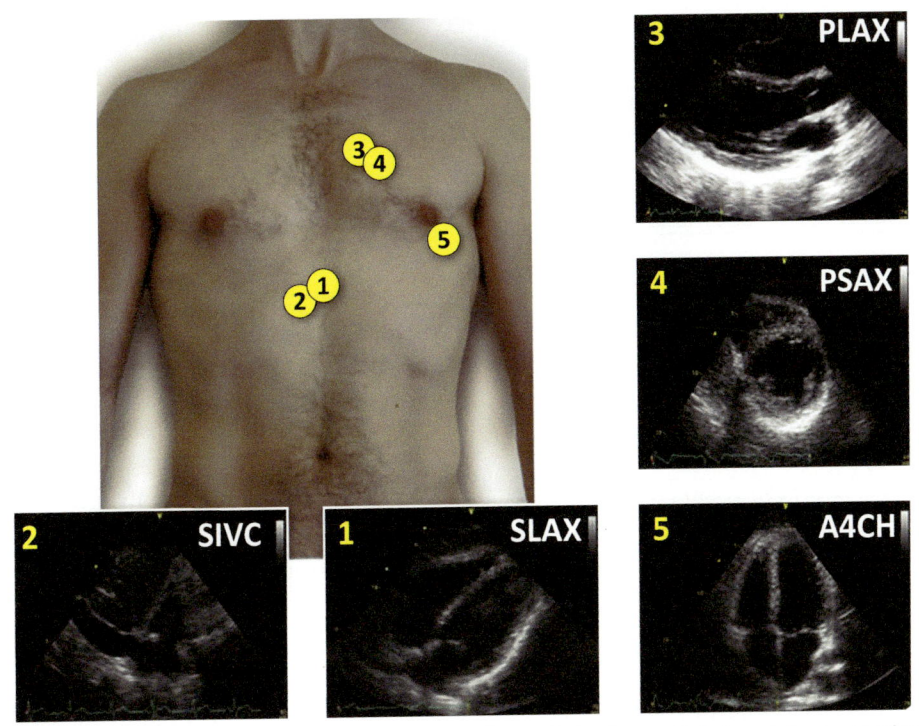

Capítulo **8** | Ultrassom cardíaco focado Point-of-care

Figura 8.3. Janelas da ecocardiografia focada. 1. Subcostal eixo longo; 2. Subcostal veia cava ingerior; 3. Paraesternal eixo longo; 4. Paraesternal eixo curto; 5. Apical 4 câmaras. *Fonte:* adaptado de JASE 2014.

Janela paraesternal (eixo longo e eixo curto)

O corte paraesternal, no seu eixo longo, é obtido com o posicionamento do probe entre o terceiro ou quarto espaço intercostal à esquerda do esterno, com o marcador orientado para o ombro direito do paciente (Figura 8.4). As estruturas observadas nesse corte são (Figura 8.5):[1,5]

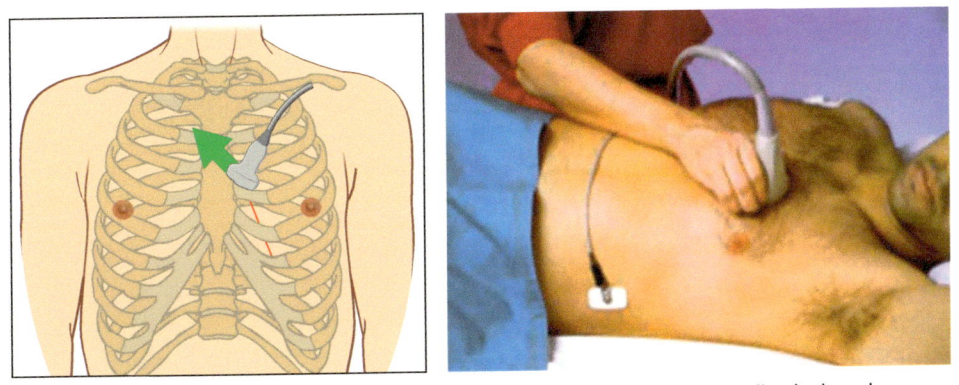

Figura 8.4. Posição do probe no terceiro espaço intercostal com a marcação deslocada para o ombro direito.

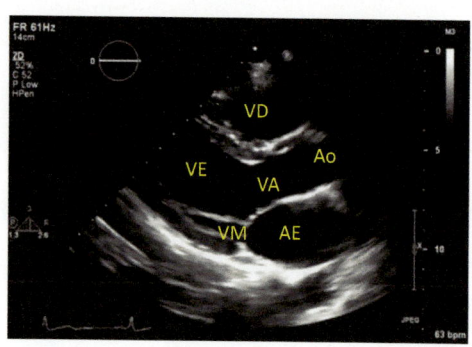

Figura 8.5. Paraesternal eixo longo, evidenciando as estruturas anatômicas. AE: Átrio esquerdo; VM: Valva mitral; VE: Ventrículo esquerdo; VA: Valva aórtica; Ao: Aorta Ascendente; VD: Ventrículo direito.

- Átrio esquerdo (AE): É possível ter uma nocão do tamanho do átrio esquerdo comparando-se o seu diâmetro com o da aorta ascendente (Ao). Valores muitos discrepantes podem sugerir um aumento de pressão atrial esquerda decorrente de disfuncão diastólica.
- Valva mitral (VM): É possível identificar o folheto anterior (maior e em contiguidade com a válvula aórtica) e o posterior, além do aparato mitral subvalvular (músculos papilares e cordas tendíneas). Janela ideal para diagnóstico qualitativo de estenose, regurgitação e presença de calcificacões.
- Ventrículo esquerdo (VE): As paredes anterosseptal e ínferolateral são identificadas, conseguindo-se obter uma boa indicação de funcão global e regional contrátil.
- Valva aórtica (VA): Identifica-se a presença ou não de calcificacão nos folhetos, a presença de estenose, de regurgitacão e de dilatacão da raiz da aorta.
- Ventrículo direito (VD): Observa-se a via de saída do VD, seu tamanho e sua função contrátil.
- Aorta Descendente: A aorta descendente torácica é identificada, servindo como referência para a diferenciação entre líquido pleural (presença de líquido abaixo) e pericárdico (presença de líquido acima) (Figura 8.6).[8]

O corte paraesternal no seu eixo curto é obtido a partir do eixo longo virando-se o probe 90° no sentido horário (Figura 8.7). As estruturas observadas são (Figura 8.8):[1,5]

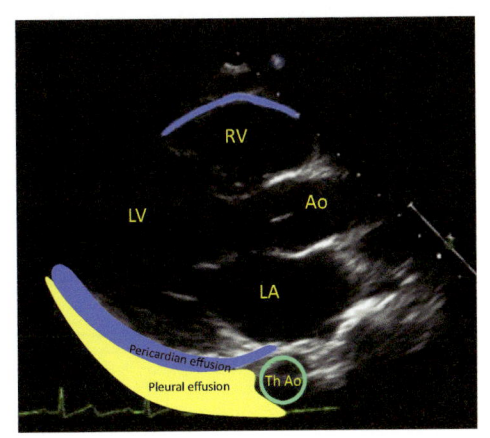

Figura 8.6. Paraesternal eixo longo demonstrando a presença de derrame pleural (amarelo) e de derrame pericárdico (azul) e sua relação com a aorta descendente (verde). LA: átrio esquerdo, LV: ventrículo esquerdo, Ao: aorta ascendente, RV: ventrículo direito, Th Ao: aorta torácica/descendente).

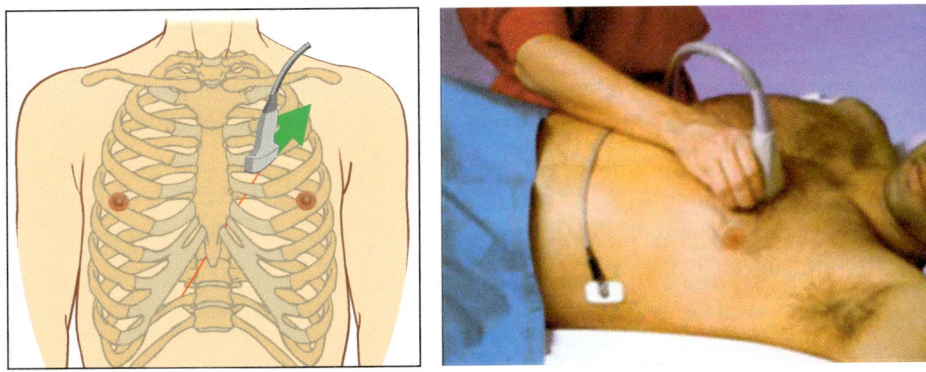

Figura 8.7. Posição do probe no terceiro espaço intercostal com a marcação deslocada para o ombro esquerdo.

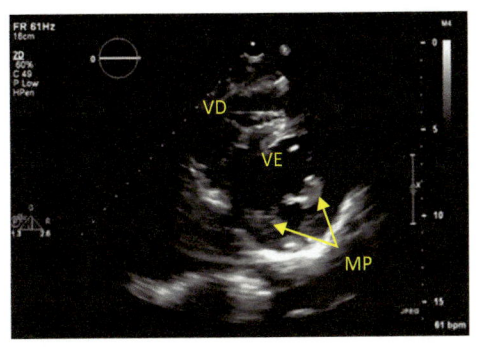

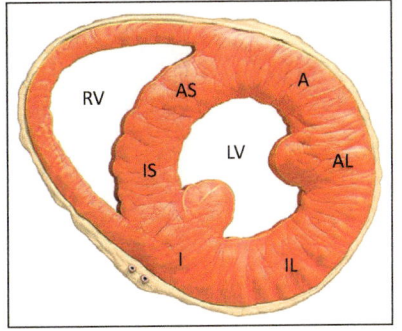

Figura 8.8. Paraesternal eixo curto, evidenciando as estruturas anatômicas. VE: ventrículo esquerdo; VD: ventrículo direito; MP: músculos papilares.

VE: Observa-se o VE ao nível dos músculos papilares (MP), podendo-se identificar os diferentes territórios irrigados pelas principais artérias coronárias (Figura 8.9). É um corte útil para a identificação da função ventricular global e segmentar, além da avaliação do estado volumétrico do VE.[5]

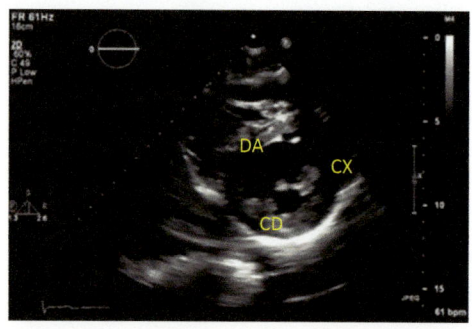

Figura 8.9. Paraesternal eixo curto e o território de irrigação das artérias coronarianas. DA: artéria descendete anterior, CX: artéria circunflexa, CD: artéria coronariana direita.

VD: Nesse corte é possível avaliar o tamanho do VD e o comportamento do septo interventricular durante todo o ciclo cardíaco, dando uma ideia de pressão e volume no VD. Normalmente, o septo interventricular mantém a sua concavidade voltada para o VE.

Em casos de aumento de pressão ou volume no VD, essa concavidade é perdida e o VE passa a ter um formato em D (*D-shape septum*) (Figura 8.10). Caso o septo mantenha-se retificado durante todo o ciclo, isso sugere um aumento de pressão no VD, ao passo que, caso se mantenha retificado somente durante a diástole, o diagnóstico de aumento de volume é o mais provável.[8]

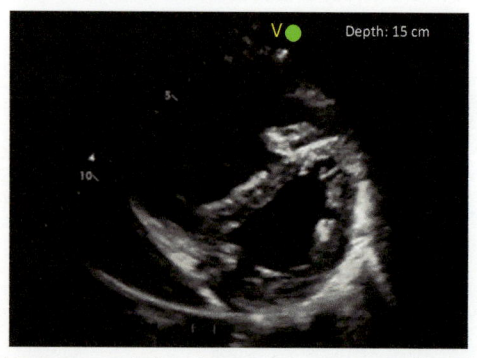

Figura 8.10. Janela apical paraesternal eixo curto, com o septo em formato de D *shape*, decorrente de uma hipertensão pulmonar e disfunção do ventrículo direito.

Janela apical 4 câmaras

Das três janelas utilizadas para a realização do US cardíaco focado, a apical costuma ser um pouco mais trabalhosa de se obter. Primeiro, deve-se identificar o ponto de maior impulso, que normalmente corresponde ao ápice do VE (se possível, uma mudança de decúbito para o lado esquerdo facilita a identificação), local onde o probe deve ser posicionado com o marcador voltado para o lado esquerdo do paciente (Figura 8.11).[1,5]

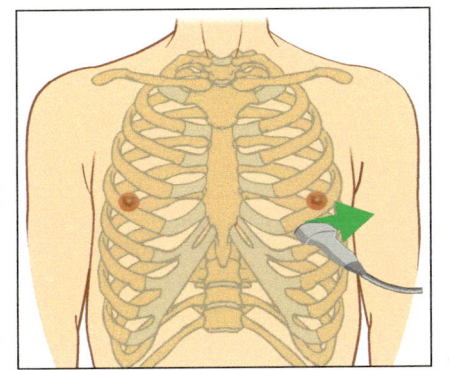

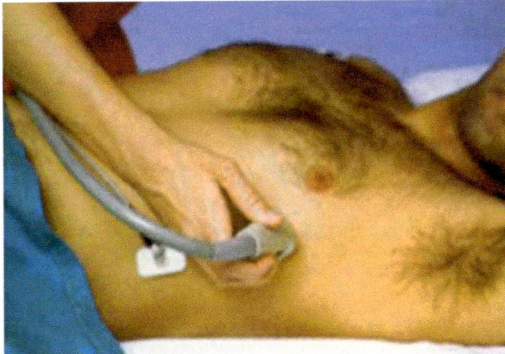

Figura 8.11. Janela apical 4 câmaras. Posição do probe no quinto espaço intercostal, região exilar anterior ou hemiclavicular, com a marcação deslocada para a esquerda. É um corte ideal para a avaliação global e segmentar da contratilidade do VE (parede anterolateral e inferosseptal) e do VD, que são vistos em todas as suas extensões; além disso, a incidência do feixe de US, paralela ao fluxo de sangue, permite o uso dos módulos de Doppler (PWD e CWD) para cálculos de volume sistólico (VS), débito cardíaco (DC) e avaliação diastólica do VE. As estruturas visualizadas são (Figura 8.12):

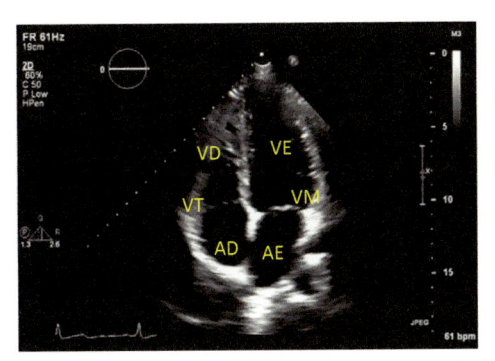

Figura 8.12. Janela apical 4 câmaras, evidenciando as estruturas anatômicas. AE: átrio esquerdo, VM: valva mitral, VE: ventrículo esquerdo, AD: átrio direito, VT: valva tricúspide, VD: ventrículo direito.

VE: As paredes anterolateral e inferosseptal são bem identificadas. É possível ter uma avaliação da função global e segmentar, além do estado volumétrico do VE.

VD: O VD pode ser visto em toda a sua extensão (parede lateral e septal), tendo uma avaliação do seu tamanho (a extensão máxima do VD deve ser em torno de 2/3 da extensão do VE), funçâo contrátil e de estado volêmico.

AE e AD: Os átrios são identificados, podendo-se ter uma avaliação de tamanho atrial; caso estejam aumentados, podem indicar, por exemplo, algum grau de disfunção diastólica ou regurgitação valvar.

VM: A valva mitral pode ser identificada entre o AE e o VE com o seu folheto anterior maior e o posterior menor. Uma análise qualitativa da função valvar pode ser feita na tentativa de identificar lesões valvares grosseiras (p. ex.: vegetacões, calcificações).

Valva tricúspide (VT): A valva tricúspide apresenta sua implantação mais apical quando comparada à VM. Também é possível a avaliação qualitativa da sua função e a identificação de lesões grosseiras.

Janela subcostal eixo longo

A janela subcostal (subxifoide) eixo longo é obtida posicionando-se o probe cerca de 2 cm abaixo do apêndice xifoide com o marcador voltado para o lado esquerdo do paciente (Figura 8.13). Deve-se primeiro obter a imagem do fígado e utilizá-lo como janela acústica para a visualização do coração. Para isso, inicia-se o exame com o probe em torno de 2-3 cm à esquerda do apêndice xifoide; lentamente (após a visualização do fígado), ele é movimentado mais em direção à estrutura de interesse. É uma janela que normalmente complementa as informações obtidas em outras incidências, mas que em pacientes com dreno torácico ou DPOC torna-se bastante útil por ser uma janela de fácil aquisição.

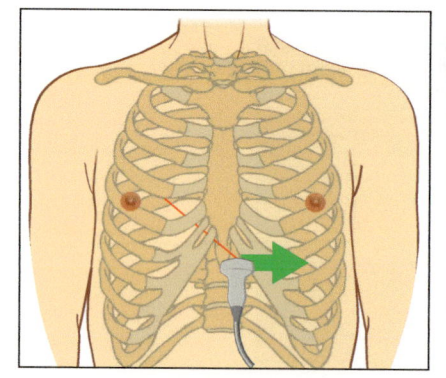

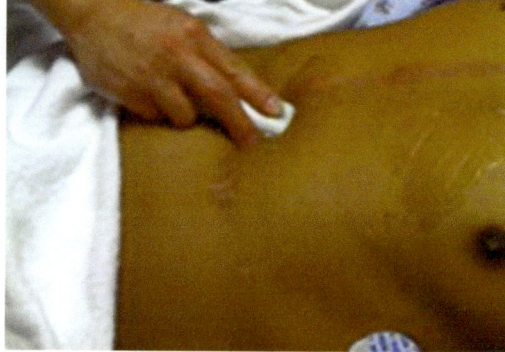

Figura 8.13. Janela subcostal eixo longo. Probe na região subcostal com o marcador direcionado para o lado esquerdo. Nesse corte, é possível visualizar as seguintes estruturas (Figura 8.14):[1,5]

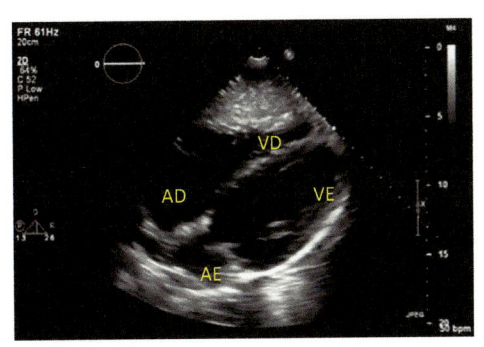

Figura 8.14. Janela subcostal eixo longo, evidenciando as estruturas anatômicas. AE: átrio esquerdo, VE: Ventrículo esquerdo, AD: Átrio direito, VD: Ventrículo direito.

VE: O VE também é visto em toda a sua extensão, podendo ser avaliado em termos de função contrátil, global e regional e volemia.

VD: O VD é visto um pouco mais posterior do que nas outras incidências na sua face diafragmática. Consegue-se fazer uma avaliação de função e volume, sendo também muito útil para a identificação de líquido no espaço pericárdico para o diagnóstico de tamponamento cardíaco.

VM e VT: As duas valvas podem ser avaliadas em termos de patologias grosseiras, e também está em uma incidência ideal para a aplicação dos modos Doppler (PW/CW/CWD) para avaliar gradientes e pesquisa de refluxos e estenoses.

Janela subcostal veia cava inferior

Mantendo-se o probe na mesma posição em que o corte foi obtido do subcostal eixo longo, mudando-se somente a orientação do marcador para o esterno do paciente é possível identificar a junção cavoatrial e visualizar a veia cava inferior (VCI) (Figuras 8.15 e 8.16), sendo que esse novo corte é muito útil para a avaliação do estado volêmico em pacientes instáveis.[1,5,8]

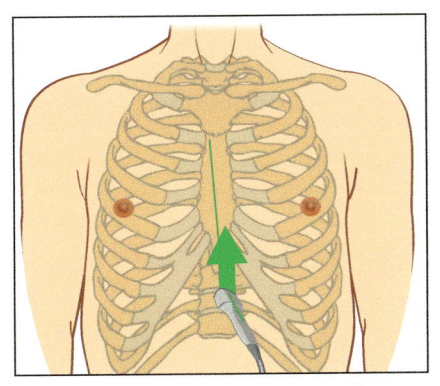

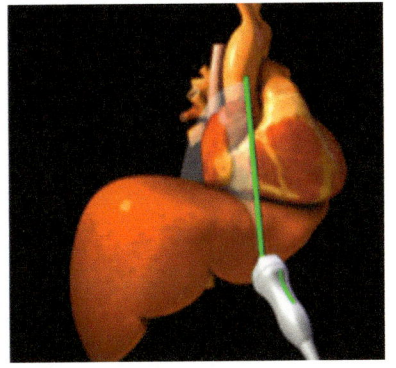

Figura 8.15. Janela subcostal veia cava inferior. Probe na região subcostal com o marcador direcionado para o esterno do paciente.

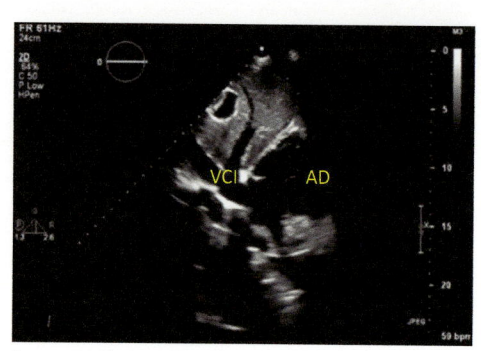

Figura 8.16. Subcostal veia cava inferior. AD: átrio direito; VCI: veia cava inferior.

REFERÊNCIAS BIBLIOGRÁFICAS

1. Papa FV. Ultrassom cardíaco focado na prática anestésica: técnica e indicações. Rev Bras Anestesiol. 2020;70(3):288-294
2. Labovitz AJ, Noble VE, Bierig M, Goldstein SA, Jones R, Kort S, et al. Focused Cardiac Ultrasound in the Emergent Setting: A Consensus Statement of the American Society of Echocardiography and American College of Emergency Physicians. J Am Soc Echocardiogr 2010; 23: 1225-30.
3. Salgado-Filho MF, Morhy SS, Vasconcelos HD, Lineburger EB, Papa FV, Botelho ESL, et al. Consenso sobre Ecocardiografia Transesofágica Perioperatória da Sociedade Brasileira de Anestesiologia e do Departamento de Imagem Cardiovascular da Sociedade Brasileira de Cardiologia. Rev Bras Anestesiol. 2018;68:1-32.
4. Mahmood F, Matyal R, Skubas N. Perioperative Ultrasound Training in Anesthesiology: A Call to Action. Anesth Analg. 2016;122:1794-804.
5. Spencer KT, Kimura BJ, Korcarz CE, Pellikka PA, Rahko PS, Siegel RJ. Focused cardiac ltrasound: recommendations from the American Society of Echocardiography. J Am Soc Echocardiogr. 2013;26:567-81.
6. Rengasamy S, Subramaniam B. Basic Physics of Transesophageal Echocardiography. International Anesthesiology Clinics 2008; 46: 11-29.
7. Zimmerman JM, Coker BJ. The Nuts and Bolts of Performing Focused Cardiovascular Ultrasound (FoCUS). Anesth Analg 2017;124:753–60.
8. Porter TR, Shillcutt SK, Adams MS, Desjardins G, Glas KE, Olson JJ, et al. Guidelines for the use of echocardiography as a monitor for therapeutic intervention in adults: A report from the American Society of Echocardiography. J Am Echocardiogr 2015;28:40-56

9

DIAGNÓSTICO DIFERENCIAL DO CHOQUE COM ULTRASSOM

Flávio Coelho Barroso
Leandro Criscuolo Miksche

INTRODUÇÃO

O choque é uma condição clínica frequente na prática anestésica diária bem como nas salas de emergência e terapia intensiva.[1] Trata-se de uma condição de origem multifatorial que, independente da etiologia, culminará em insuficiência circulatória gerando redução do aporte de oxigênio aos tecidos (DO_2), hipóxia celular e disfunção de órgãos com risco de vida.[1,2,3]

O *Point-Of-Care Ultrasound* (POCUS) já está incorporado no campo da anestesiologia e medicina perioperatória, trata-se de um exame relativamente barato, que pode ser rápido e não é invasivo. Aliado a isso, são inúmeros benefícios do uso da técnica, como acuidade ao cuidado com paciente e auxílio na tomada de decisões, principalmente em indivíduos críticos com choque de origem indeterminada. Apesar de poucos estudos sobre uso do POCUS no trauma, sabe-se que ele fornece dados relevantes da função miocárdica, *status* volêmico auxiliando nos diagnósticos de choque cardiogênico, hipovolêmico e distributivo respectivamente, assim como uma avaliação sensível e precisa da dinâmica toracopulmonar identificando casos de choque obstrutivo como pneumotórax e tamponamento cardíaco, sem contar outros benefícios como avaliação do conteúdo gástrico, auxílio no diagnóstico da hipertensão intracraniana, além de evidenciar possíveis lesões de vias aéreas.[4,5]

O POCUS pode potencialmente auxiliar indivíduos graves e instáveis, sem condições clínicas para realização de outros exames complementares como tomografia computadorizada, principalmente vítimas de trauma, por ser rápido, não invasivo e aplicável em ambientes extremos como a sala de emergência; junto a isso destaca-se a necessidade de uma padronização para aplicação do POCUS em protocolos diretos e objetivos, os quais serão descritos adiante e irão sistematizar o atendimento, minimizando atrasos e distrações com dados e achados acidentais irrelevantes ao caso.[4,5]

Em 2012 Bahner *et al.* descreveram um mneumônico "I-AIM" (indicação, aquisição, interpretação e tomada de decisão médica). Este é um modelo intuitivo, estruturado e generalizado utilizado como base e servindo como auxílio cognitivo para aplicação do POCUS (Figura 9.1). Os protocolos de POCUS descritos adiante são algoritmos padronizados, com subcomponentes específicos e direcionados a pacientes com choque de origem indeterminada: E-FAST, FAALS e RUSH são protocolos baseados em passo a passo *stepwise* para obtenção de imagens otimizando o tempo para o tratamento, identificando lesões ocultas e tratáveis que levem a risco de vida, como o pneumotórax, e prevenindo a deterioração clínica.[6,7]

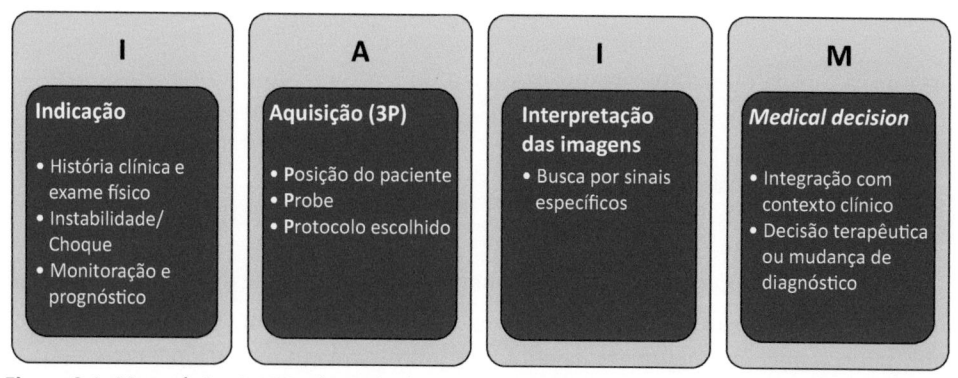

I	A	I	M
Indicação	**Aquisição (3P)**	**Interpretação das imagens**	***Medical decision***
• História clínica e exame físico • Instabilidade/Choque • Monitoração e prognóstico	• Posição do paciente • Probe • Protocolo escolhido	• Busca por sinais específicos	• Integração com contexto clínico • Decisão terapêutica ou mudança de diagnóstico

Figura 9.1. Mnemônico I-AIM adaptado de Bahner DP *et al.*

Este capítulo não abordará a classificação dos tipos de choque, seu tratamento, nem o diagnóstico por ecocardiografia transesofágica. O foco é a aplicabilidade peroperatória do ultrassom "à beira-leito" no diagnóstico diferencial etiológico do choque de origem indeterminada.

PROTOCOLO FAST E E-FAST

O *Focused Assessment with Sonography for Trauma* (FAST), pioneiramente desenvolvido pela cirurgiã de Trauma Grace Rozycki, concentrou-se na imagem de espaços abdominais específicos para pesquisa de líquido livre, fornecendo excelente especificidade, mas sensibilidade moderada; apesar dessa limitação, tornou-se a modalidade de imagem inicial preferida no trauma.[8]

Ao longo das últimas duas décadas, o FAST tornou-se padrão em grandes centros de trauma e um elemento fundamental dos protocolos de atendimento. Sua integração ao suporte avançado de vida em trauma (ATLS) destaca sua importância, no entanto, sua adoção em anestesiologia foi mais recente. Ainda assim, a simplicidade de seu aprendizado e realização o torna um componente crucial do treinamento em ultrassonografia para anestesiologistas.

A seleção da sonda (probe) é crucial para realizar o FAST. Tradicionalmente, uma sonda curvilínea de baixa frequência (2-5 MHz) tem sido utilizada por oferecer um amplo campo de visão e profundidade adequada para visualizações intra-abdominais. Em ultrassonografia, há diferentes termos para o marcador na sonda e na tela. O marcador na sonda é usado para orientar a varredura, enquanto o indicador na tela corresponde a ele. Por exemplo, a borda principal da tela fica perto do indicador. Para varreduras abdominais, o indicador na tela está à esquerda, mas para cardíacas, está à direita. Isso é importante para evitar confusão ao alternar entre as orientações. As imagens podem ser espelhadas ao mudar entre as configurações abdominais e cardíacas.[8]

O exame FAST consiste em visualizar várias áreas potenciais através de quatro vistas: uma vista de quatro câmaras subcostais, uma vista do quadrante superior direito peri-hepático, uma vista do quadrante superior esquerdo periesplênico e uma vista pélvica nos planos longitudinal e transversal. O paciente é posicionado deitado de costas com os braços abduzidos ou levantados sobre a cabeça, se possível. O exame E-FAST, que será discutido posteriormente, inclui a visualização da pleura para avaliar a presença de pneumotórax (Figura 9.2 e Tabela 9.1).

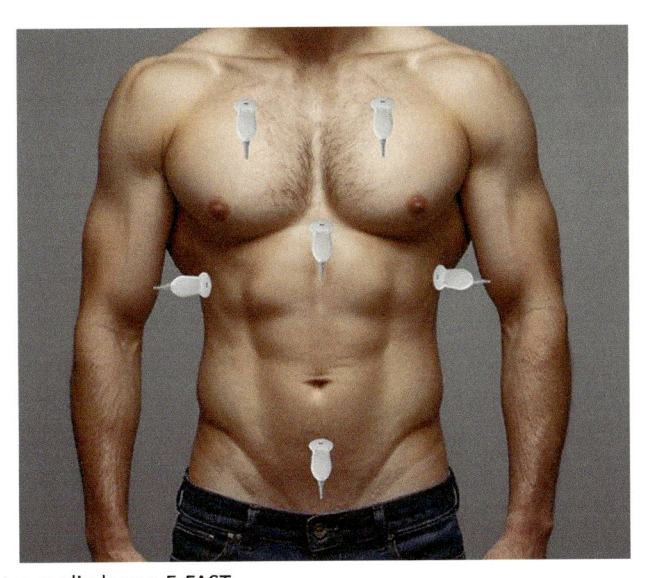

Figura 9.2. Pontos avaliados no E-FAST.

Fluido livre na cavidade peritoneal ou no saco pericárdico

No FAST, a presença de fluido livre simples, como sangue fresco ou ascite, é identificada como áreas anecoicas ou hipoecoicas preenchendo os espaços potenciais examinados. Este fluido livre pode se acumular em várias regiões, como o quadrante superior direito (QSD), quadrante superior esquerdo (QSE) e a pelve, onde é mais facilmente visualizado.[9]

Tabela 9.1. Cortes e achados do E-FAST.

		Embolia pulmonar: Tamanho aumentado do ventrículo direito	Embolia pulmonar confirmada ou descartada
		Achados clínicos: Veias jugulares dilatadas	Indicação adicional de tamponamento
	Ultrassonografia pulmonar e venosa	Alta precisão na detecção de embolia pulmonar	Embolia pulmonar diagnosticada
Cardiogênico	Avaliar presença de linhas B	Predominância de linhas B	Indicação de choque cardiogênico
	Avaliar pulmões	Hipocinesia do ventrículo *esquerdo*	Confirmação adicional do choque cardiogênico
		Lung rockets e consolidação pulmonar posterior	Avaliação da extensão do edema pulmonar

Fluido mais denso ou organizado, como coágulos ou coleções loculadas, pode apresentar ecogenicidade semelhante ao parênquima de órgãos sólidos, tornando a interpretação um pouco mais complexa. Nessas situações, a diferenciação entre fluído simples e complexo é crucial para o manejo adequado do paciente.

No contexto do espaço pericárdico, o exame pode revelar a presença de derrame pericárdico ou hemopericárdio. A identificação precoce dessas condições são vitais, visto que a situação é ameaçadora e necessita de intervenção imediata, especialmente em cenários de trauma.

No caso de hemotórax, a visualização de fluido anecoico ou hipoecoico na cavidade pleural é indicativa da presença de sangue. Esse fluido pode se acumular na região posterior e inferior do tórax devido à gravidade; o E-FAST permite o monitoramento contínuo desta condição após a intervenção inicial, fornecendo informações em tempo real sobre a eficácia do tratamento e ajudando a detectar complicações precoces, como o acúmulo de sangue. Essa capacidade de monitoramento precoce é essencial para o manejo dinâmico e adaptativo de pacientes em estado crítico.[5]

Janela cardíaca

Para visualizar efusões pericárdicas, a vista cardíaca subxifoide é geralmente utilizada, mas quando esta não é possível, as vistas paraesternais de eixo longo e curto podem ser alternativas úteis. Para obter a vista subxifoide, a sonda é posicionada como uma chave de fenda imediatamente abaixo do esterno. O marcador de orientação é apontado para a direita do paciente, e a sonda é girada 10° a 15° no sentido anti-horário. Esta vista permite a visualização simultânea do pericárdio e todas as câmaras do coração. A inspiração profunda melhora a imagem aumentando o retorno venoso e o movimento do coração em direção à sonda de ultrassom. Dependendo do biotipo do paciente, essa imagem pode requerer uma profundidade de 20-25 cm para visualizar todo o coração.[18]

O corte paraesternal de eixo longo também é sensível para efusões pericárdicas e não exige cooperação do paciente. Para obter esta vista durante a varredura no modo abdominal, a sonda é colocada à esquerda do esterno no terceiro ou quarto espaço intercostal, com o marcador de orientação apontado para o ombro direito do paciente

Quadrante superior direito

As imagens obtidas no quadrante superior direito são fundamentais na ultrassonografia abdominal, pois o espaço de Morrison é o ponto mais baixo do peritônio superior quando o paciente está deitado. Para obter essa vista, posicione a sonda de ultrassom no plano coronal entre o 8º e o 11º espaços intercostais, na linha médio-axilar até a linha póstero-axilar, com o marcador de orientação apontando para cima. É fundamental visualizar a extremidade inferior do fígado (goteira paracólica direita), pois é onde o líquido se acumula primeiro. Uma leve rotação no sentido anti-horário pode ajudar se as sombras das costelas estiverem obstruindo a visão. As áreas do diafragma e do tórax inferior direito podem ser visualizadas direcionando a sonda para cima. O líquido pleural será visto como uma área anecoica logo acima do diafragma, enquanto o líquido intraperitoneal acima do fígado pode ser visto entre o fígado e o diafragma.[18]

Quadrante superior esquerdo

A obtenção da vista do quadrante superior esquerdo geralmente é a mais desafiadora. Para obtê-la, é necessário fazer a imagem no plano coronal com o indicador apontando para cima. Comparada com a vista do quadrante superior direito, a vista do quadrante superior esquerdo requer uma posição ligeiramente mais para cima da sonda de ultrassom nos 6º a 9º espaços intercostais e uma localização mais posterior da sonda na linha axilar posterior. Essa localização é necessária devido a vários fatores: o tamanho menor do baço (em comparação com o fígado), a localização posterior do baço e a presença do estômago. Para otimizar a imagem, mova a sonda para trás, afastando-a do estômago.[18]

Essa vista permite observar a superfície superior e a ponta inferior do baço, bem como o espaço subfrênico e os recessos esplenorrenal. Para uma avaliação completa do quadrante superior esquerdo, é fundamental visualizar todo o polo superior do rim. Para alcançar isso, mova a sonda lentamente da frente para trás até o rim sair completamente da vista, volte à vista e repita o processo para a parte anterior. A goteira paracólica esquerda é a área mais frequentemente negligenciada do quadrante superior esquerdo e é a mais propensa a acumular líquido isolado. Essa área pode ser avaliada movendo-se um espaço intercostal para baixo e escaneando entre a borda esquerda do baço e todo o polo inferior do rim.[18]

O diafragma pode ser visto como uma linha curva e hipoecoica imediatamente acima do baço. O líquido pleural aparecerá como uma área anecoica ou hipoecoica acima do diafragma. Para otimizar a imagem, pode ser necessário inspirar com uma breve retenção da respiração, um leve aumento na profundidade e movimentos suaves da sonda para a frente. Na ausência de líquido pleural, pode ser vista uma imagem espelhada do baço acima do diafragma, um artefato normal que ocorre devido a refletores especulares fortes, como o diafragma.

Outro indicador de líquido livre intratorácico é o "sinal da coluna". Normalmente, a coluna vertebral e suas sombras não se estendem para cima além do diafragma. No entanto, se houver líquido na cavidade torácica, a coluna vertebral pode ser visualizada passando além do diafragma até a área torácica.

As imagens da pelve no FAST geralmente são realizadas por último. Embora não sejam tão facilmente obtidas quanto a vista do quadrante superior direito, são de grande importância, pois a pelve é a parte mais dependente do peritônio. Essa vista pode ser a melhor para identificar fluido livre após procedimentos na pelve. Nas mulheres, o local mais dependente é o fundo de saco retouterino ou bolsa de Douglas, enquanto nos homens é o fundo de saco retovesical, posterior à parede da bexiga. Teoricamente, a vista pélvica deveria ser a mais sensível para visualizar fluido livre, mas isso nem sempre parece ser o caso; na verdade, em casos de gravidez ectópica, uma vista positiva do quadrante superior direito é melhor para prever a necessidade de intervenção cirúrgica. É importante notar que o FAST frequentemente dá negativo em fraturas pélvicas, mas a literatura recente indica que ainda pode ser útil na tomada de decisões terapêuticas.[18]

Ao examinar a região suprapúbica em planos transversais e longitudinais, encontramos muitas estruturas anatômicas, incluindo a bexiga, intestinos, ossos pélvicos, órgãos pélvicos e reto. Embora isso possa dificultar a distinção de fluido livre de outras estruturas, um exame estruturado pode superar esses desafios.

Localizando a bexiga: posicione a sonda de ultrassom diretamente superior ao púbis com o marcador de orientação apontando para cima. Com essa vista longitudinal, direcione levemente o feixe de ultrassom para baixo na pelve movendo a sonda. A bexiga está logo acima do osso púbico. Para obter a vista transversal, simplesmente gire a sonda 90° no sentido anti-horário com o marcador de orientação apontando para a direita. Uma bexiga quase vazia ainda pode ser visualizada, mas uma bexiga cheia melhora a capacidade de identificar fluido livre, criando uma janela acústica melhorada e minimizando a interferência de gás dos intestinos. Se a bexiga do paciente estiver vazia, é aconselhável administrar líquidos e repetir o exame quando a bexiga estiver mais distendida.

Otimização da imagem: ajustes de profundidade e ganho são essenciais para obter uma boa imagem, otimizar a interpretação e localizar líquido livre. Geralmente, há excesso de profundidade ao passar dos quadrantes superiores e cardíacos para a área suprapúbica; reduzir a profundidade para cerca de 13-16 cm otimiza a visualização.

O objetivo é ter a bexiga centralizada na tela para visualizar facilmente as áreas ao redor dela. A bexiga, sendo uma estrutura cheia de líquido, atua como uma excelente janela acústica para estruturas mais profundas. Um artefato chamado "realce acústico posterior" produz uma área hipoecoica e brilhante profunda à bexiga, tornando desafiador visualizar fluido livre anecoico ou negro. Reduzir o ganho, de longe aumentará a capacidade de identificar fluido livre anecoico. Uma configuração de ganho apropriada permitirá a fácil identificação de órgãos pélvicos.

Exame minucioso: o líquido livre na cavidade pélvica pode se acumular em qualquer lugar, anterior, lateral e posteriormente à bexiga, assim como anterior, lateral e posteriormente ao útero em pacientes do sexo feminino. Fatores que ditam a localização incluem a posição do paciente, o estado de enchimento da bexiga, a flexão do útero e o tamanho da próstata, entre outros.

Sensibilidade e especificidade

Apesar de ser um exame de ultrassonografia *point-of-care* simples, confiável e bem estudado, o FAST apresenta algumas limitações que podem resultar em diagnósticos imprecisos e interpretação incorreta dos achados. Sua especificidade é alta, chegando a 99%, para diagnosticar fluido livre, porém sua sensibilidade é baixa, entre 60% e 80%, e não pode descartar a presença de fluido livre.

Algumas medidas podem ser tomadas para melhorar a sensibilidade do exame, como ajustes na posição do paciente e realização de exames seriados. Sugere-se que a realização de 30 exames com supervisão direta pode dobrar a probabilidade de realizar o exame com precisão.

Integração E-FAST

Em 2004, Kirkpatrick *et al.* descreveram o E-FAST adicionando duas visualizações adicionais ao exame FAST: visualizações bilaterais da pleura usando a sonda linear de alta frequência. Uma metanálise de 2020 incluindo 1271 vítimas de trauma afirma que a sensibilidade do POCUS pulmonar é de aproximadamente 91% e especificidade de 99%, comparados aos raios x de tórax com 47% e 99%, respectivamente, por isso os autores sugerem que os cortes pulmonares sejam realizados na sequência em busca de condições potencialmente fatais e reversíveis como o pneumotórax e pseudo-AESP. [5,9]

O E-FAST (exame focado para avaliação e diagnóstico rápido) é uma ferramenta valiosa usada na avaliação de pacientes com trauma e instabilidade hemodinâmica. Em resumo, o E-FAST expande a avaliação além da cavidade abdominal para incluir a avaliação da cavidade torácica, permitindo uma avaliação mais abrangente em um cenário de trauma. Ele inclui a avaliação do espaço pleural para identificar pneumotórax, bem como a avaliação do espaço pericárdico para identificar derrame pericárdico, o que pode ser uma causa de choque em pacientes com trauma torácico.[10]

JANELAS ADICIONAIS DO E-FAST

Janela torácica anterior e lateral

Nesta visualização, o transdutor é colocado perpendicularmente ao plano do tórax, geralmente na linha medioclavicular, na linha axilar anterior e posterior, percorrendo-se os espaços entre a 3ª e o 5º intercostais. Isso permite uma visualização direta da pleura visceral e da pleura parietal, que normalmente se movem em conjunto durante a respiração. Se houver um pneumotórax, haverá uma separação anormal entre essas duas camadas da pleura, a imagem será caracterizada pela ausência de deslizamento pleural (*lung-sliding*), ausência de pulso e ausência de linhas B, em contrapartida, presença de ponto pulmonar e presença de linhas A.[7]

PROTOCOLO FALLS

O protocolo FALLS *Fluid Administration Limited by Lung Sonography* foi desenvolvido pelo Dr. Cliff Reid, um médico de emergência australiano conhecido por suas contribuições significativas para a medicina de emergência e cuidados críticos (Figura 9.3).[11]

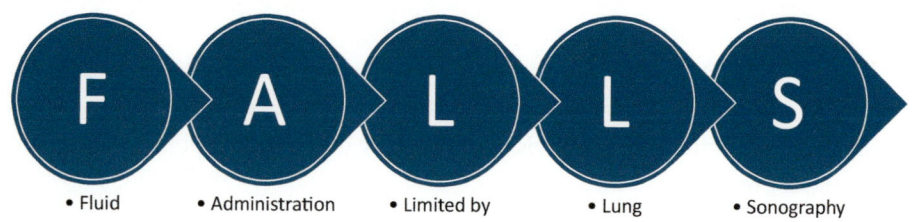

Figura 9.3. Protocolo FALLS.

O FALLS incorpora a ultrassonografia pulmonar como parte integrante fundamental da avaliação hemodinâmica, e propõe uma abordagem mais abrangente ao considerar a "volemia clínica"; a administração de volume intravascular indeliberadamente pode levar ao acúmulo intrapulmonar de fluidos com extravasamento para o septo pulmonar e, consequentemente, para os alvéolos. Este conceito destaca não apenas a presença de líquidos nos pulmões, mas também a distribuição de fluidos nos órgãos vitais, função miocárdica fornecendo informações cruciais para o manejo hemodinâmico.[11]

Ao realizar a ultrassonografia pulmonar durante reposição volêmica procura-se ativamente o aumento do septo pulmonar. É possível identificar padrões característicos, como as linhas A e B, que indicam normalidade ou presença de edema intersticial, respectivamente. Além disso, a avaliação da contratilidade cardíaca e do enchimento ventricular pode ser realizada em tempo real, orientando a terapia com fluidos e a administração de agentes inotrópicos quando necessário.[11]

O protocolo pode ser aplicado à beira-leito, assim como durante a anestesia como uma abordagem sistemática para avaliar e diferenciar as possíveis causas do choque, incluindo lesões específicas como tamponamento cardíaco e pneumotórax, hipovolemia, disfunção miocárdica (choque cardiogênico), além de choque distributivo (Figura 9.4).[11]

A sistematização do protocolo é a seguinte:

- **F**: *Fluid responsiveness*: este componente avalia a resposta do paciente à administração de fluidos intravenosos. Geralmente, utiliza-se uma carga rápida de fluidos (por exemplo, 500 mL de solução cristaloide) e monitora-se a resposta hemodinâmica, como variações na pressão arterial sistólica ou no débito cardíaco.
- **A**: *Active bleeding*: aqui, os profissionais de saúde procuram por evidências de sangramento ativo, incluindo hemorragia externa visível, hematomas significativos, sangue no tubo endotraqueal ou em locais de acesso vascular, entre outros.
- **L**: *Lactate*: a concentração de lactato no sangue é medida para avaliar o grau de hipoperfusão tecidual. Níveis elevados de lactato estão associados a choque e hipoperfusão.
- **L**: *Lung*: a avaliação da função pulmonar, como a presença de hipoxemia, hipercapnia ou distensão torácica assimétrica, pode fornecer pistas sobre a causa subjacente do choque.
- **S**: *Sonography:* o uso de ultrassonografia, como o protocolo E-FAST, ajuda na identificação de derrames pleurais, hemorragia intracavitária, tamponamento cardíaco e outras anormalidades que podem contribuir para o choque.

Algoritmo do FALLS frente ao colapso circulatório

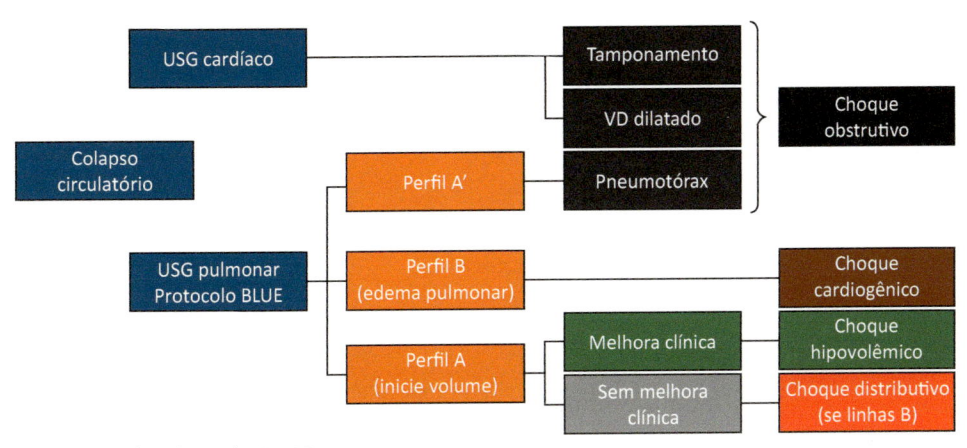

Figura 9.4. Algoritmo do FALLS.

PROTOCOLO RUSH

O protocolo RUSH (*Rapid Ultrasound in Shock*) consiste em um algoritmo abrangente e rápido que inclui avaliação da função cardíaca, das estruturas vasculares e prováveis fontes de instabilidade hemodinâmica; em pacientes críticos a classificação do tipo de choque pode ser extremamente difícil, principalmente na admissão, por isso o principal objetivo é o diagnóstico precoce das causas de colapso cardiovascular e prevenção da deterioração clínica.[12,13]

Uma revisão sistemática e metanálise publicada em 2018 atribuem ao RUSH um importante papel na diferenciação do tipo de choque em pacientes hemodinamicamente instáveis, sendo uma ferramenta com elevada sensibilidade (87%) e especificidade (98%), portanto recomendam sua aplicação desde a sala de emergência.[14]

Sua aplicabilidade permite a diferenciação entre choques: hipovolêmico, obstrutivo, cardiogênico e distributivo. Seus elementos-chave de avaliação são: bomba (coração); tanque (volemia); e tubos (integridade e anormalidade vasculares).[15] Ver Tabela 9.2.

Tabela 9.2. Achados do ultrassom rápido em choque (RUSH) no ambiente perioperatório

Avaliação RUSH	Choque hipovolêmico	Choque cardiogênico	Choque obstrutivo	Choque distributivo
Bombear	• Ventrículos hiperdinâmicos • Ventrículos vazios/pequenos (em diástole)	• Ventrículo(s) hipocinético(s) • coração dilatado	• Ventrículo(s) hiperdinâmico(s) • derrame pericárdico • tensão RV • Embolia intra-cardíaca em transito	• Ventrículos hiperdinâmicos (sepse precoce) • Ventrículos hipocinézicos (sepse tardia)
Tanque	• IVC plano • Plano IJ • Líquido peritoneal ou pleural ("onde está o sangue?")	• Pletórica IVC • JI distendido • Linhas B (aumento da densidade pulmonar) • Derrame pleural • Ascite	• Pletórica IVC • JI distendido • Ausência de deslizamento pulmonar	• VCI normal Ou pequena (sepse precoce) • Liquido peritoneal ou pleural (fonte de infecção)
Tubos	• Aneurisma da aorta abdominal • Dissecção aórtica	• Normal	• TVP	• Normal

Fonte: adaptado de Hrymak C. *et al.* (Figura 9.8)

TVP: trombose venosa profunda; VCI: veia cava inferior; IJ: veias jugulares internas; RV: ventrículo direito.

1º Passo: "A bomba"

O primeiro passo (Figura 9.5) consiste na determinação do estado cardíaco, geralmente realizado em quatro cortes, descritos adiante, com probe setorial:

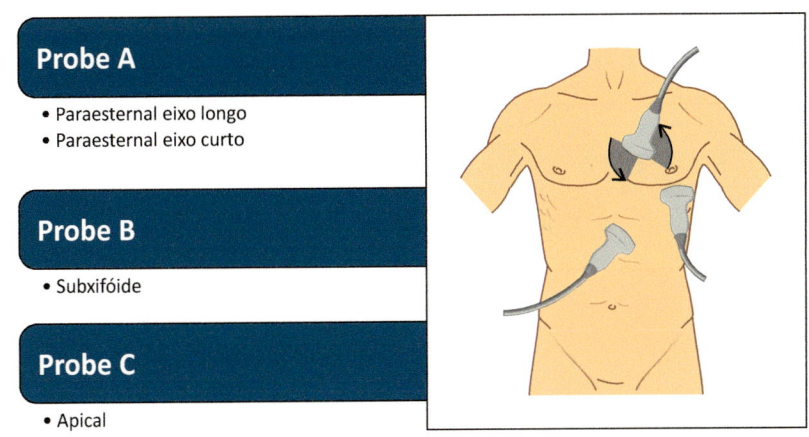

Probe A
- Paraesternal eixo longo
- Paraesternal eixo curto

Probe B
- Subxifóide

Probe C
- Apical

Figura 9.5. O 1º passo é a avaliação da bomba. Fonte: adaptado de Seif D *et al.*

Durante esta fase do exame o avaliador deve buscar três achados específicos: derrame pericárdico (tamponamento), contratilidade ventricular e dilatação do ventrículo direito (VD). Em caso de dilatação do VD, seguir imediatamente para avaliação dos membros inferiores em busca de trombose venosa profunda (TVP).[2,12,16]

2º Passo: "O tanque"

O segundo passo (Figura 9.6) do RUSH consiste na determinação do volume intravascular efetivo, nesta fase do exame serão necessários probes de baixa e alta frequência; a plenitude do tanque consiste na avaliação da veia cava inferior (VCI) tanto no tamanho como na dinâmica respiratória, avaliação de seu índice de colapsividade (ICVCI) e, se paciente intubado em ventilação mecânica, deve ser aplicado o índice de distensibilidade da VCI (IDVCI).[2,12,16]

Uma vez que o volume intravascular efetivo foi determinado, resta agora verificar se há fugas no tanque que são determinadas pelo E-FAST, o qual faz parte efetiva complementar ao RUSH; esta etapa consiste em determinar se há líquido livre em cavidade abdominal ou torácica. Em condições não traumáticas, o acúmulo de líquidos pode estar associado à insuficiência cardíaca, renal ou mesmo hepática, além de condições paraneoplásicas.[2,12,16]

A última etapa seria determinar se há comprometimento do tanque, ela consiste na pesquisa e identificação de pneumotórax, o qual por si prejudicaria o retorno venoso, reduzindo a pré-carga e sendo causa do choque obstrutivo.[12,16]

3º Passo: "Os tubos"

O terceiro e último passo (Figura 9.7) na sistematização do RUSH é avaliação dos "tubos". Aqui serão necessários também probes de baixa e alta frequência, primeiro foco deve ser dado ao sistema arterial, pois dele podem vir catástrofes como ruptura de aneurisma de aorta e dissecções; a capacidade de diagnosticar essas situações é crucial para sobrevida do paciente. Em segundo lugar, segue a avaliação do componente venoso, responsável por casos de TVP que podem evoluir com choque obstrutivo (embolia pulmonar).[12,16]

Probe A
- VCI (ICVCI)

Probe B
- FAST
- MORRISSON
- VISTA PLEURAL

Probe C
- FAST
- ESPLENORRENAL
- VISTA PLEURAL

Probe D
- FAST/PELVE

Probe E
- USG Pulmonar (pneumotórax?)

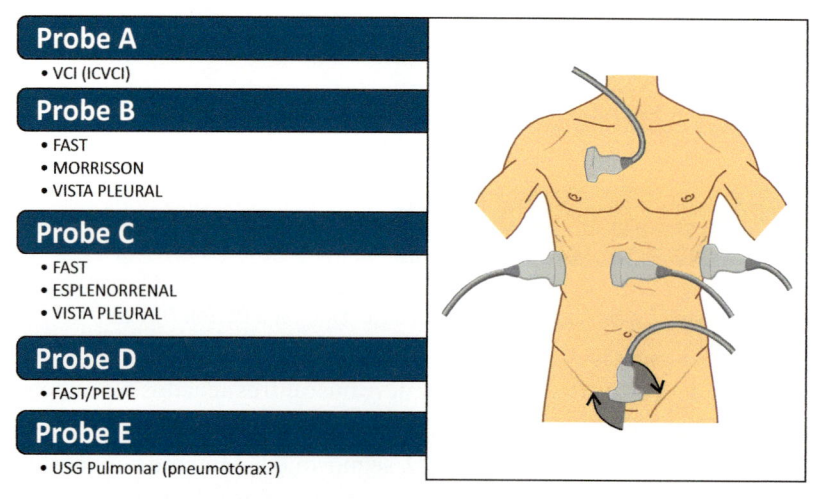

Figura 9.6. O 2º passo é a avaliação do tanque. Fonte: adaptado de Seif D *et al.*

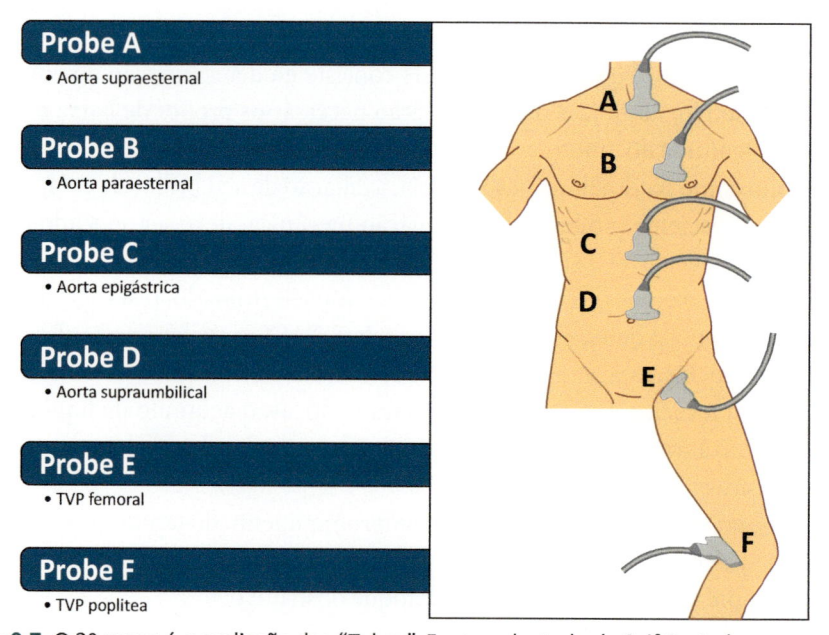

Probe A
- Aorta supraesternal

Probe B
- Aorta paraesternal

Probe C
- Aorta epigástrica

Probe D
- Aorta supraumbilical

Probe E
- TVP femoral

Probe F
- TVP poplitea

Figura 9.7. O 3º passo é a avaliação dos "Tubos". Fonte: adaptado de Seif D *et al.*

Durante avaliação dos "tubos" no sistema arterial, busca-se dilatação da aorta no eixo curto em todo seu trajeto, com atenção especial ao território abaixo da emergência das artérias renais, pois grande parte dos aneurismas de aorta são infrarrenais. O diagnóstico de aneurisma ocorre quando o diâmetro do vaso excede 3 cm, e a maioria dos casos de ruptura ocorre quando acima de 5 cm.[16]

Grande parte dos casos de embolia pulmonar com consequente choque obstrutivo tem origem com trombos oriundos dos membros inferiores, portanto, sempre que houver suspeita de embolia ou, durante avaliação do coração, ocorrer dilatação do VD, o exame do leito venoso deve ser realizado; o exame da TVP apresenta uma alta precisão e deve ser realizado verificando-se a compressibilidade dos vasos ao longo do seu trajeto, conforme Figura 9.7E e 9.7F.[12,16]

Por fim, o RUSH tem a função de servir como roteiro fisiológico durante o calor da ressuscitação do paciente. Deve-se levar em conta a história e o contexto clínico, e o exame deve ser adaptado conforme a suspeição, tornando-o um exame mais abreviado. Conforme aumentar a demanda, irá ocorrendo a incorporação de outros componentes.[2,12,16]

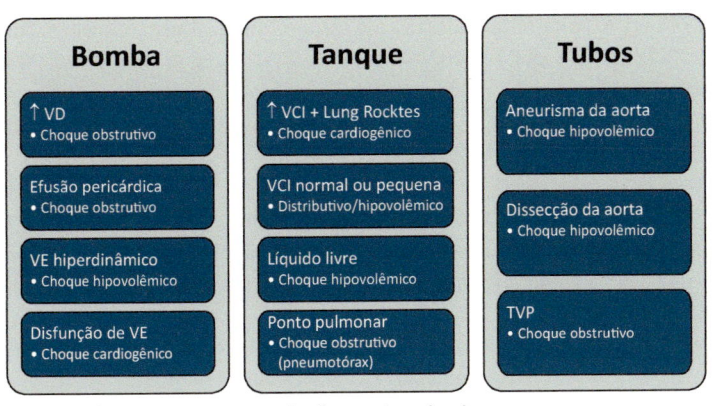

Bomba	Tanque	Tubos
↑VD • Choque obstrutivo	↑VCI + Lung Rocktes • Choque cardiogênico	Aneurisma da aorta • Choque hipovolêmico
Efusão pericárdica • Choque obstrutivo	VCI normal ou pequena • Distributivo/hipovolêmico	Dissecção da aorta • Choque hipovolêmico
VE hiperdinâmico • Choque hipovolêmico	Líquido livre • Choque hipovolêmico	TVP • Choque obstrutivo
Disfunção de VE • Choque cardiogênico	Ponto pulmonar • Choque obstrutivo (pneumotórax)	

Figura 9.8. Alteração do componente e relação ao tipo de choque.
Fonte: adaptado de Seif D. *et al.*

CONCLUSÃO

A incorporação de técnicas de POCUS na prática da anestesiologia é importante para a avaliação não invasiva, móvel e célere do paciente traumatizado.[4]

Historicamente não existe uma formação clássica em POCUS para anestesiologia, o que pode representar um obstáculo para implementação na prática anestésica diária. Apesar disso, o POCUS deve ser encorajado, realizado e interpretado dentro de um contexto clínico. A implementação de protocolos claros, diretos e objetivos torna-se fundamental para que informações importantes sejam consideradas, e aquelas de menor relevância possam ser descartadas, tornando o atendimento assertivo.[5,7]

Embora pareça que existam muitos protocolos que possam confundir o examinador, todos eles são unificados por uma ênfase nos mesmos componentes de USG (cardíaco, abdominal, pulmonar e vasos), fazendo parte da maioria dos protocolos, apenas com algoritmo diferente.[16]

Por fim, acreditamos que a crescente disponibilidade de equipamentos, programas de treinamentos qualificados e estruturados, associados ao uso da inteligência artificial, possam contribuir para o futuro do POCUS.

REFERÊNCIAS BIBLIOGRÁFICAS

1. Vincent JL, De Backer D. Circulatory shock. N Engl J Med. 2013 Oct 31;369(18):1726-34. doi: 10.1056/NEJMra1208943. PMID: 24171518.
2. Hrymak C, Funk Duane, et al. Intraoperative management of shock in adults. https://www.uptodate.com/contents/intraoperative-management-of-shock-in-adults. Revisão da literatura até maio 2024.
3. Blalock A. Shock and Hemorrhage. Bull N Y Acad Med.1936;12(11):610-22.
4. Heinz ER, Keneally R, d'Empaire PP, Vincent A. Current status of point of care ultrasonography for the perioperative care of trauma patients. Curr Opin Anaesthesiol. 2023 Apr 1;36(2):168-175. doi: 10.1097/ACO.0000000000001229. Epub 2022 Dec 22. PMID: 36550092.
5. Heinz ER, Vincent A. Point-of-Care Ultrasound for the Trauma Anesthesiologist. Curr Anesthesiol Rep. 2022;12(2):217-225. doi: 10.1007/s40140-021-00513-x. Epub 2022 Jan 20. PMID: 35075351; PMCID: PMC8771171.
6. Bahner DP, Hughes D, Royall NA. I-AIM: a novel model for teaching and performing focused sonography. J Ultrasound Med. 2012 Feb;31(2):295-300. doi: 10.7863/jum.2012.31.2.295. PMID: 22298874.
7. Richelle Kruisselbrink, Vincent Chan, Gian Alfonso Cibinel, Simon Abrahamson, Alberto Goffi; I-AIM (Indication, Acquisition, Interpretation, Medical Decision-making) Framework for Point of Care Lung Ultrasound. *Anesthesiology* 2017; 127:568–582 doi: https://doi.org/10.1097/ALN.0000000000001779
8. Austin S, Haase D, Hamera J. Advances in Trauma Ultrasound. Emerg Med Clin North Am. 2023 Feb;41(1):131-142. doi: 10.1016/j.emc.2022.09.004. PMID: 36424037.
9. Chan KK, Joo DA, McRae AD, Takwoingi Y, Premji ZA, Lang E, Wakai A. Chest ultrasonography versus supine chest radiography for diagnosis of pneumothorax in trauma patients in the emergency department. Cochrane Database Syst Rev. 2020 Jul 23;7(7):CD013031. doi: 10.1002/14651858.CD013031.pub2. PMID: 32702777; PMCID: PMC7390330.
10. Haskins SC, Bronshteyn Y, Perlas A, El-Boghdadly K, Zimmerman J, Silva M, et al. American Society of Regional Anesthesia and Pain Medicine expert panel recommendations on point-of-care ultrasound education and training for regional anesthesiologists and pain physicians-part II: recommendations. Reg Anesth Pain Med. 2021 Dec;46(12):1048-1060. doi: 10.1136/rapm-2021-102561. Epub 2021 Feb 24. PMID: 33632777.
11. Lichtenstein D. Fluid administration limited by lung sonography: the place of lung ultrasound in assessment of acute circulatory failure (the FALLS-protocol). Expert Rev Respir Med. 2012 Apr;6(2):155-62. doi: 10.1586/ers.12.13. PMID: 22455488.
12. Perera P, Mailhot T, Riley D, Mandavia D. The RUSH exam: Rapid Ultrasound in SHock in the evaluation of the critically Ill. Emerg Med Clin North Am. 2010 Feb;28(1):29-56, vii. doi: 10.1016/j.emc.2009.09.010. PMID: 19945597.

13. Blanco P, Aguiar FM, Blaivas M. Rapid Ultrasound in Shock (RUSH) Velocity-Time Integral: A Proposal to Expand the RUSH Protocol. J Ultrasound Med. 2015 Sep;34(9):1691-700. doi: 10.7863/ultra.15.14.08059. Epub 2015 Aug 17. PMID: 26283755.
14. Keikha M, Salehi-Marzijarani M, Soldoozi Nejat R, Sheikh Motahar Vahedi H, Mirrezaie SM. Diagnostic Accuracy of Rapid Ultrasound in Shock (RUSH) Exam; A Systematic Review and Meta-analysis. Bull Emerg Trauma. 2018 Oct;6(4):271-278. doi: 10.29252/beat-060402. PMID: 30402514; PMCID: PMC6215077.
15. Gonzalez JM, Ortega J, Crenshaw N, de Tantillo L. Rapid Ultrasound for Shock and Hypotension: A Clinical Update for the Advanced Practice Provider: Part 1. Adv Emerg Nurs J. 2020 Oct/Dec;42(4):270-283. doi: 10.1097/TME.0000000000000321. PMID: 33105180.
16. Seif D, Perera P, Mailhot T, Riley D, Mandavia D. Bedside ultrasound in resuscitation and the rapid ultrasound in shock protocol. Crit Care Res Pract. 2012;2012:503254. doi: 10.1155/2012/503254. Epub 2012 Oct 24. PMID: 23133747; PMCID: PMC3485910.
17. Müller-Wirtz LM, Patterson WM, Ott S, Brauchle A, Meiser A, Volk T, et al. Teaching Medical Students Rapid Ultrasound for shock and hypotension (RUSH): learning outcomes and clinical performance in a proof-of-concept study. BMC Med Educ. 2024 Apr 2;24(1):360. doi: 10.1186/s12909-024-05331-3. PMID: 38566149; PMCID: PMC10988853.
18. Manson WC, Kirksey M, Boublik J, Wu CL, Haskins SC. Focused assessment with sonography in trauma (FAST) for the regional anesthesiologist and pain specialist. Regional Anesthesia & Pain Medicine. 2019 Mar 21;44(5):540–8.

10

ULTRASSOM NA AVALIAÇÃO HEMODINÂMICA

Marcus Vinicius Figueiredo Lourenço
Eduardo Ferro Moscári

INTRODUÇÃO

A monitorização hemodinâmica é um dos pontos principais no tratamento de pacientes graves. O objetivo final é a otimização da perfusão de órgãos e tecidos, evitando sua falência e garantindo sua funcionalidade.

Nas últimas décadas houve uma mudança importante da avaliação hemodinâmica estática para a dinâmica e, mais atualmente, em direção à monitoração hemodinâmica funcional: um conceito onde a responsividade volêmica é avaliada após um teste terapêutico. Para isso, muitos métodos de monitorização têm surgido, mas a ultrassonografia tem despontado como uma das principais ferramentas minimamente invasivas, apresentando menor risco quando comparado a métodos mais invasivos.

Aparelhos de ultrassonografia estão cada vez mais disponíveis nas salas operatórias, emergências e unidades de terapia intensiva, e diversas formas de se avaliar o *status* hemodinâmico do paciente através da ultrassonografia vêm surgindo. Neste capítulo iremos abordar algumas delas.

PROTOCOLO VEXUS

O manejo adequado de fluidos, evitando sobrecarga volêmica, sempre foi um dos maiores desafios da medicina; e as metas hemodinâmicas em pacientes críticos são focadas tradicionalmente em garantir o débito cardíaco e a pressão arterial sistêmica, através de intervenções como administração de fluidos, vasopressores e inotrópicos. A perfusão é determinada também por outros fatores importantes, dentre eles, a pressão venosa, um parâmetro pouco valorizado na prática clínica, mas que tem grande importância.

O desenvolvimento de congestão venosa clinicamente significante pode se dever a diversos fatores, como insuficiência de ventrículo direito, hipertensão pulmonar ou sobrecarga volêmica. De maneira sinérgica com outros fatores, no contexto de hipoperfusão, pode contribuir de maneira significativa para disfunção orgânica no paciente crítico. Nessa circunstância, o protocolo VExUS foi proposto como um exame baseado na ultrassonografia *point-of-care*, que permite avaliar e graduar a gravidade da congestão venosa, não apenas na veia cava, mas também no fígado, intestino e rins.

A avaliação do grau de congestão venosa pode ser utilizada para avaliar o *status* volêmico do paciente, o que pode ser importante em situações de choque séptico, insuficiência cardíaca congestiva e insuficiência renal aguda, pois ajuda na tomada de decisões como iniciar ou parar a fluidoterapia ou escolha de vasopressores.

A avaliação do fluxo venoso através do POCUS é realizada em quatro locais: veia cava inferior, veias hepáticas, veias portais e veias renais (Figura 10.1).

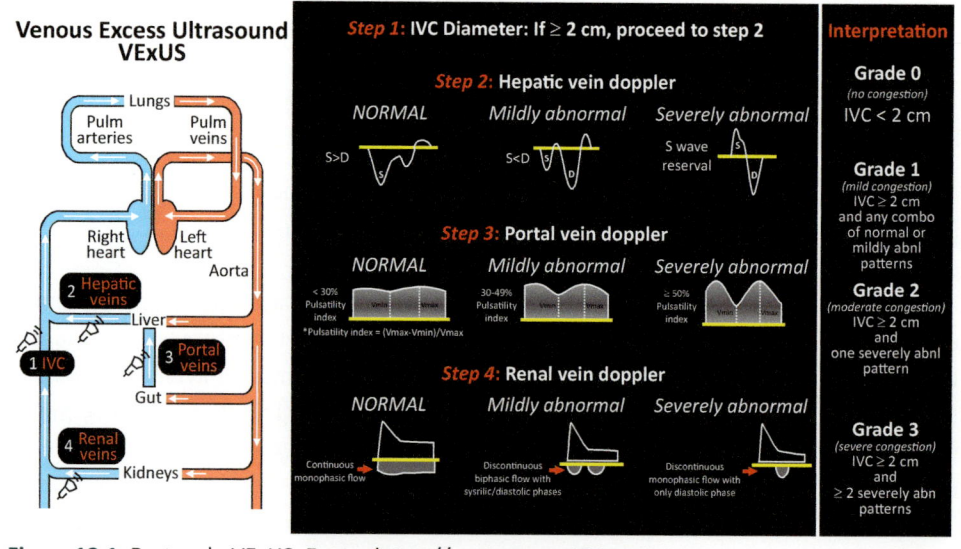

Figura 10.1. Protocolo VExUS. Fonte: https://www.pocus101.com

O protocolo VExUS é apenas um método de utilização do POCUS, ele pode não esclarecer qual a etiologia da congestão, mas certamente irá fornecer detalhes acerca da gravidade do quadro, indicando uma possível causa.

Avaliação da veia cava inferior

O ultrassom da veia cava inferior (VCI) é considerado uma ferramenta de acesso direto ao *status* relativo do volume intravascular. Sua imagem é obtida principalmente através da janela subcostal, com o paciente na posição supina com o transdutor cardíaco ou curvilíneo, e a VCI é visualizada em seu eixo longo. Seu diâmetro mínimo e máximo deve ser mensurado 3-4 cm do átrio direito ou aproximadamente 1 cm distal à veia hepática. Outra janela para se obter a visualização da VCI é a axilar média na altura da região distal do esterno, e as mensurações são obtidas aproximadamente 3 cm caudal em relação ao átrio direito. O modo M não demonstrou ser superior ao modo B em ambas as janelas (Figura 10.2).

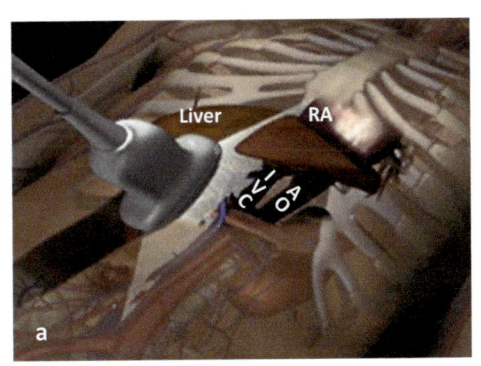

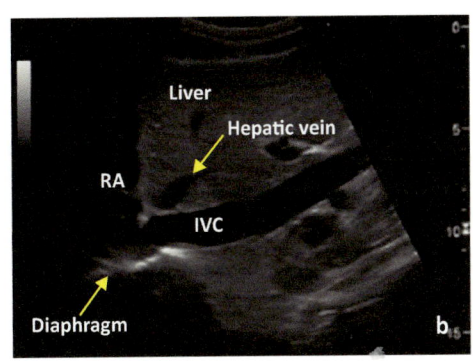

Figura 10.2. Ultrassom de VCI.
Fonte: https://www.akdh.org/action/showPdf?pii=S1548-5595%2821%2900005-7\

Devemos levar em consideração a fisiologia da respiração espontânea e da ventilação mecânica quando vamos avaliar a VCI através deste método. Durante a inspiração espontânea, a pressão intratorácica negativa aumenta o fluxo venoso para o coração e reduz o diâmetro da VCI. No final da expiração, a pressão intratorácica aumenta e vai a zero, diminuindo o retorno venoso e aumentando o diâmetro da VCI. Através da medida de tais diâmetros, podemos determinar o índice de colapsabilidade (IC). IC = (VCI máx - VCI mín)/VCI máx; (corte > 40%).

Já na ventilação mecânica, o ciclo se torna invertido, ou seja, a pressão intratorácica positiva durante a fase inspiratória diminui o fluxo venoso para o coração e aumenta o diâmetro da VCI. No final da expiração, a pressão intratorácica diminui a zero, aumentando o fluxo venoso e diminuindo o diâmetro da VCI. Através das medidas dos diâmetros podemos determinar o índice de distensibilidade (ID). ID = (VCI máx – VCI mín) / VCI mín; (corte > 18%).

A avaliação da variação respiratória da veia cava baseia-se em dois princípios. Em primeiro lugar, as alterações de pressão dentro da caixa torácica levam a uma maior compressão das veias intratorácicas se elas forem mais complacentes. Em segundo lugar, a variação respiratória da pressão venosa central e, por consequência, do gradiente pressórico do retorno venoso, é maior se ambos os ventrículos são responsivos à pré-carga. Esses dois fatores indicam que, em caso de responsividade, a a veia cava expande mais durante a inspiração quando comparado à expiração.

Dois grandes trabalhos prospectivos recentes mostram que a responsividade ao volume é predita com uma acurácia similar quando o paciente está em respiração espontânea (sensibilidade de 71% e especificidade de 81%) ou em ventilação mecânica (sensibilidade de 75% e especificidade de 82%). Portanto, outros estudos têm utilizado o cálculo do IC para todos os pacientes ventilados e em respiração espontânea.

Ver a Tabela 10.1.

Tabela 10.1. Estimativa da pressão de átrio direito (PAD) pelo diâmetro e variação respiratória do calibre da VCI:

Variável	Normal 0-5 (3) mmHg	Intermediário 5-10 (8) mmHg		Alta (15) mmHg
Diâmetro da VCI	≤ 2,1 cm	≤ 2,1 cm	> 2,1 cm	> 2,1 cm
Colapso com respiração	> 50%	<50%	>50%	<50%

Uma VCI com diâmetro máximo < 2,1cm, que colapsa > 50%, sugere uma PAD normal de 0-5 mmHg.

Uma VCI com um IC < 20% (com diâmetro moderado a largo) sugere uma PAD ≥15.

A meta do IC é de 20-50%; levando em consideração diferentes vieses e considerações clínicas.

A avalição do diâmetro da VCI faz parte do protocolo RUSH (Rapid Ultrasound in SHock), auxiliando no diagnóstico e manejo dos diferentes tipos de choque. Em um estudo prospectivo, a sensibilidade do protocolo foi de 88% e a especificidade foi de 96% para diagnosticar o tipo de choque, quando comparado ao diagnóstico final. Os achados ultrassonográficos foram capazes de guiar a administração e a restrição de fluidos, o que resultou em aumento da sobrevida em 28 dias, redução de injúria renal tipo 3, além de redução da necessidade de diálise.

Apesar da praticidade, o método apresenta algumas limitações. Na ventilação espontânea, a irregularidade dos esforços inspiratórios pode dificultar uma avaliação diagnóstica precisa, limitando a sua validade apenas para casos de valores extremos de variabilidade. Obesidade mórbida, dor abdominal ou distensão, drenos pós-operatórios, cavidade aberta (abdome ou tórax) e enfisema são fatores que podem limitar a visualização. Podem hiper-estimar o volume intravascular relativo: anormalidades valvares, hipertensão pulmonar, falência de ventrículo direito e dificuldade de excursões respiratórias. Hipertensão intra-abdominal pode hipo-estimar o volume intravascular.

Avaliação da veia jugular

A avaliação da veia jugular interna tem sido cada vez mais utilizada como alternativa à veia cava inferior para indiretamente estimar a pressão venosa central e fluidorresponsividade.

É um vaso superficial e de fácil aquisição de imagem, sendo, portanto, uma boa alternativa para avaliação. Alguns estudos avaliaram a área seccional e o seu índice de colapsabilidade através da ultrassonografia, demonstrando uma alta sensibilidade e especificidade para avaliar estados de hipovolemia, com uma boa correlação quando comparado à avaliação da veia cava inferior.

Avaliação da artéria carótida

A avaliação da artéria carótida através da ultrassonografia é uma ferramenta que tem ganhado popularidade. A localização superficial da artéria carótida comum torna a sua identificação e visualização facilitada através do ultrassom, não sendo necessário treinamento extensivo. Essas características tornam essa uma alternativa segura e custo-efetiva para avaliação hemodinâmica beira-leito.

Para a avaliação, utiliza-se o transdutor linear (5-18 MHz) com o modo B para adquirir imagens transversais e longitudinais da carótida e, em seguida, o corte longitudinal, com o Doppler pulsado para analisar a curva de fluxo, conforme a Figura 10.3. O fluxo na artéria carótida comum correlaciona-se com índices cardiovasculares, sendo utilizado para avaliação do débito cardíaco, *status* volêmico e fluido responsividade. O examinador deve estar sentado na lateral ou cranialmente ao paciente. Este, por sua vez, deve estar em posição supina com a cabeça girada 30-45° para o lado contralateral ao que será examinado, e deve-se evitar pressão excessiva com o transdutor (Figura 10.3).

(a) Imagem transversal da artéria carótida.
(b) Imagem longitudinal com traço Doppler colorido.
(c) Imagem longitudinal em modo B com Doppler pulsátil para avalição do fluxo.

A curva de fluxo traz diversas informações acerca do fluxo, como o tempo sistólico, tempo do ciclo cardíaco, pode ser calculado a integral velocidade-tempo (VTI) da carótida.

A utilização da ultrassonografia de carótida como substituta de técnicas invasivas de medição de débito cardíaco tem mostrado resultados contraditórios devido à heterogeneidade dos trabalhos. Com relação à avaliação do *status* volêmico e preditor de fluido responsividade, apesar de poucos trabalhos, os resultados têm se mostrado promissores.

Esse método apresenta algumas limitações, como, por exemplo, calcificações na carótida comum podem criar artefatos e prejudicar a sua avaliação, produzindo sombras acústicas e dificultando uma janela ultrassonográfica adequada. Pessoas com musculatura do pescoço bem desenvolvida podem ter a visualização da carótida dificultada. Em pacientes com o vaso tortuoso, anormalidades vasculares ou quadros de aterosclerose avançada podem dificultar a aferição de medidas confiáveis com o Doppler espectral, devido a um fluxo sanguíneo turbulento e acelerado. Patologias que alteram o fluxo sanguíneo cerebral também podem prejudicar a avaliação.

Em pacientes com insuficiência cardíaca, a velocidade do fluxo pode estar reduzida; enquanto na insuficiência valvar aórtica grave, o fluxo diastólico pode chegar

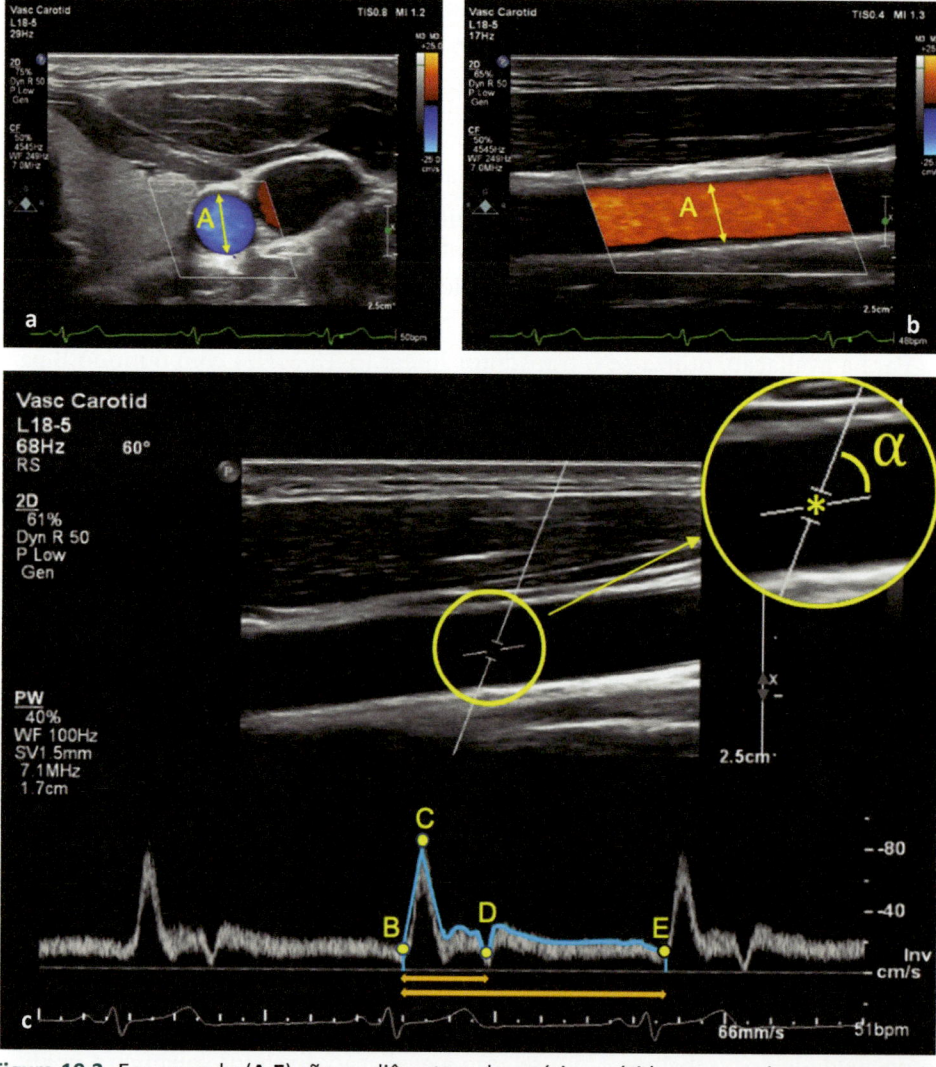

Figura 10.3. Em amarelo (**A-E**) são os diâmetros da artéria carótida em seu plano transversal e longitudinal. O ponto **B** na curva mostra o início da sístole. O ponto **C** refere-se à velocidade de pico de fluxo sanguíneo da carótida. O **D** é o entalhe dicrótico e o ponto **E**, é a velocidade diastólica final. A área que é medida abaixo da linha azul, traçando o sinal da onda de Doppler pulsátil de um único batimento cardíaco, delineia a integral velocidade-tempo da carótida (cVTI). A linha horizontal curta em laranja exibe o tempo de fluxo sistólico, enquanto a linha horizontal longa laranja exibe o tempo total do ciclo. Fonte: Adaptado de: Rene Suriani *et al.* 2022 Physiol. Meas. 43 10TR01

a ser reverso. Em casos de estenose uni ou bilateral o fluxo nesse vaso deverá estar aumentado. Portanto, devido à quantidade de fatores que podem influenciar o fluxo sanguíneo na artéria carótida comum, sua avaliação e interpretação deve ser cautelosa.

Apesar da ultrassonografia de carótida ser uma ferramenta alternativa que tem sido estudada nas últimas décadas, ainda não é aplicável na prática clínica devido aos seus resultados contraditórios relatados nos trabalhos. Faltam ainda valores de referência serem definidos e aspectos técnicos e da fisiologia cerebrovascular precisam ser levados em consideração, portanto a técnica ainda carece de desenhos de estudos homogêneos e protocolos bem controlados em pesquisas futuras.

PASSIVE LEG RAISING + POCUS

A transição da posição semissentado para uma posição de decúbito, em que os membros inferiores estejam elevados a uma angulação de 45º em relação ao tronco horizontal, induz um aumento do retorno venoso proveniente dos membros inferiores e do território esplâncnico para as câmaras cardíacas. Se o débito cardíaco aumentar em resposta ao *passive leg raising test*, certamente ambos os ventrículos serão responsivos à pré-carga. Já foi demonstrado que o PLR *test* seria o equivalente a uma prova volêmica com 300 mL de fluido, porém, esse volume é variável porque depende das circunstâncias e do paciente.

Muitos estudos demonstraram que o PLR *test* é confiável para detectar responsividade volêmica. O valor diagnóstico mais frequentemente encontrado na literatura é 10% de aumento no débito cardíaco. Essa avaliação pode ser facilitada com o uso da ultrassonografia, afinal existem diversos meios de se avaliar ou inferir o aumento de débito cardíaco através desse método, como, por exemplo, alguns métodos já citados nesse capítulo, como a avaliação de carótida, veia jugular interna e veia cava inferior.

Uma grande vantagem desse método é que se mantem confiável mesmo quando a variação do volume sistólico (VVS) ou a variação da pressão de pulso (VPP) não são validadas, bem como ventilação espontânea, ventilação mecânica com baixos volumes correntes, arritmias e baixa complacência pulmonar. Além disso, ele é reversível, em casos de pacientes limítrofes ou que apresentam piora clínica após o teste, o retorno à posição inicial redistribui o fluxo sanguíneo, evitando desfechos desfavoráveis.

BIBLIOGRAFIA

Beaubien-Souligny W, Rola P, Haycock K, Bouchard J, Lamarche Y, Spiegel R,*Beaubien-Souligny, W., Rola, P., Haycock, K. et al.* **Quantifying systemic congestion with Point-Of-Care ultrasound: development of the venous excess ultrasound grading system.** The Ultrasound Journal 2020 12(1), 16. https://dx.doi.org/10.1186/s13089-020-00163-w

Jassim HM, Naushad VA, Khatib MY, Chandra P, Abuhmaira MM, Koya SH, et al. IJV collapsibility index vs IVC collapsibility index by point of care ultrasound for estimation of CVP: a comparative study with direct estimation of CVP. Open Access Emergency Medicine 2019:11. https://www.ncbi.nlm.nih.gov/pmc/articles/PMC6452797/pdf/oaem-11-065.pdf

Kaptein MJ and Kaptein EM. Inferior vena cava collapsibility index: clinical validation and application for assessment of relative intravascular volume. Adv Chronic Kidney Dis. 2021;28(3):218-226. Link:https://www.akdh.org/action/showPdf?pii=S1548-5595%2821%2900005-7

Marik, P., Baram, M., Vahid, B. **Does central venous pressure predict fluid responsiveness? A systematic review of the literature and the tale of seven mares.** CHEST 2008 134(1), 172 – 178. https://dx.doi.org/10.1378/chest.07-2331

Suriani I, van Houte J, de Boer EC, van Knippenberg L, Manzari S, Mischi M, Suriani I, Houte JV, de Boer EC et al. Carotid Doppler ultrasound for non-invasive haemodynamic monitoring: a narrative review. 2022 Physiol. Meas. 43 10TR01. Link: https://iopscience.iop.org/article/10.1088/1361-6579/ac96cb/pdf

11

REPOSIÇÃO VOLÊMICA GUIADA PELA ULTRASSONOGRAFIA

Bruno Francisco de Freitas Tonelotto

INTRODUÇÃO

A reposição volêmica é uma intervenção crucial no manejo de pacientes críticos, como aqueles com choque hipovolêmico, séptico ou hemorrágico. O principal objetivo é restaurar o volume sanguíneo circulante e manter a perfusão adequada dos órgãos, prevenindo a hipoperfusão tecidual e a disfunção de múltiplos órgãos. A avaliação e o monitoramento precisos do estado volêmico são essenciais para otimizar a administração de fluidos, evitando tanto a hipovolemia quanto a sobrecarga hídrica, que estão associadas a piores desfechos clínicos.

Tradicionalmente, o estado volêmico era avaliado usando métodos clínicos e parâmetros hemodinâmicos invasivos, como a pressão venosa central (PVC) e o cateter de artéria pulmonar. Esses métodos, embora úteis, são invasivos, exigem habilidades técnicas especializadas e apresentam riscos de complicações. Além disso, oferecem apenas uma visão estática do estado hemodinâmico, inadequada para capturar as rápidas mudanças no estado volêmico dos pacientes críticos.

A ultrassonografia *point-of-care* (POCUS) emergiu como uma ferramenta valiosa e versátil na prática clínica, permitindo a visualização direta e em tempo real de estruturas anatômicas e alterações funcionais relacionadas ao estado volêmico. POCUS é particularmente útil na avaliação da função cardíaca, monitorização do volume intravascular e identificação de complicações pulmonares e abdominais. Sua principal vantagem é ser uma técnica não invasiva, acessível e que pode ser realizada à beira do leito, facilitando a tomada de decisões clínicas imediatas.

No contexto da reposição volêmica, POCUS oferece uma maneira precisa de avaliar o volume intravascular e guiar a terapia de fluidos. A avaliação da colapsabilidade da veia cava inferior (VCI) é uma técnica comum, na qual a variação do diâmetro da VCI durante a respiração indica o estado volêmico do paciente. Uma VCI que colapsa significativamente durante a inspiração sugere hipovolemia, enquanto uma VCI dilatada pode indicar sobrecarga de fluidos ou disfunção ventricular direita. Além disso, a ecocardiografia transtorácica fornece informações detalhadas sobre a função cardíaca, como a fração de ejeção ventricular, crucial para avaliar a capacidade de resposta do paciente à reposição volêmica.

A ultrassonografia permite a monitorização contínua e a reavaliação frequente dos pacientes, ajustando a administração de fluidos de forma personalizada e dinâmica. Este aspecto é especialmente relevante em cenários clínicos onde o estado hemodinâmico pode mudar rapidamente, como em choque séptico, trauma grave ou grandes cirurgias. A utilização de POCUS ajuda a prevenir complicações como sobrecarga hídrica e edema pulmonar, ao mesmo tempo em que evita a hipoperfusão tecidual e a falência orgânica.

Além disso, a ultrassonografia pulmonar pode identificar pacientes com sobrecarga de líquidos antes do aparecimento de sinais clínicos de congestão pulmonar, um aspecto central do protocolo FALLS (*Fluid Administration Limited by Lung Sonography*). Este protocolo é importante para evitar a sobrecarga de fluidos, que é uma preocupação significativa após a cirurgia.

Em conclusão, a ultrassonografia *point-of-care* representa um avanço significativo na gestão da reposição volêmica, proporcionando uma avaliação precisa e em tempo real do estado volêmico. Sua capacidade de orientar a administração personalizada de fluidos tem o potencial de melhorar significativamente os desfechos clínicos em pacientes críticos. O uso de POCUS deve ser uma parte integral da prática clínica para garantir uma gestão volêmica segura e eficaz.

PRINCÍPIOS BÁSICOS DA ULTRASSONOGRAFIA

A ultrassonografia funciona através da geração e recepção de ondas sonoras. O componente principal deste sistema é o transdutor ultrassonográfico, um dispositivo portátil que atua como emissor e receptor dessas ondas. Quando o transdutor é colocado na pele do paciente, ele emite ondas sonoras de alta frequência, geralmente entre 2 a 15 MHz, que penetram nos tecidos corporais. Essas ondas são refletidas de volta ao transdutor em diferentes graus, dependendo da densidade e composição dos tecidos que atravessam.

As ondas refletidas são então convertidas em sinais elétricos e processadas por um computador, criando imagens bidimensionais ou tridimensionais das estruturas internas. As imagens resultantes mostram variações na densidade dos tecidos: áreas mais densas refletem mais ondas sonoras e aparecem mais brilhantes (hiperecoicas), enquanto áreas menos densas refletem menos ondas e aparecem mais escuras (hipoecoicas).

Os modos de exibição em ultrassonografia incluem o Modo B (*Brightness*), o mais comum, que cria imagens bidimensionais das estruturas internas; o Modo M (*Motion*), utilizado para avaliar o movimento de estruturas como válvulas cardíacas e paredes dos vasos sanguíneos; o Doppler, que mede a velocidade e a direção do fluxo sanguíneo dentro dos vasos; e o Modo 3D/4D, que cria imagens tridimensionais e em tempo real. Cada modo serve a diferentes finalidades clínicas, como avaliação anatômica, medição de fluxo sanguíneo e planejamento cirúrgico.

O sistema ultrassonográfico é composto por vários componentes essenciais: o transdutor, que emite e recebe as ondas sonoras; o monitor, que exibe as imagens em tempo real; o console, que contém controles e ajustes para a ultrassonografia, como frequência e ganho; e o software de processamento de imagem, que converte os sinais recebidos em imagens e pode incluir ferramentas de análise.

As aplicações clínicas da ultrassonografia são amplas, incluindo sua utilização em obstetrícia, cardiologia, avaliação de órgãos abdominais, entre outros. Suas vantagens incluem segurança, por não utilizar radiação ionizante, portabilidade, que permite seu uso em ambientes diversos, e a capacidade de fornecer imagens em tempo real, o que é essencial para procedimentos intervencionistas. Além disso, a ultrassonografia é geralmente mais custo-efetiva em comparação com outras modalidades de imagem, como a ressonância magnética.

No entanto, a ultrassonografia também apresenta limitações, como a dependência da habilidade do operador, que pode afetar a qualidade das imagens e a interpretação dos resultados. Limitações técnicas também existem, como dificuldades em visualizar estruturas profundas ou através de ossos e gás, o que pode restringir sua eficácia em algumas áreas. Apesar das melhorias, a resolução das imagens ultrassonográficas pode ainda ser inferior à de outras técnicas, como a tomografia computadorizada.

Os avanços tecnológicos na ultrassonografia, incluindo o desenvolvimento de transdutores de alta resolução e algoritmos avançados de processamento de imagem, têm expandido suas aplicações clínicas, melhorando a qualidade das imagens e permitindo avaliações mais precisas e automatizadas. O futuro da ultrassonografia promete ainda maior precisão diagnóstica, eficiência e acessibilidade, consolidando seu papel como uma ferramenta indispensável na prática médica moderna.

FERRAMENTAS E CÁLCULOS PARA REPOSIÇÃO VOLÊMICA

A reposição volêmica é essencial no manejo de pacientes críticos, especialmente em casos de choque hemorrágico pós-traumático, que é a principal causa de morte evitável. A primeira linha de tratamento envolve a administração rápida de fluidos para restaurar a estabilidade circulatória. Em casos de hipotensão grave, o uso de vasopressores, como norepinefrina, é recomendado para manter a pressão arterial alvo. A avaliação precisa da perda volêmica é um desafio significativo, e a medição direta do volume sanguíneo não é prática na clínica diária. Portanto, o foco é na resposta hemodinâmica, utilizando indicadores de preenchimento vascular e outras técnicas.

Tradicionalmente, a pressão venosa central (PVC) e a pressão arterial pulmonar de oclusão eram usadas como indicadores estáticos do volume sanguíneo, mas possuem limitações significativas. Em contraste, o ultrassom (US) emergiu como uma ferramenta valiosa para avaliar o estado volêmico de forma não invasiva. O US permite a avaliação direta de parâmetros cardíacos e hemodinâmicos, sendo particularmente útil na análise do débito cardíaco e do volume sistólico.

A ecocardiografia transtorácica (ETT) é uma técnica crucial nesse contexto, permitindo a visualização das câmaras cardíacas, válvulas e fluxo sanguíneo, além de avaliar parâmetros, como o integral de tempo-velocidade subaórtico (VTI) (que é um indicador confiável da função cardíaca); a ETT é usada para estimar a resposta das medidas iniciais durante o choque, sendo correlacionada com a técnica de termodiluição. Parâmetros como a onda E, a razão E/E' e a razão E/A são utilizados para avaliar as pressões de enchimento do ventrículo esquerdo e o estado volêmico, mas principalmente para avaliar as disfunções diastólicas.

A variação respiratória na veia cava inferior (rv IVC) é outra medida importante, especialmente em pacientes ventilados mecanicamente. A rv IVC é obtida medindo-se o diâmetro da veia cava inferior (VCI) durante a inspiração e expiração. A colapsabilidade da VCI durante a inspiração indica hipovolemia, enquanto uma VCI persistentemente dilatada pode sugerir sobrecarga de fluidos. No entanto, em pacientes com respiração espontânea, a precisão dessa medida pode ser comprometida.

A distensibilidade da veia jugular interna (IJ) é um parâmetro emergente para prever a resposta a fluidos. Estudos demonstraram que a distensibilidade da IJ é um preditor preciso de resposta ao volume em pacientes sépticos ventilados mecanicamente, e pode ser útil na detecção de hemorragias precoces.

Embora a variação respiratória de VTI e outros índices, como a variação da pressão de pulso (PPV), sejam promissores, sua aplicação clínica ainda está em evolução. A VTI, em particular, não demonstrou uma correlação forte com o volume de sangramento em estudos experimentais, apesar de uma correlação moderada com a perda de volume. Portanto, mais pesquisas são necessárias para validar esses métodos e desenvolver ferramentas computacionais que possam integrar múltiplos parâmetros para uma avaliação mais precisa e segura no ponto de atendimento.

O ultrassom é uma ferramenta crucial para a avaliação volêmica e orientação da reposição de fluidos em pacientes críticos, proporcionando uma abordagem não invasiva, rápida e eficiente. Contudo, a escolha da técnica de ultrassom e a interpretação dos resultados devem ser feitas com cautela, considerando as limitações e a necessidade de mais estudos para estabelecer padrões claros e validados.

Avaliação da veia cava inferior (VCI)

A avaliação da VCI é uma das técnicas mais amplamente utilizadas para estimar o estado volêmico de pacientes. A VCI é um grande vaso venoso que retorna o sangue desoxigenado dos membros inferiores e do abdômen para o coração. Devido à sua anatomia e função, a VCI é sensível a mudanças no volume intravascular, tornando-se um marcador útil para a avaliação do *status* volêmico.

Medidas e índices de colapsabilidade

A técnica de avaliação da veia cava inferior (VCI) para reposição volêmica é fundamental na prática clínica, especialmente em pacientes críticos. Este método envolve a medição do diâmetro da VCI em duas fases do ciclo respiratório: durante a inspiração e a expiração. As medições são geralmente realizadas com o paciente em posição supina, utilizando uma janela subcostal ou transtorácica com o auxílio de ultrassonografia.

Durante a inspiração, a pressão intratorácica diminui, o que aumenta o retorno venoso ao coração e reduz o diâmetro da VCI. Na expiração, a pressão intratorácica aumenta, diminuindo o retorno venoso e aumentando o diâmetro da VCI. Essa variação é mais pronunciada em pacientes com hipovolemia, pois a diminuição do volume sanguíneo aumenta a sensibilidade da VCI às mudanças de pressão intratorácica.

Procedimento

- Posicionamento do paciente: ele deve estar em decúbito dorsal, com a cabeça ligeiramente elevada para facilitar a visualização da VCI.
- Uso do ultrassom: um transdutor de ultrassom curvo de baixa frequência é utilizado para visualizar a VCI, localizada inferiormente ao fígado e aparecendo como uma estrutura anecoica.
- Visualização da VCI: a VCI é visualizada em uma vista longitudinal para observar o diâmetro da veia durante o ciclo respiratório.
- Medindo os diâmetros (Figura 11.1):
  a) Diâmetro máximo (Dmax): medido no final da expiração, quando a VCI está mais dilatada e cheia de sangue.
  b) Diâmetro mínimo (Dmin): medido no final da inspiração, quando a VCI está mais colapsada.

Colapsabilidade da VCI

(Diâmetro máximo − Diâmetro mínimo) x 100 / Diâmetro máximo

Este valor é expresso em porcentagem e fornece uma medida quantitativa da variação do diâmetro da VCI com a respiração.

Interpretação dos resultados

- Alta variação (>18-20%): indica uma alta probabilidade de que o paciente responderá positivamente à administração de fluidos com um aumento no débito cardíaco, comum em pacientes hipovolêmicos.

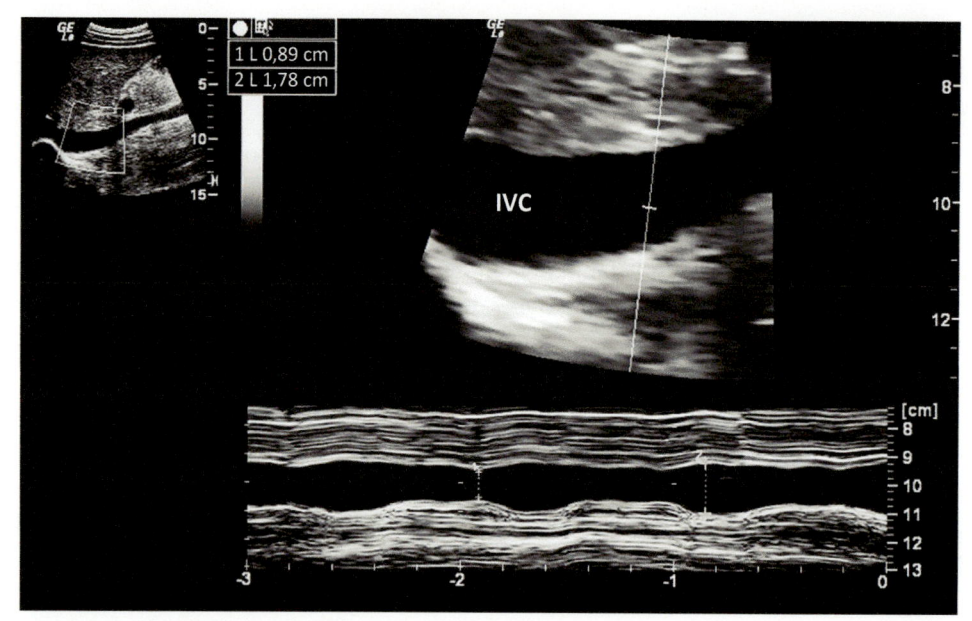

Figura 11.1. Medidas dos diâmetros da veia cava inferior.

- Baixa variação (<12%): sugere que o paciente pode não responder significativamente à administração de fluidos, indicando um estado de volume intravascular adequado ou hipervolemia.

É importante considerar que a avaliação da VCI pode ser influenciada por vários fatores, como a pressão intratorácica (especialmente em pacientes sob ventilação mecânica), a posição do paciente e a presença de condições anatômicas ou patológicas que possam alterar o retorno venoso. Portanto, a interpretação dos resultados deve ser feita com cautela e sempre em conjunto com outros dados clínicos. Ver as Figura 11.2 a 11.4.

Cuadro I. Estimación de la presión de la aurícula derecha con base en el diámetro y colapso de la vena cava inferior.

Variable	Normal (0-5) 3 mmHg	Intermedio (5-10) 8 mmHg	Alto (10-20) 15 mmHg
Diámetro VCI	< 2.1 cm	< 2.1 - > 2.1 cm	> 2.1 cm
Colapso (respiración)	> 50%	< 50% - > 50%	< 50%
Presión elevada AD		• Restricción de llenado • Tricúspide E/E' > 6 • Flujo diastólico predominante en venas hepáticas (fracción de llenado sistólico < 55%	

AD = aurícula derecha, VCI = vena cava inferior

Figura 11.2. Correlação entre a medida do maior diâmetro da veia cava e a estimativa da pressão atrial direita. Fonte: <http://www.scielo.org.mx/scielo.php?script=sci_arttext&pid=S0187-8433 2015000200008&lng=es&nrm=iso>. ISSN 0187-8433.

IVC size, cm	Respiratory change	Central venous pressure
< 1,5 cm	Total collapse	0 - 5
1,5 - 2,5	> 50% collapse	6 - 10
1,5 - 2,5	< 50% collapse	11 - 15
> 2,5	< 50% collapse	16 - 20
> 2,5	No change	> 20

Figura 11.3. Correção entre diâmetro da veia cava, colapso e pressão venosa central.

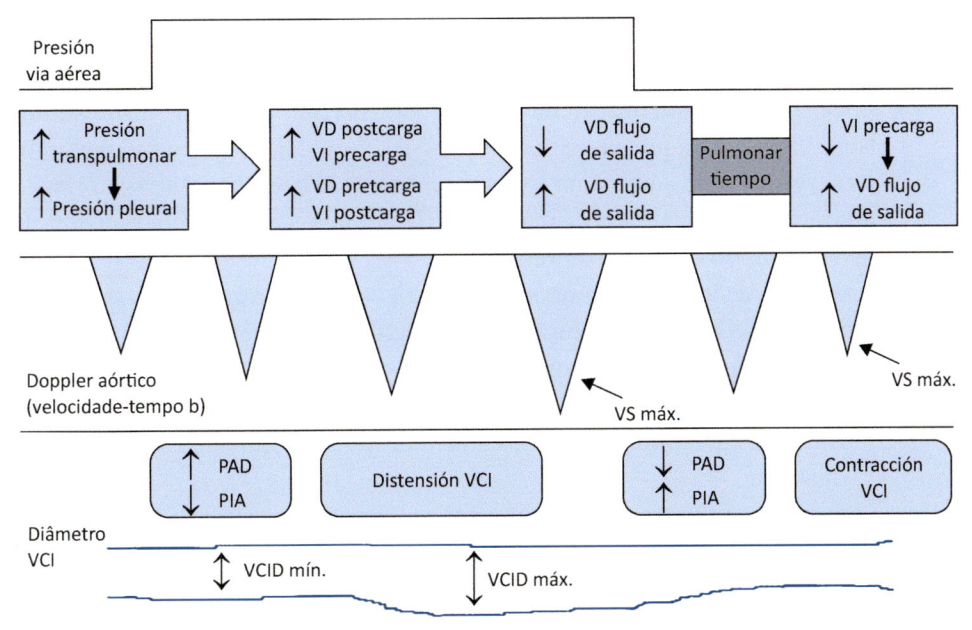

Figura 11.4. Variações fisiológicas do volume sistólico e veia cava inferior durante a ventilação mecânica. VD = ventrículo direito, VI = ventrículo esquerdo, VCI = veia cava inferios, PIA = pressão intrabdominal, PAD = pressão na auricula esquerda. Fonte: <http://www.scielo.org.mx/scielo.php?script=sci_arttext&pid=S0187-84332015000200008&lng=es&nrm=iso>. ISSN 0187-8433.

Índice de veia jugular interna (IJV)

O índice de variação da veia jugular interna (IJV) é uma medida valiosa para avaliar a responsividade à fluidoterapia, ou seja, a probabilidade de um paciente responder positivamente à administração de fluidos com um aumento no débito cardíaco. Este índice é particularmente útil em pacientes gravemente enfermos e pode ser obtido de forma não invasiva através da ultrassonografia.

Princípio da variação da veia jugular interna

A avaliação da distensibilidade ou variação do diâmetro da veia jugular interna durante o ciclo respiratório baseia-se na relação entre o volume intravascular e a pressão venosa. Durante a inspiração, a pressão intratorácica diminui, aumentando o retorno venoso ao coração e o diâmetro da veia. Na expiração, a pressão intratorácica aumenta, diminuindo o retorno venoso e o diâmetro da veia. Essa variação de diâmetro é um indicativo do estado volêmico do paciente e da sua possível resposta à fluidoterapia.

Medindo o IVJ

- Preparação do paciente e equipamento: o paciente deve estar em decúbito dorsal, com a cabeça ligeiramente elevada (30-45°). Utilize um aparelho de ultrassom com transdutor linear de alta frequência, adequado para exames vasculares.
- Localização e visualização da veia jugular interna: posicione o transdutor lateralmente à traqueia e acima da clavícula para identificar a veia jugular interna, visualizada como uma estrutura anecoica adjacente à artéria carótida. A imagem deve ser ajustada para uma vista longitudinal para melhor visualização da variação do diâmetro da veia.
- Avaliação da variação respiratória: observe a veia jugular interna durante várias respirações. Durante a inspiração, o diâmetro da veia geralmente aumenta e, durante a expiração, ele diminui.
- Diâmetros:
  - Diâmetro máximo: medido no final da expiração, quando a veia está mais dilatada.
  - Diâmetro mínimo: medido no final da inspiração, quando a veia está mais colapsada.

Cálculo do índice de variação

$$\text{IJV Variation Index} = \frac{\text{Diâmetro máximo} - \text{diâmetro mínimo}}{\text{Diâmetro máximo}} \times 100$$

Interpretação dos resultados

- Alta variação (>18%): indica que o paciente provavelmente responderá positivamente à administração de fluidos, sugerindo hipovolemia.
- Baixa variação (<12%): sugere que o paciente provavelmente não terá um aumento significativo no débito cardíaco após a administração de fluidos, indicando um estado volêmico adequado ou hipervolemia.

A precisão das medições do índice de variação da IJV depende da técnica de imagem, posição do paciente e condições fisiológicas. É essencial que essas medições sejam realizadas de forma padronizada e interpretadas em conjunto com outros parâmetros clínicos e de imagem, para garantir a segurança e eficácia da reposição volêmica. Além disso, a ultrassonografia deve ser realizada por profissionais treinados para assegurar a precisão das medições e a segurança do paciente. Embora promissora, a utilização do índice de variação da IJV ainda está em fase de estudos, sendo importante considerar as limitações e variabilidades ao utilizá-lo na prática clínica.

Doppler carotídeo

O Doppler carotídeo é uma técnica de ultrassonografia usada para avaliar o fluxo sanguíneo nas artérias carótidas, importantes vasos do pescoço que fornecem sangue ao cérebro. Embora frequentemente utilizado para avaliar o risco de doenças cerebrovasculares, como a aterosclerose, o Doppler carotídeo também pode ser aplicado na avaliação volêmica de pacientes críticos para prever a responsividade a fluidos.

Princípio do Doppler carotídeo na avaliação volêmica

A técnica baseia-se na medição das variações do fluxo sanguíneo na artéria carótida durante o ciclo respiratório ou em resposta a intervenções, como um desafio de fluidos ou elevação passiva das pernas. Os principais parâmetros medidos incluem:

- Fluxo sanguíneo na artéria carótida (CABF): volume de sangue que passa pela artéria por unidade de tempo.
- Tempo de fluxo corrigido na carótida (CFT): tempo necessário para o sangue fluir através da artéria durante o ciclo cardíaco, ajustado pela frequência cardíaca.
- Variação respiratória na velocidade sistólica de pico da carótida (DVPeakCA): diferença entre as velocidades máximas do fluxo sanguíneo durante a inspiração e a expiração.

Avaliação da responsividade a fluidos

A responsividade a fluidos é definida como o aumento no débito cardíaco após a administração de um bolo de fluidos. O Doppler carotídeo detecta mudanças no volume intravascular através de alterações no fluxo sanguíneo e nos parâmetros de fluxo nas artérias carótidas. Em pacientes responsivos a fluidos, a administração de fluidos pode aumentar significativamente o fluxo e as velocidades medidas nas carótidas.

No entanto, um estudo determinou que, embora os índices Doppler da carótida, como CABF, CFT e DVPeakCA, sejam úteis, eles não são confiáveis para avaliar a resposta a fluidos, especialmente em pacientes ventilados mecanicamente submetidos à cirurgia de revascularização do miocárdio (CABG). Esses índices não mostraram correlação significativa com alterações no índice de volume sistólico (SVI) após um bolo de fluidos.

A análise das mudanças respiratórias nos fluxos sanguíneos da carótida e da aorta é particularmente precisa para prever a resposta a fluidos em crianças sob ventilação mecânica invasiva. No entanto, o Doppler carotídeo deve ser utilizado como parte de uma abordagem multimodal, combinando outros dados clínicos e hemodinâmicos para uma tomada de decisão mais precisa. Embora seja uma ferramenta útil na avaliação volêmica, não substitui métodos invasivos mais precisos de análise da pré-carga e da otimização do débito cardíaco.

VTI da via de saída do ventrículo esquerdo

O integral de tempo-velocidade do fluxo de saída do ventrículo esquerdo (LVOT-VTI, do inglês *Left Ventricular Outflow Tract Velocity Time Integral*) é um parâmetro ecocardiográfico importante usado para avaliar o débito cardíaco e a função sistólica do ventrículo esquerdo. Ele mede a distância percorrida pelo sangue durante um ciclo cardíaco através da via de saída do ventrículo esquerdo (LVOT), utilizando a técnica de Doppler pulsado. O LVOT-VTI é calculado ao integrar as velocidades do fluxo sanguíneo ao longo do tempo durante o ciclo cardíaco, proporcionando uma estimativa do volume sistólico e, portanto, do débito cardíaco quando combinado com a área da seção transversal da LVOT. Como a área de seção transversal da LVOT é constante, podemos usar (para reposição volêmica) somente o valor do VTI.

Importância do LVOT-VTI na reposição volêmica

O LVOT-VTI é um marcador valioso na reposição volêmica porque oferece uma medida direta e contínua da resposta do débito cardíaco à administração de fluidos. A avaliação da responsividade a fluidos é delicada em pacientes críticos, onde a administração adequada de fluidos pode ser decisiva para a recuperação e sobrevivência. Aumentos significativos no LVOT-VTI após um bolo de fluidos indicam que o paciente é responsivo a fluidos, sugerindo que o volume adicional melhora o débito cardíaco e, consequentemente, a perfusão tecidual.

Medição

- Posicionamento do transdutor: o transdutor de ultrassom é posicionado no parasternal longo ou no apical de cinco câmaras para obter uma vista clara do LVOT.
- Aquisição da imagem Doppler: o Doppler pulsado é utilizado para medir as velocidades do fluxo sanguíneo através do LVOT. A amostra de Doppler é posicionada no LVOT, próximo à valva aórtica.
- Cálculo do VTI: o LVOT-VTI é obtido integrando a curva de velocidade-tempo do Doppler, que representa a quantidade de sangue ejetada por cada batimento cardíaco. O produto do LVOT-VTI pela área da seção transversal do LVOT fornece o volume sistólico.

Interpretação dos resultados

- Aumento do LVOT-VTI: um aumento no LVOT-VTI após a administração de um bolo de fluidos sugere que o paciente tem uma resposta positiva à terapia de fluidos, indicando que o coração é capaz de aumentar o débito cardíaco em resposta ao aumento do retorno venoso.
- Estabilidade ou redução do LVOT-VTI: uma falta de aumento significativo ou uma diminuição no LVOT-VTI após fluidoterapia pode indicar que o paciente não responderá de forma benéfica a mais fluidos. Isso pode ser devido a um estado de volume já adequado ou a uma condição como insuficiência cardíaca.

LVOT-VTI é uma ferramenta essencial para a avaliação da reposição volêmica em pacientes críticos. Ele oferece uma maneira objetiva de monitorar a resposta cardíaca à administração de fluidos, permitindo ajustes precisos na terapia para otimizar o débito cardíaco e melhorar a perfusão tecidual.

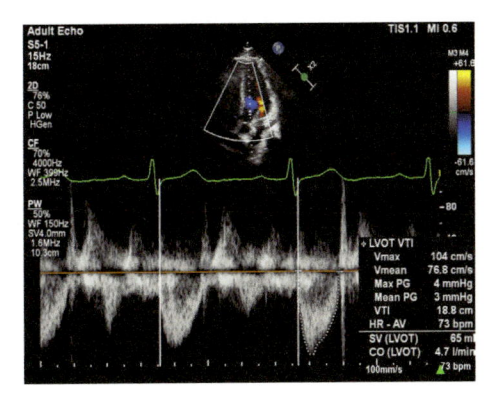

Ultrassonografia pulmonar

A ultrassonografia pulmonar é uma ferramenta valiosa para a avaliação do estado volêmico, especialmente na detecção de sobrecarga de fluidos. A presença de linhas B, que são artefatos verticais de reverberação que se estendem da superfície pleural ao fundo da imagem, é indicativa de edema intersticial. A ultrassonografia pulmonar pode ser usada para avaliar o grau de congestão pulmonar e orientar a gestão de fluidos, ajudando a evitar a administração excessiva de líquidos.

Identificação de linhas B

A detecção de múltiplas linhas B é um sinal de aumento do conteúdo de água nos pulmões, frequentemente associado à sobrecarga de fluidos ou insuficiência cardíaca. A contagem de linhas B pode ser utilizada como uma medida quantitativa da gravidade da congestão pulmonar.

Além das linhas B, a ultrassonografia pulmonar pode identificar outros sinais de sobrecarga de fluidos, como o deslizamento pleural diminuído ou a presença de derrame pleural. Estes achados podem complementar a avaliação volêmica e ajudar a guiar a gestão clínica.

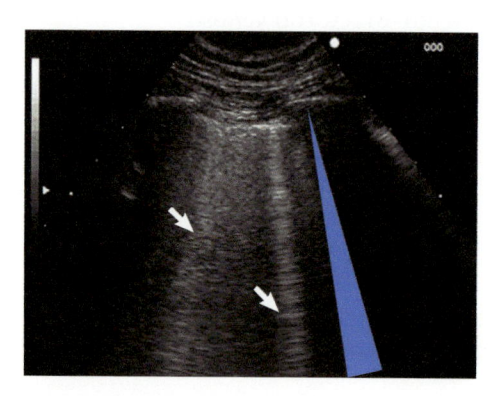

FAST (Focused Assessment with Sonography for Trauma)

Em pacientes politraumatizados, a ultrassonografia FAST é uma técnica rápida e eficaz para a avaliação de hemoperitônio, hemotórax e tamponamento cardíaco. A detecção precoce de líquidos livres no abdômen ou no tórax pode indicar hemorragia significativa, orientando intervenções emergenciais como laparotomia ou toracotomia. A avaliação do coração com o FAST pode identificar a presença de líquido no saco pericárdico, sugerindo tamponamento cardíaco, uma condição crítica que requer intervenção imediata.

Técnicas avançadas e considerações adicionais

As técnicas avançadas de ultrassonografia, como a ecocardiografia transesofágica (ETE), também podem ser utilizadas em cenários específicos, como em pacientes submetidos a cirurgias cardíacas ou em situações onde a ETT não fornece imagens adequadas. A ETE oferece uma visão mais detalhada das estruturas cardíacas e do fluxo sanguíneo, permitindo uma avaliação mais precisa da função cardíaca e do estado volêmico.

Além disso, a integração de medidas hemodinâmicas não invasivas – como a análise da variabilidade da pressão arterial e do débito cardíaco – com a ultrassonografia pode fornecer uma avaliação mais abrangente do estado hemodinâmico e orientar a terapia de fluidos de forma mais precisa.

CRIANDO PROTOCOLOS DE REPOSIÇÃO VOLÊMICA

A reposição volêmica é uma estratégia terapêutica crucial em pacientes críticos, especialmente naqueles que apresentam choque, hemorragia, desidratação severa ou sepsia. A ultrassonografia *point-of-care* (POCUS) tem se tornado uma ferramenta indispensável na orientação da reposição volêmica, permitindo avaliações em tempo real do estado hemodinâmico e volêmico dos pacientes. A implementação de protocolos de reposição volêmica guiados por ultrassonografia pode melhorar significativamente os desfechos clínicos ao proporcionar uma abordagem precisa e personalizada para cada paciente. Esses protocolos são desenhados para guiar a administração de fluidos, otimizar o volume intravascular e evitar complicações associadas tanto à hipovolemia quanto à hipervolemia.

Estrutura de protocolos de reposição volêmica

Os protocolos de reposição volêmica guiados por ultrassonografia geralmente seguem uma estrutura sistemática que envolve várias etapas, incluindo a avaliação inicial, a administração de fluidos e a reavaliação contínua. Abaixo, descrevemos um exemplo de protocolo amplamente utilizado e as variações que podem ser aplicadas em diferentes contextos clínicos.

- Avaliação inicial.
- História clínica e exame físico associados a: ultrassonografia da veia cava inferior (VCI), avaliação cardíaca pela ecocardiografia transtorácia ou transesofágica (quando indicada), ultrassonografia pulmonar.
- Utilização de métodos de avaliação não invasivos do débito cardíaco, quando indicado.
- Administração de fluidos.
- Reavaliação contínua.

Administração de fluidos

Após a avaliação inicial, a administração de fluidos é iniciada com base nos achados ultrassonográficos e clínicos. A escolha do tipo de fluido (cristaloides ou coloides), o volume e a velocidade de administração dependem do estado clínico do paciente e dos objetivos terapêuticos. Os principais tipos de fluidos utilizados incluem: cristaloides e coloides (não discutiremos aqui as características e indicações de cada tipo de fluido).

Reavaliação contínua e ajuste de estratégias

A reavaliação contínua é uma parte essencial dos protocolos de reposição volêmica guiados por ultrassonografia. A resposta do paciente à administração de fluidos é monitorada de perto, com reavaliações periódicas do estado hemodinâmico e volêmico, utilizando as mesmas técnicas ultrassonográficas descritas na avaliação inicial.

- Monitorização da VCI: medidas repetidas do diâmetro da VCI e do índice de colapsabilidade ajudam a determinar a eficácia da reposição volêmica e a necessidade de continuar, ajustar ou interromper a administração de fluidos.

- Avaliação cardíaca repetida: a função cardíaca é reavaliada para monitorar sinais de sobrecarga de volume, como aumento da pressão de enchimento ventricular e diminuição da fração de ejeção. Essas informações são críticas para evitar a indução de edema pulmonar ou insuficiência cardíaca.
- Ultrassonografia pulmonar repetida: a ultrassonografia pulmonar é utilizada para monitorar o desenvolvimento ou resolução de congestão pulmonar. A presença contínua ou aumento de linhas B pode indicar necessidade de ajuste na estratégia de fluidos.

Considerações especiais e variações de protocolos

Os protocolos de reposição volêmica podem variar significativamente com base na população de pacientes, tipo de patologia e contexto clínico. Alguns exemplos incluem: pacientes sépticos, trauma e hemorragia, disfunção cardiovascular, pediatria e geriatria.

Benefícios dos protocolos guiados por ultrassonografia

A implementação de protocolos de reposição volêmica guiados por ultrassonografia oferece vários benefícios, incluindo:
- Precisão e personalização: a ultrassonografia permite uma avaliação precisa e personalizada do estado volêmico, orientando a administração de fluidos de acordo com as necessidades específicas de cada paciente.
- Redução de complicações: ao evitar a administração inadequada de fluidos, os protocolos guiados por ultrassonografia ajudam a prevenir complicações como hipovolemia, sobrecarga de volume, edema pulmonar e insuficiência cardíaca.
- Tomada de decisão informada: POCUS fornece informações em tempo real que auxiliam na tomada de decisão rápida e informada, especialmente em ambientes críticos e de emergência.
- Custo-efetividade: a redução de complicações e a melhora nos desfechos clínicos podem levar a uma redução nos custos de internação e tratamento em longo prazo.

Ver a Figura 11.5.

VANTAGENS, DESVANTAGENS E LIMITAÇÕES DA ULTRASSONOGRAFIA PARA REPOSIÇÃO VOLÊMICA

A reposição volêmica guiada pela ultrassonografia oferece várias vantagens significativas em comparação com os métodos tradicionais de avaliação e manejo do volume intravascular. Uma das principais vantagens é a capacidade de fornecer uma avaliação em tempo real do estado hemodinâmico do paciente, permitindo intervenções rápidas

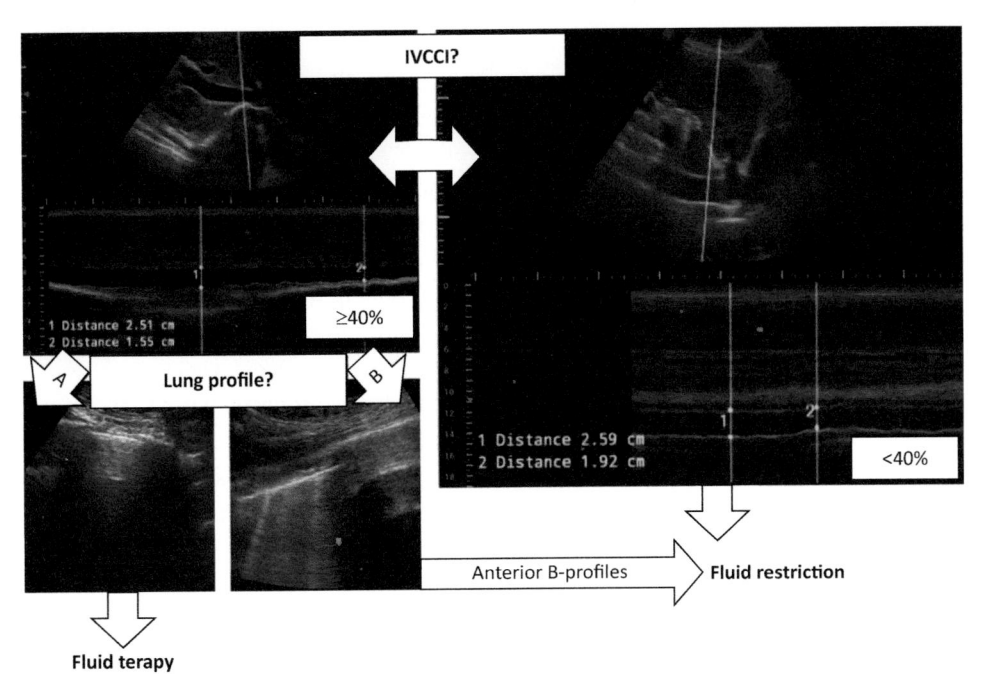

Figura 11.5. Exemplo de protocolo de reposição volêmica guiado pelo índice de colapsabilidade de veia cava inferior + avaliação pulmonar. Fonte: Modificado de Szabó M, et al.

e precisas. A ultrassonografia é uma ferramenta não invasiva, o que significa que pode ser utilizada com segurança em uma ampla gama de pacientes, incluindo aqueles em estado crítico, sem o risco de complicações associadas a técnicas invasivas. Além disso, a ultrassonografia permite uma avaliação dinâmica e repetitiva do volume intravascular e da função cardíaca, facilitando ajustes contínuos na terapia de fluidos com base nas respostas fisiológicas do paciente. Este nível de personalização no tratamento é crucial para otimizar os resultados e minimizar riscos, como sobrecarga de fluidos ou hipovolemia.

Outra vantagem importante é a capacidade de identificar rapidamente complicações como tamponamento cardíaco, sobrecarga de volume e edema pulmonar, que podem ser detectados através de mudanças específicas nas imagens ultrassonográficas. A ultrassonografia também é amplamente disponível e relativamente acessível, tanto em termos de custo quanto de infraestrutura, o que a torna uma ferramenta prática em muitos ambientes clínicos, incluindo unidades de terapia intensiva, prontos-socorros e clínicas ambulatoriais.

No entanto, a reposição volêmica guiada pela ultrassonografia também apresenta algumas desvantagens e limitações. Uma das principais desvantagens é a dependência da habilidade e experiência do operador. A interpretação das imagens ultrassonográficas pode ser subjetiva e requer um treinamento extensivo para garantir precisão e consistência nos resultados. Além disso, a qualidade das imagens pode ser afetada por vários fatores, como a anatomia do paciente, a presença de ar ou gás, que podem obscurecer as estruturas, e a cooperação do paciente. Em pacientes obesos ou com condições que dificultam a obtenção de imagens claras, a ultrassonografia pode ser menos eficaz.

Outra limitação é que a ultrassonografia pode não fornecer informações tão detalhadas quanto outras modalidades de imagem, como a tomografia computadorizada ou a ressonância magnética, especialmente em casos de avaliação complexa da função cardíaca ou de vasos sanguíneos. Embora os avanços tecnológicos estejam melhorando a resolução e a qualidade das imagens, a ultrassonografia ainda pode ter limitações em situações onde uma análise extremamente detalhada é necessária.

Em resumo, a reposição volêmica guiada pela ultrassonografia é uma ferramenta valiosa e eficaz que oferece muitas vantagens, como avaliação em tempo real, segurança e capacidade de personalização do tratamento. No entanto, suas desvantagens, incluindo a dependência da habilidade do operador e limitações técnicas, devem ser consideradas e mitigadas com treinamento adequado e práticas padronizadas.

CONCLUSÃO

A ultrassonografia *point-of-care* transformou a abordagem da reposição volêmica em ambientes críticos, permitindo avaliações precisas e em tempo real do estado volêmico e hemodinâmico dos pacientes. Através da utilização de diversas técnicas, como a avaliação da VCI, a ecocardiografia e a ultrassonografia pulmonar, os clínicos podem tomar decisões informadas sobre a administração de fluidos, personalizando o tratamento de acordo com as necessidades específicas de cada paciente.

A implementação de protocolos de reposição volêmica guiados por ultrassonografia é crucial para maximizar os benefícios dessa tecnologia. Esses protocolos não só melhoram a precisão da reposição volêmica, mas também reduzem o risco de complicações associadas à administração inadequada de fluidos, como a sobrecarga hídrica e a hipovolemia.

No entanto, é importante reconhecer as limitações da ultrassonografia e a necessidade de treinamento adequado para os profissionais de saúde. A precisão da POCUS depende significativamente da habilidade do operador, e a interpretação das imagens pode ser subjetiva. Portanto, o treinamento contínuo e a padronização dos protocolos são essenciais para garantir o uso eficaz e seguro dessa tecnologia.

Em resumo, a ultrassonografia *point-of-care* é uma ferramenta poderosa na gestão da reposição volêmica, proporcionando uma avaliação rápida, segura e precisa. À medida que a tecnologia e o treinamento avançam, espera-se que a POCUS continue a desempenhar um papel central na melhoria dos cuidados aos pacientes críticos, proporcionando uma base sólida para intervenções terapêuticas mais eficazes e personalizadas.

BIBLIOGRAFIA

American College of Emergency Physicians. (2016).Ultrasound Guidelines: Emergency, Point-of-Care, and Clinical Ultrasound Guidelines in Medicine. Annals of Emergency Medicine, 69(5), e27-e54.

Argaiz ER, Koratala A, Reisinger N. Comprehensive Assessment of Fluid Status by Point-of-Care Ultrasonography. Kidney360. 2021 May 27;2(8):1326-1338. doi: 10.34067/KID.0006482020. PMID: 35369665; PMCID: PMC8676400.

Arntfield, R., & Millington, S. (2012). Point of care cardiac ultrasound applications in the emergency department and intensive care unit—a review. Current Cardiology Reviews, 8(2), 98-108.

Ayala S, Badakhsh O, Li D, Fleming NW. The effects of an IV fluid bolus on mitral annular velocity and the assessment of diastolic function: a prospective non-randomized study. BMC Anesthesiol. 2024 Mar 26;24(1):117. doi: 10.1186/s12871-024-02503-y. PMID: 38532344; PMCID: PMC10964498.

Blanckaert, P., & Vermeiren, G. L. (2019). Focused ultrasound of the vena cava: Current and evolving applications. Best Practice & Research Clinical Anaesthesiology, 33(4), 457-467.

Carrillo Esper, Raúl; Tapia Velasco, Rafael; Galvan Talamantes, Yazmín Y Garrido Aguirre, Eduardo.Evaluación de la precarga y respuesta a volumen mediante ultrasonografía de la vena cava. Rev. Asoc. Mex. Med. Crít. Ter. Intensiva [online]. 2015, vol.29, n.2 [citado 2024-07-27], pp.105-112. Disponible en: <http://www.scielo.org.mx/scielo.php?script=sci_arttext&pid=S0187-84332015000200008&lng=es&nrm=iso>. ISSN 0187-8433.

Cicetti M, Bagate F, Lapenta C, Gendreau S, Masi P, Mekontso Dessap A. Effect of volume infusion on left atrial strain in acute circulatory failure. Ann Intensive Care. 2024 Apr 9;14(1):53. doi: 10.1186/s13613-024-01274-6. PMID: 38592568; PMCID: PMC11003961.

Cicetti, M., Bagate, F., Lapenta, C. et al. Effect of volume infusion on left atrial strain in acute circulatory failure. Ann. Intensive Care 14, 53 (2024). https://doi.org/10.1186/s13613-024-01274-6

Cohen, J., et al. (2015). Lung ultrasound for diagnosing cardiogenic pulmonary edema: A systematic review and meta-analysis. Journal of Critical Care, 30(5), 966-972.

de Souza TB, Rubio AJ, Carioca FL, Ferraz IS, Brandão MB, Nogueira RJN, de Souza TH. Carotid doppler ultrasonography as a method to predict fluid responsiveness in mechanically ventilated children. Paediatr Anaesth. 2022 Sep;32(9):1038-1046. doi: 10.1111/pan.14513. Epub 2022 Jul 2. PMID: 35748620.

du J, Zhang T, Hao C, Xu H, Luan H, Cheng Z, Ding M. Impact of transesophageal echocardiography dynamic monitoring of left ventricular preload on postoperative gastrointestinal function in colorectal cancer patients undergoing radical surgery. Ann Med Surg (Lond). 2024 Jan 30;86(4):1977-1982. doi: 10.1097/MS9.0000000000001776. PMID: 38576914; PMCID: PMC10990396.

Elsonbaty M, Abdullah S, Elsonbaty A. Lung Ultrasound Assisted Comparison of Volume Effects of Fluid Replacement Regimens in Pediatric Patients Undergoing Penile Hypospadias Repair: A Randomized Controlled Trial. Anesth Pain Med. 2021 Jul 3;11(3):e115152. doi: 10.5812/aapm.115152. PMID: 34540641; PMCID: PMC8438712.

Grau-Mercier L, Coisy F, Markarian T, Muller L, Roger C, Lefrant JY, Claret PG, Bobbia X. Can blood loss be assessed by echocardiography? An experimental study on a controlled hemorrhagic shock model in piglets. J Trauma Acute Care Surg. 2022 May 1;92(5):924-930. doi: 10.1097/TA.0000000000003518. Epub 2022 Jan 4. PMID: 34991127.

Khan S, Mishra SK, Parida S, Jha AK, Nagabhushanam Padala SRA. Carotid doppler indices do not predict fluid responsiveness in mechanically ventilated patients undergoing coronary artery bypass grafting surgery. J Card Surg. 2022 Dec;37(12):4418-4424. doi: 10.1111/jocs.17035. Epub 2022 Oct 17. PMID: 36251251.

Kompotiatis P, Shawwa K, Jentzer JC, Wiley BM, Kashani KB. Echocardiographic parameters and hemodynamic instability at the initiation of continuous kidney replacement therapy. J Nephrol. 2023 Jan;36(1):173-181. doi: 10.1007/s40620-022-01400-2. Epub 2022 Jul 18. PMID: 35849262.

Ma Q, Ji J, Shi X, Lu Z, Xu L, Hao J, Zhu W, Li B. Comparison of superior and inferior vena cava diameter variation measured with transthoracic echocardiography to predict fluid responsiveness in mechanically ventilated patients after abdominal surgery. BMC Anesthesiol. 2022 May 17;22(1):150. doi: 10.1186/s12871-022-01692-8. PMID: 35581547; PMCID: PMC9112503.

Mallat J, Lemyze M, Fischer MO. Passive leg raising test induced changes in plethysmographic variability index to assess fluid responsiveness in critically ill mechanically ventilated patients with acute circulatory failure. J Crit Care. 2024 Feb;79:154449. doi: 10.1016/j.jcrc.2023.154449. Epub 2023 Oct 17. PMID: 37857068.

Miller, A., & Mandeville, J. (2016). Predicting and measuring fluid responsiveness with echocardiography. Echo Research and Practice, 3(2), R1-R12.

Monnet, X., & Teboul, J. L. (2013). Assessment of fluid responsiveness: recent advances. Current Opinion in Critical Care, 19(3), 260-267.

Murthi SB, Fatima S, Menne AR, Glaser JJ, Galvagno SM, Biederman S, Fang R, Chen H, Scalea TM. Ultrasound assessment of volume responsiveness in critically ill surgical patients: Two measurements are better than one. J Trauma Acute Care Surg. 2017 Mar;82(3):505-511. doi: 10.1097/TA.0000000000001331. PMID: 28030505.

Nazar H., Rahman, H., & Sharma, R. (2021). Ultrasound in shock and critical care: A concise review. Journal of Intensive Care, 9(1), 1-14.

Oks, M., et al. (2017). The role of point of care ultrasonography in the management of shock. Journal of Intensive Care Medicine, 32(2), 79-87.

Soni, N. J., et al. (2019). Ultrasound in the diagnosis and management of pleural effusion. Journal of Hospital Medicine, 14(10), 633-640.

Szabó M, Pleck AP, Soós SÁ, Keczer B, Varga B, Széll J. A preoperative ultrasound-based protocol for optimisation of fluid therapy to prevent early intraoperative hypotension: a randomised controlled study. Perioper Med (Lond). 2023 Jun 27;12(1):30. doi: 10.1186/s13741-023-00320-4. PMID: 37370150; PMCID: PMC10303322.

Volpicelli, G., et al. (2012). International evidence-based recommendations for point-of-care lung ultrasound. Intensive Care Medicine, 38(4), 577-591.

Wu Y, Zhou S, Zhou Z, Liu B. A 10-second fluid challenge guided by transthoracic echocardiography can predict fluid responsiveness. Crit Care. 2014 May 27;18(3):R108. doi: 10.1186/cc13891. PMID: 24886990; PMCID: PMC4075154.

12

ULTRASSOM NO CONTEXTO DA PARADA CARDÍACA

Klaus Carvalho Lustosa
João Victor Ji Young Suh
Daniel Carlos Cagnolati

INTRODUÇÃO

A parada cardíaca (PC) é uma condição comumente observada em ambientes hospitalares, tais como departamento de emergência, unidade de terapia intensiva, enfermarias e centro cirúrgico.

A eficácia da reanimação cardiopulmonar (RCP) está diretamente relacionada à execução precisa e sequencial das ações e procedimentos recomendados pelo Suporte Avançado de Vida Cardíaca (ACLS) e pelo Suporte Básico de Vida (BLS). Essas ações incluem compressões torácicas imediatas e desfibrilação precoce, quando indicada. A rapidez no reconhecimento da parada cardíaca, na execução eficaz das manobras e na aplicação correta dos procedimentos é fundamental para melhorar a sobrevida do paciente.

A ultrassonografia à beira-leito tem se mostrado uma modalidade diagnóstica confiável para identificar transtornos do sistema cardiovascular e diferenciar tipos de choque, tornando-se uma ferramenta importante e frequente na condução de uma parada cardíaca (PC).[1] Nos últimos anos, vários protocolos foram desenvolvidos para guiar o exame ultrassonográfico de maneira segura, minimizando a interrupção da RCP e evitando danos ao paciente.[2] No entanto, mais estudos são necessários antes que qualquer metodologia específica possa ser recomendada para implementação rotineira.

O intuito deste capítulo é demonstrar a aplicabilidade da ultrassonografia à beira-leito como ferramenta valiosa para a confirmação do ritmo, a detecção de atividade cardíaca e o diagnóstico de causas reversíveis de parada cardíaca. Isso permite o início de terapias apropriadas de forma mais eficiente, melhorando o prognóstico do paciente.

POCUS NA PARADA CARDÍACA

Cerca de 80% das paradas cardíacas que ocorrem em ambiente hospitalar são caracterizadas por ritmos não chocáveis. Nesse contexto, a ultrassonografia destaca-se por sua capacidade de identificar as causas reversíveis, além de orientar e acompanhar as condutas terapêuticas.[3] A Figura 12.1 esquematiza as recomendações para a aplicação da ultrassonografia no algoritmo circular da parada cardiorrespiratória do ACLS.

O POCUS (ultrassonografia à beira-leito) pode se concentrar em uma visualização cardíaca ou incluir outras janelas. Durante a parada cardíaca, a escolha do transdutor ideal depende do objetivo do exame. Um transdutor setorial, que opera em baixas frequências (1 a 5 MHz) e oferece melhor resolução, é usado para o ultrassom cardíaco. Um transdutor linear (7 a 15 MHz) é ideal para o ultrassom pulmonar, pois sua alta frequência permite imagens detalhadas da linha pleural. O exame FAST (*Focused Assessment with Sonography for Trauma*) é melhor avaliado com um transdutor convexo, que oferece ampla área de cobertura e frequências entre 2,5 e 7,5 MHz.

A seguir, abordaremos os exames ultrassonográficos mais utilizados durante a parada cardíaca.

Ecocardiografia transtorácica

Um transdutor setorial deve ser utilizado na ecocardiografia transtorácica. O examinador deve posicionar-se à esquerda do paciente, na altura do abdome e ao lado do instrutor de RCP, com o aparelho à direita. Segurando o transdutor com a mão esquerda e manuseando o equipamento com a mão direita, o examinador deve procurar quatro janelas ao exame:

- Paraesternal eixo longo.
- Paraesternal eixo curto.
- Apical 4 câmaras.
- Subxifoidea.

A diretriz da American Heart Association (AHA) apoia o uso da ultrassonografia à beira leito durante uma parada cardíaca, mas alerta sobre pausas superiores a 10s entre as compressões torácicas.[4-6] Em um estudo prospectivo recente, não houve diferença na duração da pausa da RCP quando uma única imagem ultrassonográfica foi obtida dentro de um intervalo de pausa para checar ritmo e pulso; atrasos ocorreram apenas quando mais de uma imagem foi realizada.[7]

Para evitar o aumento de tempo das pausas durante as manobras de RCP, segue uma lista de passos para otimizar a realização do exame:

1. Adicionar mais um membro na equipe de seis pessoas preconizadas pelo ACLS, totalizando sete pessoas, sendo uma delas dedicada exclusivamente ao POCUS.

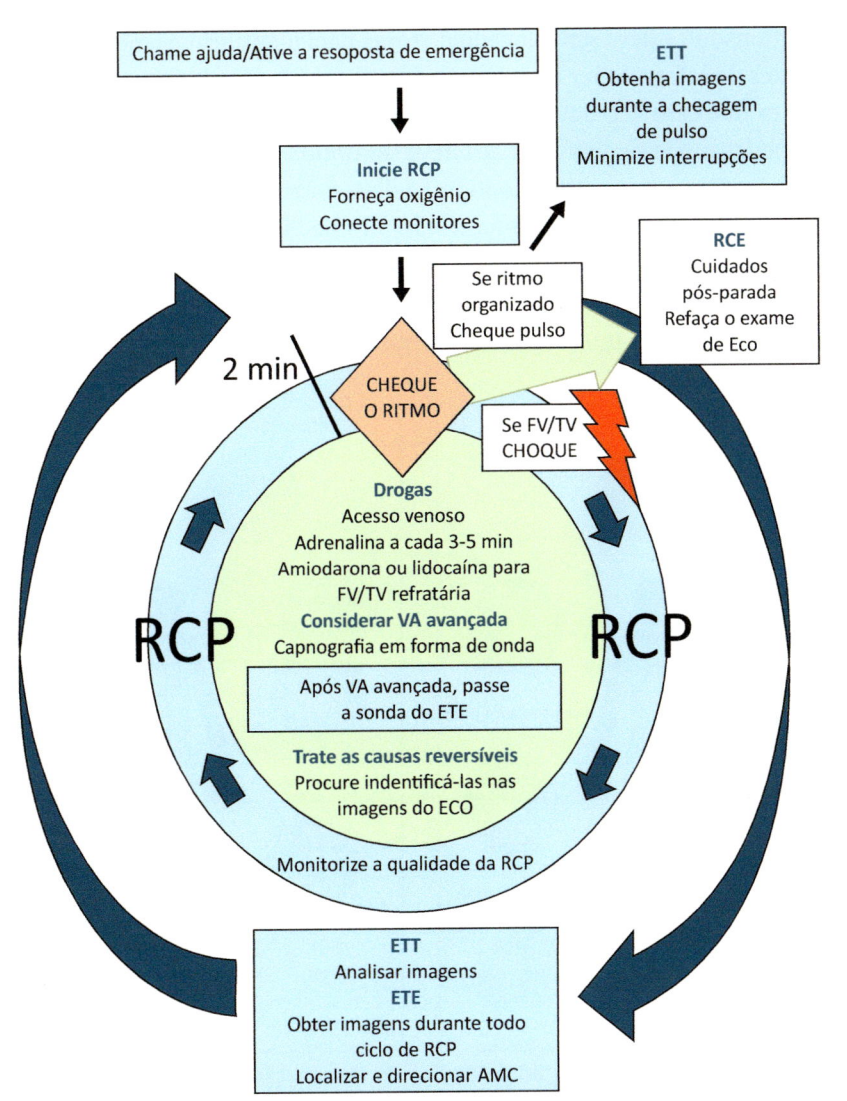

Figura 12.1. Algoritmo circular da parada cardíaca com as recomendações do uso da ecocardiografia. ETT: ecocardiografia transtorácica, RCP: ressuscitação cardiopulmonar, RCE: retorno da circulação espontânea, FV: fibrilação ventricular, TV: taquicardia ventricular, VA: via aérea, ETE: ecocardiografia transesofágica, AMC: área de máxima compressão. Fonte: Adaptado do ACLS da American Heart Association (2020).

2. O exame deve ser realizado pelo médico mais experiente em ultrassonografia, que não deve ter outras tarefas além da aquisição de imagens.
3. O ultrassom deve ser posicionado de maneira que não dificulte o trabalho dos profissionais que estão realizando a reanimação.
4. A imagens não cardíacas devem ser adquiridas durante as manobras de reanimação.

5. O transdutor deve ser colocado no tórax para identificar a janela cardíaca ideal antes de interromper as compressões.
6. O exame cardíaco deve ser realizado durante a checagem de pulso e ritmo.
7. Apenas uma imagem cardíaca deve ser obtida a cada interrupção.
8. O responsável pela ultrassonografia deve focar em gravar a imagem e esperar até que as compressões tenham sido retomadas para analisar o clipe.

É de fundamental importância que a obtenção de imagens pelo ultrassom não retarde o processo de reanimação e a aplicação das diretrizes do ACLS (Figura 12.2).

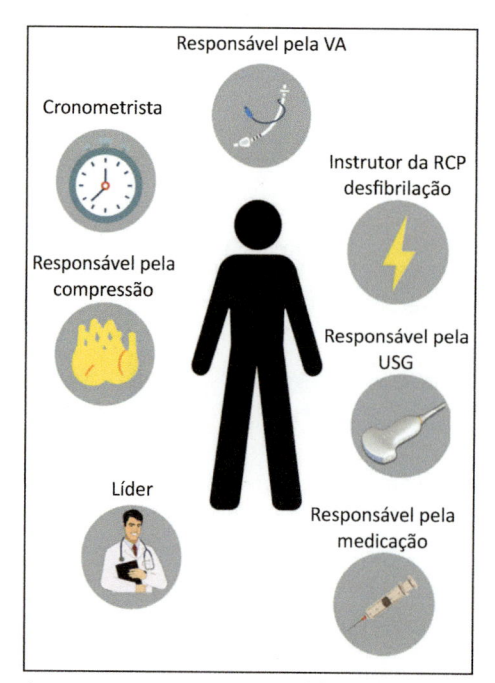

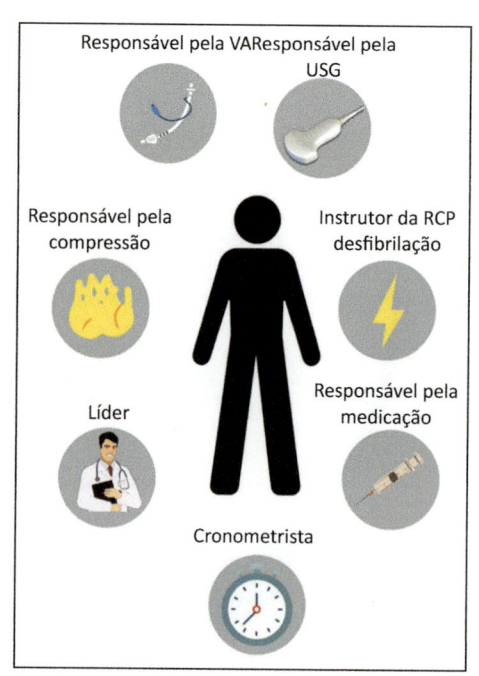

Figura 12.2. Sugestão de organização da equipe de reanimação, incluindo o responsável pela realização do exame ultrassonográfico transtorácico (à esquerda) e transesofágico (à direita).

Ecocardiografia transesofágica

A crescente disponibilidade do equipamento de ecocardiografia transesofágica (ETE) nos principais centros, aliada ao aumento do número de profissionais treinados e às vantagens técnicas do exame, colocam o ETE em um patamar privilegiado no contexto da parada cardíaca. Uma revisão sistemática de 2021 demonstrou que o ETE identificou causas reversíveis de parada cardíaca em 41% dos pacientes.[8]

O ETE *point-of-care* tem sido reconhecido como uma alternativa ao ecocardiograma transtorácico (ETT). As dificuldades associadas à realização do ETT durante a parada cardíaca incluem: minimizar o tempo de interrupção das compressões torácicas, tempo limitado entre as compressões para se obter as imagens, presença de pás de desfibrilador, dispositivos automáticos de compressão, ventilação mecânica, obesidade, distensão gasosa do estômago, enfisema subcutâneo e decúbito dorsal.

Além de ter as mesmas atribuições diagnósticas e prognósticas do ETT, o ETE apresenta algumas vantagens:

- **Diminuição das interrupções**: comparado com o ETT, o ETE minimiza as interrupções das compressões torácicas e propicia melhor continuidade nas ações de RCP.[9,10]
- **Melhora na qualidade das compressões**: o ETE tem o potencial de melhorar a qualidade das compressões. Devido ao posicionamento da sonda, o local preciso das compressões em relação à anatomia cardíaca pode ser observado e direcionado, aumentando, assim, o fluxo circulatório. A recomendação atual é a execução de compressões "no centro do peito". Estudos com tomografia e ressonância magnética têm mostrado que nem sempre o ventrículo esquerdo (VE) está diretamente atrás do centro do esterno, e que entre 50% e 80% dos pacientes, as compressões atingem o ventrículo direito (VD), a válvula aórtica ou a raiz da aorta.[11]

Anderson *et al.* conduziram um estudo prospectivo randomizado em suínos, avaliando variáveis hemodinâmicas e o retorno à circulação espontânea (RCE), comparando compressões sobre o ventrículo esquerdo (VE) e sobre a raiz da aorta. O ETE foi utilizado para determinar a área de máxima compressão (AMC). Compressões sobre o VE resultaram em melhores parâmetros hemodinâmicos e maiores taxas de RCE em 60 minutos.[12]

Um estudo retrospectivo com 19 casos de parada cardíaca extra-hospitalar testemunhada, refratária e com indicação de ECMO mostrou que a abertura da via de saída do ventrículo esquerdo (VSVE), identificada por ETE, se associou com maior sucesso da RCP. Este estudo foi o primeiro a demonstrar valor prognóstico em seres humanos.

Considerações sobre o ETE

A sonda de ecocardiografia transesofágica (ETE) deve ser posicionada após o estabelecimento de uma via aérea avançada com intubação orotraqueal e a colocação de um protetor bucal adequado para evitar mordedura e dano ao equipamento. O examinador deve posicionar-se ao lado direito da cabeça do paciente e na altura do ombro. Complicações graves, como trauma de orofaringe, perfuração esofágica e sangramento significativo, são raras (< 0,08%).[13]

Destaques:

- **Vantagens sobre o ETT:** o ETE focado pode contornar algumas das dificuldades encontradas na realização do ETT durante a reanimação cardiopulmonar.

- **Qualidade das imagens:** o ETE pode fornecer imagens confiáveis e de alta qualidade, independentemente de fatores externos ou relacionados ao paciente.
- **Feedback contínuo:** o ETE contínuo durante a parada cardíaca permite obter um *feedback* da qualidade da RCP.
- **Diagnóstico e prognóstico:** assim como o ETT, o ETE permite a identificação de causas reversíveis da parada cardíaca e fornece informações prognósticas.
- **Futuras pesquisas:** devem incluir estudos em larga escala e multicêntricos, avaliando o valor diagnóstico, o impacto na sobrevida e nos desfechos neurológicos da RCP guiada por ETE.[14]

O exame de ecocardiografia transesofágica consiste em 3 cortes básicos e 2 cortes adicionais, conforme a necessidade (Figura 12.3). Para procedimentos adicionais como ECMO e BIA, os cortes bicaval e o eixo longo da aorta descendente podem ser utilizados.

A – Esôfago médio 4 câmaras (Vídeo 12.1).
B – Esôfago médio eixo longo válvula aórtica (Vídeo 12.2).
C – Transgástrico médio papilar (Vídeo 12.3).
D – Esôfago médio bicaval (Vídeo 12.4).
E – Eixo longo da aorta (Vídeo 12.5).

Vídeo 12.1. Esôfago médio 4 câmaras (**A**).

Vídeo 12.2. Esôfago médio eixo longo válvula aórtica (**B**).

Vídeo 12.3. Transgástrico médio papilar (**C**).

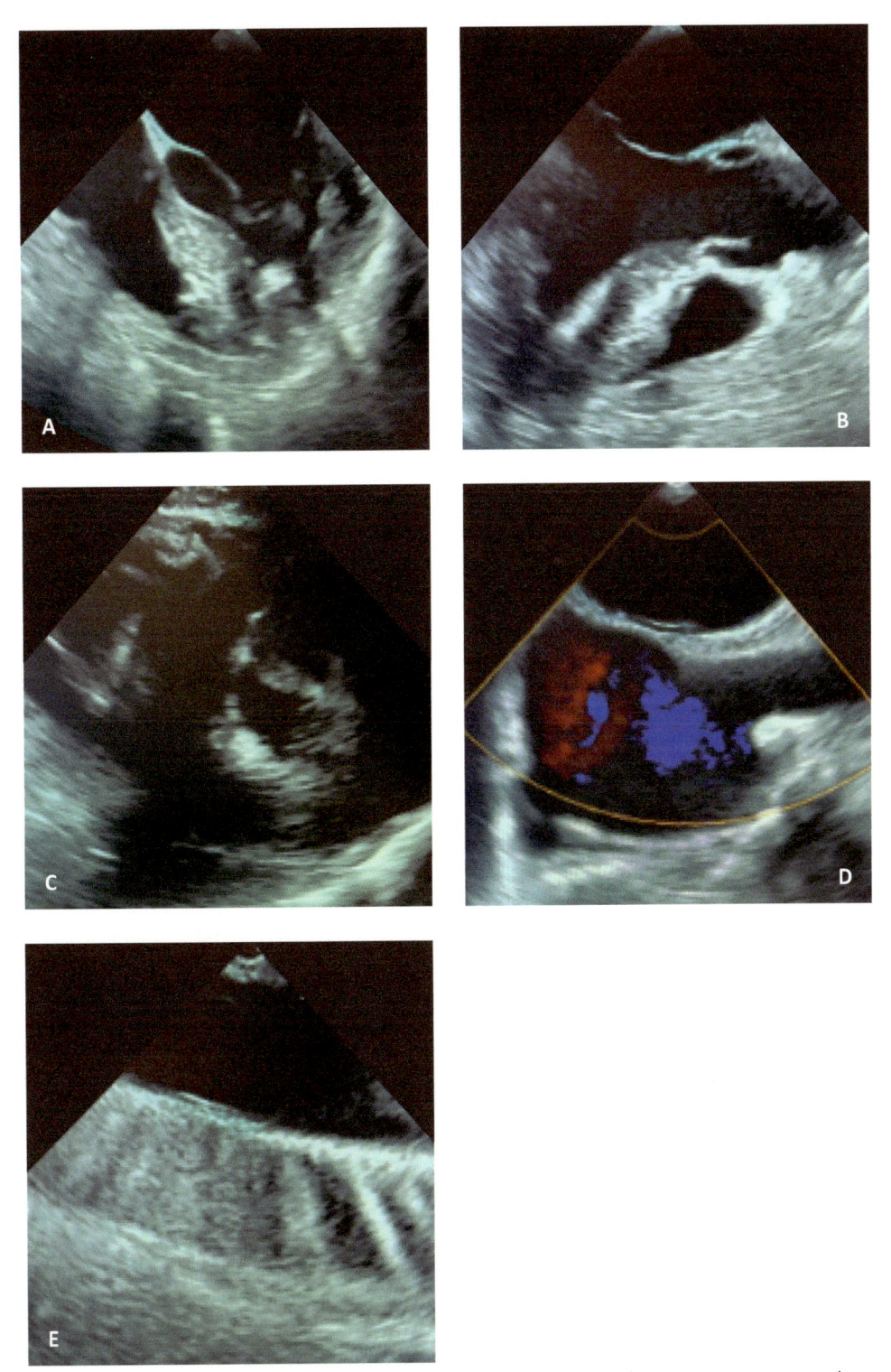

Capítulo **12** | Ultrassom no contexto da parada cardíaca

Figura 12.3. Cortes e vídeos do ecocardiograma transesofágico (ETE). Fonte: Acervo pessoal.

Vídeo 12.4. Esôfago médio bicaval (**D**).

Vídeo 12.5. Eixo longo da aorta (**E**).

Ultrassonografia pulmonar

A ultrassonografia pulmonar (USG pulmonar) desempenha um papel crucial no manejo de pacientes em parada cardíaca (PC), fornecendo informações diagnósticas rápidas e não invasivas que podem guiar intervenções clínicas. Seguem algumas principais situações nas quais a USG pulmonar pode ser usada na parada cardíaca: confirmação de intubação endotraqueal, diagnóstico de pneumotórax/hemotórax e investigação de tromboembolismo pulmonar (TEP). A USG pulmonar pode ser realizada rapidamente à beira do leito e não interfere significativamente com as manobras de RCP, sendo uma ferramenta valiosa durante a parada cardíaca, oferecendo uma maneira eficiente de diagnosticar e diferenciar as várias causas de hipoxemia e instabilidade hemodinâmica. Isso pode facilitar decisões rápidas e informadas, potencialmente melhorando os resultados clínicos dos pacientes.

O exame pode ser feito com transdutor linear, curvo ou setorial, dependendo do protocolo.

Paciente em decúbito dorsal, examina-se (Figura 12.4):
- Superior: linha medioclavicular entre o 2º e o 4º arco costal
- Médio: linha axilar anterior, nível do 5º e do 6º arco costal.
- Inferior: linha axilar posterior, nível do 6º e do 8º arco costal.

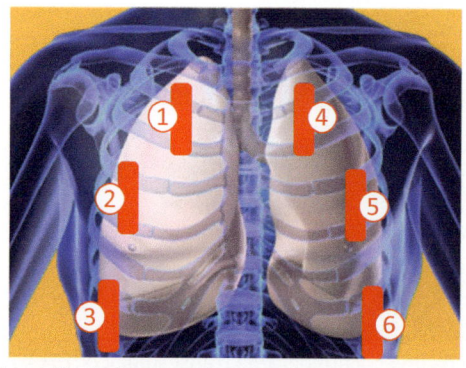

Figura 12.4. Pontos de obtenção de imagem do US pulmonar. Fonte: Mariz J, *et al.*

No contexto do POCUS, uma importante ferramenta para a avaliação é o protocolo BLUE (*Bedside Lung Ultrasound in Emergency*) (Figura 12.5).

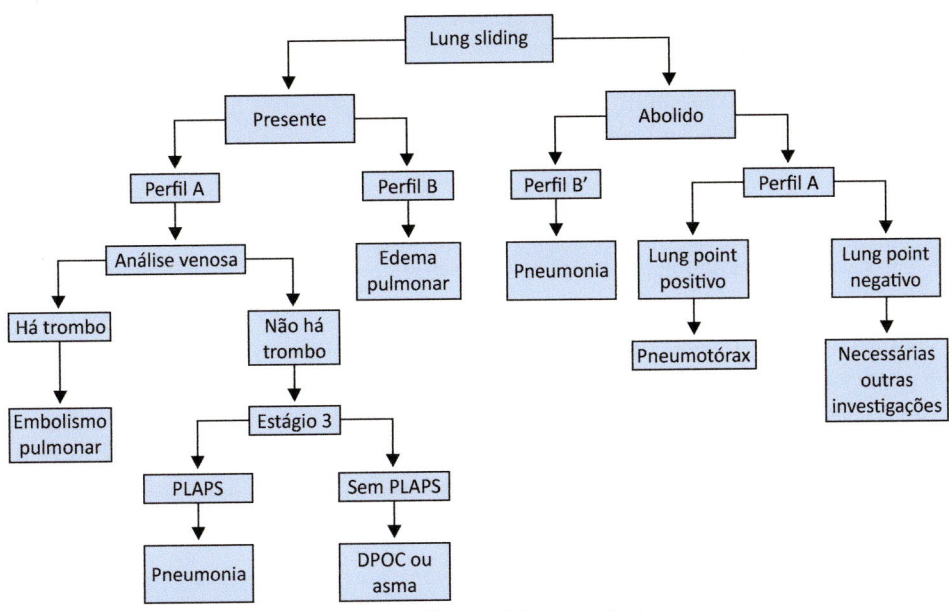

Figura 12.5. Protocolo BLUE. Fonte: *https://pocus.fob.usp.br/pulmonar*

Checagem de pulso

O ciclo de reanimação do algoritmo do ACLS consiste em 2 minutos de massagem cardíaca externa, seguido por uma checagem de pulso para determinar se houve retorno da circulação espontânea (RCE). A palpação manual continua sendo o padrão-ouro para a detecção de pulso, com uma sensibilidade que varia entre 63% e 94%, dependendo do tipo físico do paciente, da experiência do examinador, da limitação de tempo e do estresse da situação.[15] O uso do Doppler pulsado da artéria femoral tem sido estudado como uma alternativa para aumentar a sensibilidade na checagem do pulso. No entanto, essa técnica pode detectar pulso com pressão arterial inadequada. Um estudo prospectivo analisou 54 pacientes, comparando a checagem de pulso por palpação e por ultrassom, além de avaliar a velocidade de pico do Doppler em relação à pressão arterial sistólica invasiva.[15] A sensibilidade do ultrassom mostrou-se superior à da palpação manual, com valores de 95,3% e 54%, respectivamente. A velocidade de pico da onda de Doppler apresentou uma correlação direta com a pressão arterial sistólica (PAS), sendo que um valor > 20 cm/s corresponde a uma PAS > 60 mmHg, indicando o retorno da circulação espontânea.[15]

Também está descrita a utilização do modo B na carótida para simplesmente observar se a artéria apresenta pulsatilidade.

Como fazer:

1. Escolha um transdutor linear no modo vascular.
2. Encontre a anatomia da carótida.
3. Selecione o Doppler pulsado.
4. Posicione o marcador na artéria desejada.
5. Ajuste a escala e a linha de base de modo que a curva esteja adequada.

Avaliação focada com ultrassom em trauma (FAST)

Em casos com achados clínicos e epidemiológicos sugestivos de hipovolemia, é essencial realizar uma avaliação abdominal para detecção de líquido livre intracavitário. Para isso, deve-se utilizar um transdutor curvo. Entre os possíveis diagnósticos, podem ser observados: ruptura de aneurisma de aorta abdominal, gravidez ectópica, lesão de órgãos e lesão ativa de vasos sanguíneos. Não há uma posição única para a realização do exame. Destaca-se a importância da investigação dos seguintes sítios (Figura 12.6):

a. Janela hepatorrenal;
b. Janela subxifoide;
c. Janela esplenorrenal;
d. Janela suprapúbica.

a. Visualização do lobo direito do fígado (F-LD): Mostra o lobo direito do fígado, o rim direito e o recesso hepatorrenal.
b. Janela cardíaca subxifoide: Apresenta os ventrículos direito (VD) e esquerdo (VE), e os átrios direito (AD) e esquerdo (AE).
c. Visualização do baço: Mostra o baço, o rim esquerdo e o recesso esplenorrenal.
d. Aquisição pélvica longitudinal: Visualiza-se a bexiga, o útero e a vagina.

PROTOCOLOS

A incorporação do POCUS no manejo da parada cardíaca se beneficia significativamente da adoção de protocolos que garantem padronização, qualidade e eficácia. Para não comprometer a reanimação cardiopulmonar, essas avaliações devem ser realizadas durante pausas máximas de 10 segundos para a verificação do pulso. Diversos protocolos têm sido propostos para a avaliação por POCUS e, embora muitos deles se sobreponham, todos buscam operacionalizar de forma eficiente a utilização da ultrassonografia durante a parada cardíaca.

A maioria desses protocolos se origina de perspectivas de especialistas, sendo que alguns foram submetidos à avaliação por meio de ensaios clínicos. Entre as primeiras propostas estão: *Focused Echocardiographic Evaluation in Resuscitation* (FEER) e *Focused Echocardiographic Entry Level* (FEEL). Ambos os protocolos se concentram

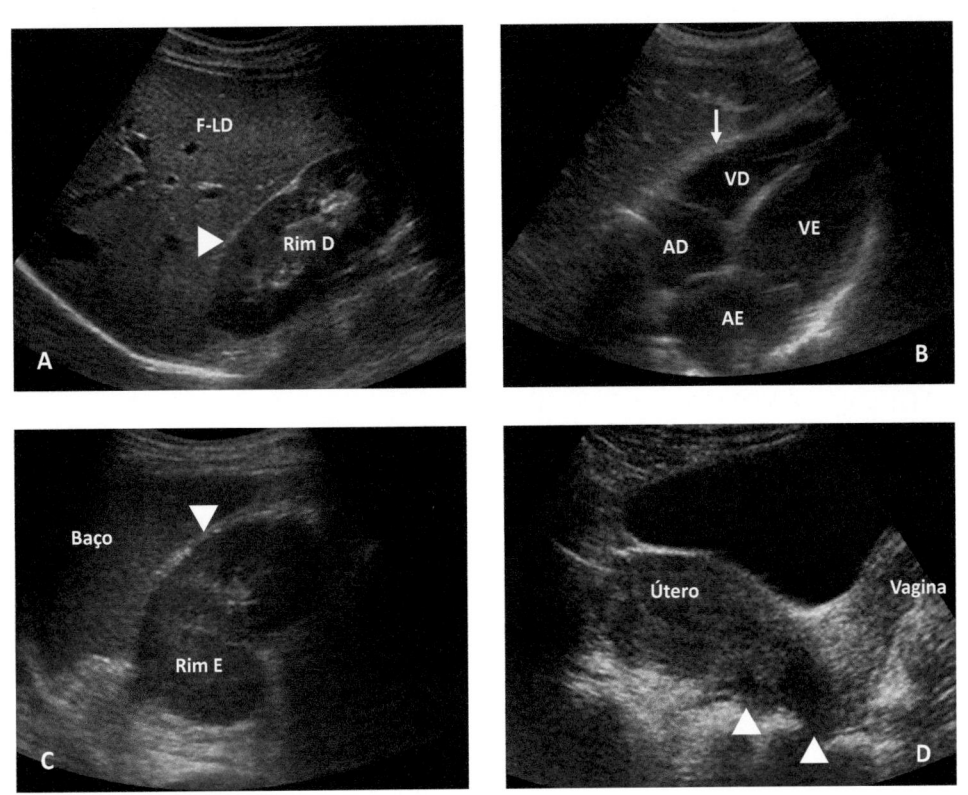

Figura 12.6. Descrição das imagens do exame FAST em uma voluntária saudável. Fonte: Chame, et al.

no uso da ecocardiografia transtorácica (ETT) e seguem uma abordagem gradual, utilizando quatro fases que são repetidas ciclicamente para reavaliar continuamente o estado cardíaco e a resposta às intervenções. As fases incluem: (1) preparação da equipe e do equipamento; (2) aquisição de imagem realizada durante uma pausa para verificação de pulso (<10 s); (3) retomada imediata da RCP; e (4) interpretação da imagem, comunicação e ação.[16] O protocolo FEEL foi submetido a um ensaio clínico observacional prospectivo, mostrando que os achados da ecocardiografia focada alteraram o manejo em 78% dos casos.[17] Incentivados por estes resultados, uma série de protocolos adicionais foram propostos, ampliando a área de varredura para outras localizações anatômicas. A avaliação pulmonar foi introduzida no exame ultrassônico de parada cardíaca (CAUSE), enquanto o foco abdominal foi inicialmente recomendado no protocolo de avaliação sonográfica de parada cardíaca (CASA).[18]

Subsequentemente, protocolos mais recentes, que incluem múltiplas visualizações sonográficas, propõem principalmente a execução de um exame cardíaco durante verificações sequenciais de pulso, limitadas a, no máximo, 10 segundos, e a aquisição de imagens adicionais durante a RCP ativa. Dessa forma, podem ser obtidas imagens pulmonares, abdominais e vasculares, garantindo a continuidade das compressões torácicas. Entre os protocolos mais recentes, a avaliação ecocardiográfica usando visão apenas subcostal em suporte avançado de vida (EASy-ALS) propõe a obtenção de uma única visão cardíaca por residentes que passaram por treinamento estruturado [19]. Notavelmente, todos os protocolos existentes exigem um médico treinado para realizar o exame, e alguns também incluem a presença de um cronometrista que conta em voz alta durante as verificações de pulso.

Recentemente um estudo propôs um protocolo inovador intitulado *Core Ultrasound in Resuscitation* (CURE), que integra os benefícios da ecocardiografia transtorácica (ETT) e transesofágica (ETE) no algoritmo da ressuscitação cardiopulmonar (RCP). O operador do ultrassom prepara a máquina de ultrassom com uma sonda curva e um transdutor transesofágico, iniciando o ETT com a sonda curva. A mnemônica "FATAL," que se refere à avaliação focada com sonografia para trauma (FAST, buscando fluido livre no pericárdio, peritônio ou espaço pleural), aneurisma da aorta abdominal (AAA), trombose venosa profunda (DVT), vias aéreas e pulmões, é usada na avaliação do paciente. A sequência "F-A-T" deve ser realizada antes da ETE, pois só podem ser acessadas via ETT, e não interferem nas compressões torácicas. Em seguida, "A-L" é realizado durante a intubação para confirmar a posição do tubo endotraqueal e excluir pneumotórax. Após a intubação, o operador se move para a cabeça do paciente e a sonda ETE é inserida, enquanto a reanimação continua. A mnemônica "MATCH" representa movimento cardíaco (atividade mecânica ou arritmia ventricular), doenças aórticas, trombo intracardíaco, local de compressão máxima e hipovolemia. A sequência "A-C" é realizada durante as compressões torácicas, enquanto a "M-T-H" é avaliada entre os ciclos de RCP. Quando a circulação espontânea é recuperada, ou ECMO e REBOA são indicados, o sonografista realiza os "3P's": pré-carga, bomba e procedimentos (Figura 12.7).[20] Este é o primeiro estudo a incluir essas duas ferramentas na reanimação.

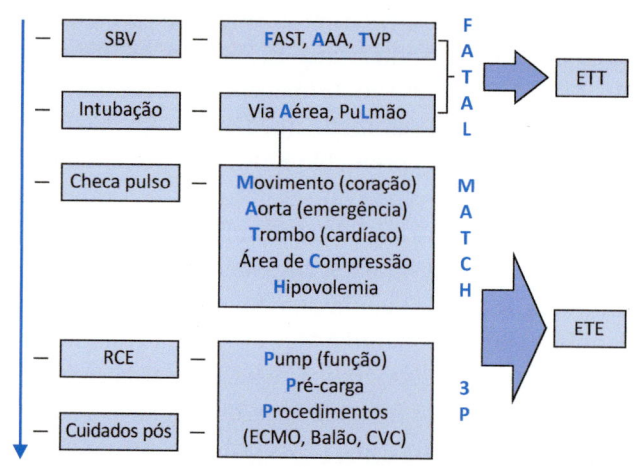

Figura 12.7. Esquema protocolo CURE. FAST, ultrassom abdominal, AAA, aneurisma aorta abdominal, TVP, trombose venosa profunda, ETT, ecocardiografia transtorácica, RCE, retorno da circulação espontânea, ETE, Ecocardiografia transesofágica. Fonte: Modificado de Core Ultrasound in Resuscitation (CURE): A novel protocol for ultrasound-assistant life support via application of both transesophageal and transthoracic ultrasound, Resuscitation, 2022.

Ultrassom no diagnóstico diferencial das causas de PCR

Historicamente, as etiologias da parada cardiorrespiratória (PCR) se distinguem entre cardíacas e não cardíacas. Em geral, as causas cardíacas, como infarto do miocárdio, arritmia ou insuficiência cardíaca, são mais frequentes, com uma prevalência de aproximadamente 50% a 60%. A insuficiência respiratória é a segunda causa mais comum, com prevalência entre 15% e 40%.[21] O exame ultrassonográfico deve seguir essa epidemiologia para que o diagnóstico precoce seja estabelecido.

No início do algoritmo do ACLS, podemos observar a aplicabilidade do POCUS. A diferenciação entre atividade elétrica sem pulso (AESP) e fibrilação ventricular fina pode ser difícil, com base apenas na cardioscopia, mesmo após a otimização de ganhos.[22] Essa diferenciação é essencial, pois altera significativamente a conduta terapêutica.

Aproveitamos essa seção para relembrar alguns conceitos. A AESP é caracterizada por um ritmo organizado sem pulso palpável ou contratilidade cardíaca detectável pelo ultrassom. Por outro lado, a pseudo AESP também apresenta um ritmo organizado no eletrocardiograma, mas é distinguida pela preservação da contratilidade cardíaca organizada, mesmo que insuficiente para gerar um pulso detectável.[2]

Essa diferenciação é de suma importância, pois existem dados indicando que a presença de pseudo AESP está associada a uma maior probabilidade de alcançar o retorno da circulação espontânea durante as manobras de reanimação.[23]

As diretrizes mais atuais do ACLS organizam causas reversíveis de parada cardíaca no acrônimo "Hs e Ts": **H**ipovolemia, **H**ipóxia, **H**idrogênio (acidemia), **H**ipo/**h**ipercalemia, **H**ipotermia, Pneumo**T**órax hipertensivo, **T**oxinas, **T**rombose pulmonar, **T**amponamento cardíaco e **T**rombose coronária.

Muitas dessas etiologias podem ser investigadas através de anamnese (por exemplo, exposição a toxinas) ou por meio de exames laboratoriais simples (como hipercalemia e acidose). Outras causas, como tamponamento cardíaco, pneumotórax hipertensivo, isquemia miocárdica, hipovolemia, insuficiência ventricular direita aguda e hipóxia, são passíveis de avaliação diagnóstica por meio de ultrassonografia. Na Figura 12.8, extraída de artigo publicado por Paul JA no *Anesthesiology*,[2] observam-se resumidamente os principais achados da ultrassonografia durante uma PCR.

TAMPONAMENTO CARDÍACO

O diagnóstico de tamponamento cardíaco depende de um alto índice de suspeita, já que sinais como distensão das veias jugulares ou pulso paradoxal são inespecíficos durante o cenário de PCR.[2] O maior estudo multicêntrico prospectivo avaliando ecocardiografia transtorácica em PCR descobriu que o tamponamento cardíaco estava presente em 4% dos casos.[24] A evidência sugere que médicos de emergência são capazes de visualizar derrames pericárdicos com uma sensibilidade de 88% a 96% e especificidade de 98%.[25]

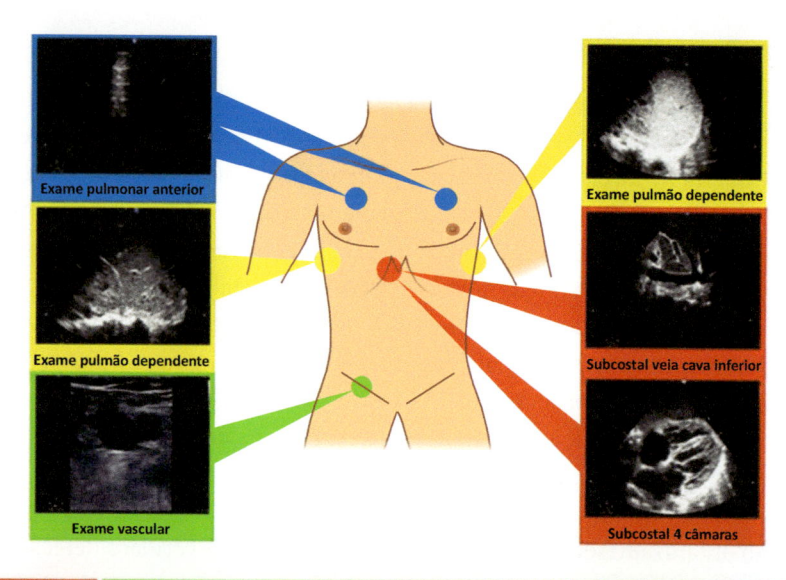

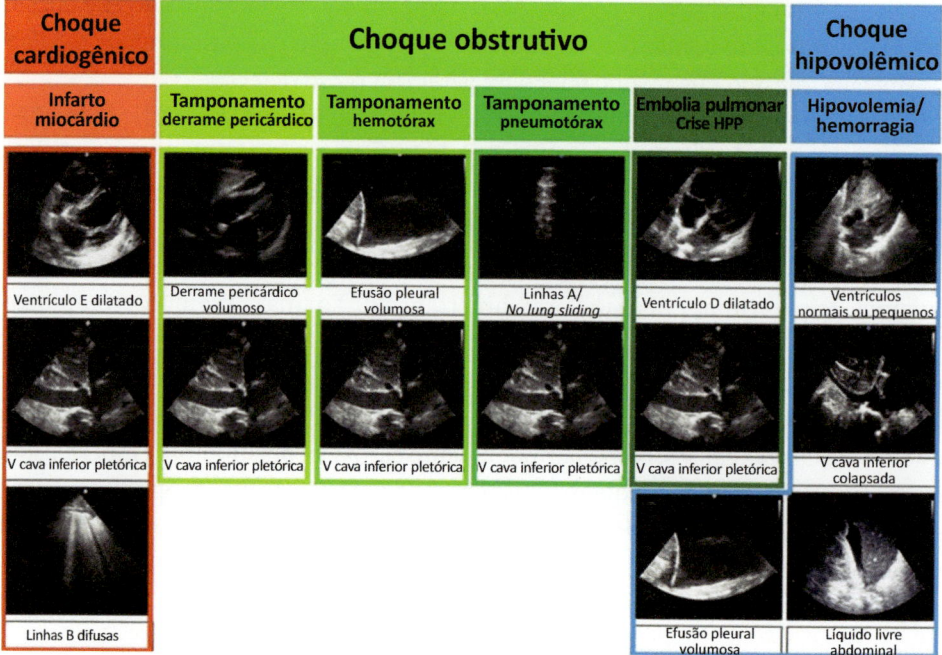

Choque cardiogênico	Choque obstrutivo					Choque hipovolêmico
Infarto miocárdio	Tamponamento derrame pericárdico	Tamponamento hemotórax	Tamponamento pneumotórax	Embolia pulmonar Crise HPP		Hipovolemia/ hemorragia
Ventrículo E dilatado	Derrame pericárdico volumoso	Efusão pleural volumosa	Linhas A/ No lung sliding	Ventrículo D dilatado		Ventrículos normais ou pequenos
V cava inferior pletórica	V cava inferior pletórica	V cava inferior pletórica	V cava inferior pletórica	V cava inferior pletórica		V cava inferior colapsada
Linhas B difusas				Efusão pleural volumosa	Líquido livre abdominal	

Figura 12.8. Exemplos de imagens de ultrassom no local de atendimento que podem ser obtidas durante a parada cardíaca incluem imagens subcostais. Devem ser capturadas durante as verificações de pulso; e imagens extracardíacas, que podem ser obtidas juntamente com a RCP ativa. As imagens de ultrassom representativas são associadas a algumas das causas subjacentes da parada cardíaca, organizadas pelo tipo de choque (cardiogênico, obstrutivo ou hipovolêmico) que podem precipitar a parada. Fonte: Paul JA, *et al*.

O aumento das pressões no espaço pericárdico prejudica o retorno venoso para o átrio direito, resultando na distensão da veia cava inferior. Além de distendida, a veia cava inferior não apresenta variação significativa no diâmetro devido à limitação do influxo sanguíneo para o coração.[26]

PNEUMOTÓRAX HIPERTENSIVO

Uma revisão de literatura publicada em 2020 demonstrou que o POCUS apresenta 91% de sensibilidade e 99% de especificidade para identificação de pneumotórax em pacientes em decúbito dorsal.[27] A visualização do deslizamento pulmonar ou de linhas B exclui o pneumotórax no lado avaliado.[2] Entretanto, a ausência de deslizamento pulmonar pode ser atribuída a outras etiologias, como aderências pleurais ou hiperinsuflação.[2]

As manobras de RCP podem, por si só, fraturar costelas e levar ao pneumotórax hipertensivo iatrogênico. A ultrassonografia à beira do leito pode ajudar a avaliar essa complicação, especialmente se houver piora após a reanimação inicial. A avaliação das janelas pulmonares não implica em interrupção das manobras de ressuscitação, podendo ser feita de maneira rápida conforme recomendado anteriormente.

HIPOVOLEMIA

Em cenário de colapso hemodinâmico, fora do contexto de PCR, sinais potenciais de hipovolemia podem incluir redução do volume das câmaras ventriculares.[28] A redução da veia cava inferior pode estar presente na ausência de ventilação com pressão positiva. Em pacientes com parada cardíaca em ventilação mecânica, o aumento da pressão intratorácica torna a veia cava inferior mais propensa a estar dilatada.[29]

Em caso de achados clínicos e epidemiológicos sugestivos de hipovolemia, a região abdominal deve ser avaliada com mais detalhes para detecção de líquido livre intracavitário. Entre os possíveis diagnósticos, podemos observar: ruptura de aneurisma de aorta abdominal, gravidez ectópica, lesão de órgãos, assim como lesão ativa de vasos sanguíneos.

INFARTO AGUDO DO MIOCÁRDIO

O ultrassom cardíaco é superior ao exame físico na identificação correta da maioria das condições cardiovasculares e pode fornecer uma avaliação precoce da função ventricular esquerda e direita, anormalidades regionais no movimento da parede, derrame pericárdico ou distúrbios valvulares.[30]

As alterações no movimento regional da parede podem ser visualizadas por ecocardiografia dentro de segundos de isquemia miocárdica, mesmo antes das alterações eletrocardiográficas. As alterações de parede podem ser observadas durante a isquemia transitória, mesmo com marcadores cardíacos normais. A ausência dessas alterações em pacientes com dor torácica foi relatada como tendo um alto valor preditivo negativo para isquemia miocárdica aguda, conferindo ao ultrassom cardíaco um papel potencial na detecção precoce de síndromes coronarianas agudas em pacientes com dor torácica no pronto atendimento.[31]

No contexto da parada cardíaca (PC), a ecocardiografia transtorácica (ETT) pode identificar sinais de isquemia no caso de pseudoatividade elétrica sem pulso, decorrente de trombose coronariana aguda, onde alguma movimentação cardíaca é preservada.[32] A presença de hipocinesia ventricular esquerda ou direita grave levanta a suspeita de vasoespasmo coronariano ou trombose no diagnóstico diferencial para PC, embora os ritmos mais associados a essa etiologia sejam fibrilação ventricular (FV) e taquicardia ventricular (TV). Após uma reanimação bem-sucedida, o exame de ultrassom deve ser repetido para a definição de condutas subsequentes e prognóstico.[33]

HIPÓXIA

Entre 15% e 40% das paradas cardíacas intra-hospitalares têm como origem a insuficiência respiratória.[7] A hipóxia grave e não tratada comumente leva à bradicardia e, eventualmente, à atividade elétrica sem pulso.[2] Uma vez que uma via aérea segura tenha sido estabelecida e a ventilação mecânica controlada, o ultrassom pode ser usado para investigar a causa precipitante da hipóxia. A ultrassonografia pode ser utilizada para confirmar a localização do tubo endotraqueal após a intubação. A capnografia pode ser menos precisa durante parada cardíaca devido ao baixo débito cardíaco, redução do fluxo sanguíneo pulmonar e administração de vasopressores periféricos. Embora a ausência ou baixa concentração de dióxido de carbono expirado possa indicar intubação esofágica, também pode sugerir circulação inadequada, tempo prolongado de parada cardíaca, hipotermia ou um significativo desajuste ventilação/perfusão.[34]

A realização do protocolo BLUE e análise de escaneamento venoso podem trazer informações adicionais importantes em suspeita de tromboembolismo pulmonar como causa da hipóxia.

LIMITAÇÕES

A realização e interpretação do POCUS durante a parada cardíaca necessitam de habilidades específicas e experiência. Entretanto, a disponibilidade de máquinas de ultrassom, transdutores e treinamento do pessoal pode ser limitante em certos cenários, restringindo a propagação do uso do POCUS.

As recomendações gerais do uso do POCUS durante a parada cardíaca indicam que seu uso não deve retardar ou interromper a qualidade da RCP. Por isso, a avaliação ultrassonográfica deve ser realizada entre os 10 segundos da pausa para checar o pulso, e deve centrar-se em avaliações chave. É evidente que a principal preocupação quando se utiliza o ultrassom na PC diz respeito à interrupção prolongada das compressões torácicas, o que tem um impacto negativo na sobrevivência.

CONCLUSÃO

A utilização do ultrassom está se tornando uma habilidade essencial no tratamento da parada cardíaca. A implementação da tecnologia e a sua acessibilidade têm colocado historicamente desafios no manejo da parada cardíaca. Atualmente, a maioria dos hospitais está equipada com aparelhos de ultrassom, e a disponibilidade de dispositivos portáteis está aumentando. Isto deverá reduzir o tempo necessário para o transporte para apenas alguns minutos e facilitar a utilização em vários ambientes do hospital, assim como em unidades móveis de atendimento pré-hospitalares. A utilização da ecografia faz parte de uma abordagem abrangente para identificar causas reversíveis e orientar intervenções adequadas destinadas a melhorar as chances de uma reanimação bem-sucedida. A ultrassonografia também pode ajudar na avaliação do prognóstico e na otimização das compressões torácicas. O equilíbrio entre a obtenção de informações de diagnóstico cruciais e a garantia de uma RCP ininterrupta é fundamental para a otimização dos resultados dos pacientes.

REFERÊNCIAS BIBLIOGRÁFICAS

1. Long B, Alerhand S, Maliel K, Koyfman A. Echocardiography in cardiac arrest: an emergency medicine review. Am J Emerg Med. 2018;36(3):488–93.
2. Paul JA, Panzer OPF. Point-of-care Ultrasound in Cardiac Arrest. Anesthesiology. 2021;135(3): 508-519.
3. Andersen LW, Holmberg MJ, Berg KM, Donnino MW, Granfeldt A: In-hospital cardiac arrest:A review. JAMA 2019; 321:1200–10.
4. Labovitz AJ, Noble VE, Bierig M, Goldstein SA, Jones R, Kort S, et al. Focused cardiac ultrasound in the emergent setting: A consensus statement of the American Society of Echocardiography and American College of Emergency Physicians. J Am Soc Echocardiogr 2010; 23:1225–30.
5. Link MS, Berkow LC, Kudenchuk PJ, Halperin HR, Hess EP, Moitra VK, et al. Part 7: Adult Advanced Cardiovascular Life Support: 2015 American Heart Association guide- lines update for cardiopulmonary resuscitation and emergency cardiovascular care. Circulation 2015; 132:S444–64.
6. Soar J, Nolan JP, Böttiger BW, Perkins GD, Lott C, Carli P, Adult Advanced Life Support Section Collaborators: European Resuscitation Council Guidelines for Resuscitation 2015: Section 3. Adult advanced life support. Resuscitation 2015; 95:100–47
7. Gaspari R, Harvey J, DiCroce C, Nalbandian A, Hill M, Lindsay R, et al. Echocardiographic pre-pause imaging and identifying the acoustic window during CPR reduces CPR pause time during ACLS – a prospective cohort study. Resusc Plus. 2021;6:100094-100095.
8. Gottlieb M, Alerhand S. Managing Cardiac Arrest Using Ultrasound. Ann Emerg Med. 2023;81(5):532-542.
9. Clattenburg EJ, Wroe P, Brown S. Point-of- care ultrasound use in patients with cardiac arrest is associated prolonged cardiopulmonary resusci- tation pauses: a prospective cohort study. Resuscitation 2018;122:65–8.
10. Fair J, Mallin MP, Adler A. Transesophageal echocardiography during cardiopulmonary resus- citation is associated with shorter compression pauses compared with transthoracic echocardiography. Ann of Emerg Med 2019;73:610–6.
11. Nestaas S, Stensæth KH, Rosseland V, Kramer- Johansen J. Radiological assessment of chest compression point and achievable compression depth in cardiac patients. Scan J Trauma Resus Emerg Med 2016;24:54.

12. Anderson KL Fiala KC, Castaneda MG, Boudreau SM. Left ventricular compressions improve return of spontaneous circulation and hemodynamics in a swine model of traumatic cardiopulmonary arrest. J Trauma Acute Care Surg 2018;85:303–10.
13. Ramalingam G, Choi SW, Agarwal S. Complications related to peri-operative transoesophageal echocardiography—a one-year prospective national audit by the Association of Cardiothoracic Anaesth Crit Care. Anaesthesia 2019;75:21–6.
14. Teran F, Dean AJ, Centeno C. Evaluation of out-of-hospital cardiac arrest using trans- esophageal echocardiography in the emergency department. Resuscitation 2019;137:140–7.
15. Rolston DM, Cohen AL. Femoral artery Doppler ultrasound is more accurate than manual palpation for pulse detection in cardiac arrest. Resucitation 173 (2022), 157-165.
16. Gardner KF, Clattenburg EJ, Wroe P, Singh A, Mantuani D, Nagdev A. The Cardiac Arrest Sonographic Assessment (CASA) Exam—A Standardized Approach to the Use of Ultrasound in PEA. Am. J. Emerg. Med. 2018, 36, 729–731.
17. Breitkreutz R, Price S, Steiger HV, Seeger FH, Ilper H, Emergency Ultrasound Working Group of the Johann Wolfgang Goethe-University Hospital, Frankfurt am Main, et al. Focused Echocardiographic Evaluation in Life Support and Peri-Resuscitation of Emergency Patients: A Prospective Trial. Resuscitation 2010, 81, 1527–1533.
18. Hernandez C, Shuler K, Hannan H, Sonyika C, Likourezos A, Marshall J. C.A.U.S.E.: Cardiac Arrest Ultra-Sound Exam—A Better Approach to Managing Patients in Primary Non-Arrhythmogenic Cardiac Arrest. Resuscitation 2008, 76, 198–206.10,15.
19. Bughrara N, Herrick SL, Leimer E, Sirigaddi K, Roberts K, Pustavoitau A. Focused Cardiac Ultrasound and the Periresuscitative Period: A Case Series of Resident-Performed Echocardiographic Assessment Using Subcostal-Only View in Advanced Life Support. A A Pract. 2020, 14, e01278.
20. Chu SE, Chang CJ, Chen HA, Chiu YC, Huang CY, Huang EP, Hsieh MJ, Chiang WC, Ma MH, Sun JT. Core Ultrasound in REsuscitation (CURE): A novel protocol for ultrasound-assistant life support via application of both transesophageal and transthoracic ultrasound. Resuscitation. 2022 Apr;173:1-3.
21. Andersen LW, Holmberg MJ, Berg KM, Donnino MW, Granfeldt A: In-hospital cardiac arrest:A review. JAMA 2019; 321:1200–10.
22. Amaya SC, Langsam A: Ultrasound detection of ventricular fibrillation disguised as asystole. Ann Emerg Med 1999; 33:344–6.
23. Kedan I, Ciozda W, Palatinus JA, Palatinus HN, Kimchi A: Prognostic value of point-of-care ultrasound during cardiac arrest: A systematic review. Cardiovasc Ultrasound 2020; 18:1.
24. Gaspari R, Weekes A, Adhikari S, et al. Emergency department point- of-care ultrasound in out-of-hospital and in-ED cardiac arrest. Resuscitation. 2016;109:33-39.
25. Tayal VS, Kline JA. Emergency echocardiography to detect pericardial effusion in patients in PEA and near-PEA states. Resuscitation. 2003;59:315-318.
26. Alerhand S, Adrian RJ, Long B, Avila J. Pericardial tamponade: a comprehensive emergency medicine and echocardiography review. Am J Emerg Med. 2022;58:159-174.
27. Chan KK, Joo DA, McRae AD, Takwoingi Y, Premji ZA, Lang E,, et al. Chest ultrasonography versus supine chest radiography for diagnosis of pneumothorax in trauma patients in the emergency department. Cochrane Database Syst Rev. 2020;7:CD013031-CD013032.
28. Brown JM. Use of echocardiography for hemodynamic monitoring. Crit Care Med. 2002;30:1361-1364.
29. Ciozda W, Kedan I, Kehl DW, Zimmer R, Khandwalla R, Kimchi A. The efficacy of sonographic measurement of inferior vena cava diameter as an estimate of central venous pressure. Cardiovasc Ultrasound. 2016;14:33-34.
30. Marbach JA, Almufleh A, Di Santo P, Jung R, Simard T, McInnes M, et al. Comparative accuracy of focused cardiac ultrasonography and clinical examination for left ventricular dysfunction and valvular heart disease: a systematic review and meta-analysis. Ann Intern Med. 2019;171(4):264–72.

31. Zarama V, Arango-Granados MC, Manzano-Nunez R, Sheppard JP, Roberts N, Plüddemann A. The diagnostic accuracy of cardiac ultrasound for acute myocardial ischemia in the emergency department: a systematic review and meta-analysis. Scand J Trauma Resusc Emerg Med 32, 19 (2024).
32. Bigger JT Jr, Dresdale FJ, Heissenbuttel RH,Weld FM, Wit AL. Ventricular arrhythmias in ischemic heart disease: Mechanism, prevalence, significance, and management. Prog Cardiovasc Dis 1977; 19:255–300
33. Zimetbaum PJ, Josephson ME: Use of the electrocardiogram in acute myocardial infarction. N Engl J Med 2003; 348:933–40
34. Gottlieb M, Alerhand S. Managing Cardiac Arrest Using Ultrasound. Ann Emerg Med. 2023; 81(5):532-542.